郑健 主编

儿科

医嘱速查手册

ERKE YIZHU
SUCHA SHOUCE

第2版

U0376909

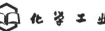
化学工业出版社

·北京·

初入临床的医师开医嘱时往往不知道怎么开，或开不全面。本书列出儿科常见疾病的医嘱及特殊情况下的医嘱，并采用注的形式对医嘱中重要检查、治疗及注意事项、其他可选方案等内容进行详细讲解，可以帮助年轻医师弥补这些不足。本书所包含的病种全面，包括分期、分型、并发症、合并症的医嘱；医嘱内容丰富，介绍常规检查、特殊检查、常规治疗、替代方案及其他可选药物。还附有常见化验检查参考值及处方常用外文缩写表。真实医嘱格式，简洁，内容一目了然。

本书适合低年资医师、儿科研究生、实习生及全科医师阅读、参考。

图书在版编目（CIP）数据

儿科医嘱速查手册/郑健主编. —2版. —北京：化学工业出版社，2013.1（2024.9重印）

ISBN 978-7-122-15587-0

Ⅰ.①儿… Ⅱ.①郑… Ⅲ.①小儿疾病-医嘱-手册

Ⅳ.①R720.5-62

中国版本图书馆CIP数据核字（2012）第244210号

责任编辑：戴小玲　　　　　　　装帧设计：史利平
责任校对：王素芹

出版发行：化学工业出版社（北京市东城区青年湖南街13号
　　　　　邮政编码100011）
印　　装：涿州市般润文化传播有限公司
787mm×1092mm　1/32　印张13½　字数383千字
2024年9月北京第2版第12次印刷

购书咨询：010-64518888
售后服务：010-64518899
网　　址：http://www.cip.com.cn
凡购买本书，如有缺损质量问题，本社销售中心负责调换。

定　　价：49.00元　　　　　　　版权所有　　违者必究

编写人员名单

主　编　郑　健

副主编　林东红　杨　鸿　陈　杰

编　者　（以姓氏笔画为序）

王　岩　王菊霞　艾　斯

杨　鸿　林东红　郑　健

徐永红　翁端怡　戴秋芳

再版前言

本书自2010年出版至今已有三个年头，从各种渠道反馈来的意见，均表达了广大读者对本书的厚爱和赞赏，希望能够修订再版。医嘱是医师为患者制订各种诊疗的具体措施，是医师的临床思维和处理能力的综合体现，是临床诊疗工作中的关键环节，也是评价医疗质量的重要依据。医学科学发展日新月异，大量新理论、新标准、新技术、新药物不断涌现。本次再版是为了跟随医学科学快速发展的步伐，根据读者提出的修改意见和建议及本专业学术研究的进展，在第一版的基础上对部分内容进行修订，根据疾病谱的变化和学科发展的需求适当增加部分章节和病种，以满足临床诊疗工作的需要。

《儿科医嘱速查手册（第2版）》依然保留首版的诸多优点，注重儿科临床的真实性和实用性，即汇聚众多专家的临床好经验，又体现出专业学科发展的新思路，即强调儿科临床医师的诊断思维，又突出儿科医师和医嘱处理能力。力求体现观点新颖，内容较全，查阅方便和操作实用的特点。但是，疾病的临床表现千变万化，医嘱处理存在个体化差异，所以本书内容仅为借鉴，医师开医嘱时切不可生搬硬套，要密切结合患儿的具体情况，因人而异，遵循个体化原则，并根据病情的具体变化不断地调整、完善诊疗方案，从而制订出最合理、最有效和最经济的医嘱。

限于笔者水平，尽管再版修订，统稿再三，修删不少，但仍难免有不足之处，恳请同道、读者不吝斧正，也希望读者朋友们能够一如既往地厚爱本书并多提宝贵意见和建议，以保持本书的新颖准确、简便实用的特色。

郑　健

2013年1月　于福建省人民医院

第1版前言

医嘱是医师为病人制订的各种具体诊疗措施，是医师的临床思维和处理能力的综合体现，也是临床诊疗工作的关键环节。医嘱单是医师拟订诊疗计划的记录和护士完成诊疗计划的核查依据。医嘱书写的水平能体现出临床医师的责任心、知识面、专业技能和临床经验，是住院医师规范培训的重要课程。

本书按系统分为十四章，包括儿科各系统疾病和小儿急救等。本书由"三级甲等"医院的资深儿科专家，在参阅大量有关文献后，结合自己丰富的临床经验和科研成果编写而成。所编写的医嘱不但有适用于大多数患儿的常用医嘱，还列出许多适用于具体情况或特殊情况下的医嘱。但是疾病的临床表现千变万化，医师开医嘱时切不可生搬硬套，要密切结合患儿的具体情况，因人而异，遵循个体化原则，并根据病情的具体变化不断地修正、完善诊疗方案，从而制订出最合理、有效的医嘱。

本书编著者力求充分反映最新诊疗观点，力求全面、实用。本书的特点之一是医嘱下面附有注释，且注释分为"呼应注"和"综合注"两种。呼应注是对主要医嘱或有必要加以说明的医嘱加注，呼应注的编码顺序为先常规医嘱后临时医嘱，自上而下的顺序编写。综合注是对有关治疗内容的综合注释，并非针对具体的医嘱条目。

限于编者水平，尽管统稿再三，修删不少，仍难免有疏漏不周之处，恳请同道、读者不吝斧正。

郑　健

2009 年 10 月　于福建省人民医院

目录

第七章 消化系统疾病 ………………………… 177

第九章　心血管系统疾病 ································· **219**

第一章　小儿急救

一、急性惊厥

（以 6 岁 20kg 为例）

长 期 医 嘱	临 时 医 嘱
儿科护理常规	血常规、尿常规
一级护理	粪常规❶
禁食	血电解质、血糖
或 根据患儿情况适量饮食	血气分析
心电监护	肝功能、肾功能测定
吸氧	眼底检查
记录 24h 出入液量	脑电图
	头颅 CT 检查（必要时）❷
	腰椎穿刺:脑脊液测压、常规、生化、细胞学检查、细菌学检查（必要时）❸
	心电图
	床边胸部 X 线摄片
	血、尿、胃内容物毒物测定（必要时）❹
	吸痰
	地西泮　6mg iv❺
	20%甘露醇　100ml iv gtt（必要时）❻
	神经科会诊（必要时）❼

❶ 主要用于与中毒性痢疾相鉴别，必要时可行粪培养。

❷ 必要时行头颅 CT 检查以排除颅内占位性病变、出血等。

❸ 必要时腰椎穿刺行脑脊液检查以排除颅内感染、出血、阻塞等病变。

❹ 必要时行血、尿、胃内容物毒物测定以排除食物、药物中毒等引起的惊厥。

❺ 止痉首选地西泮，每次 0.3～0.5mg/kg，静注，一次总量不超过 10mg，推注速度宜慢（1mg/min），新生儿 0.2mg/min，必要时 1/2～1h 可重复 1 次，静脉推注过程中要密切观察有无呼吸抑制。如没有静脉通路则保留灌肠。如抽搐时间＞30min，或反复抽搐，可给予苯巴比妥，每次 5mg/kg，肌注或静注。

❻ 抽搐时间较长或反复抽搐者，可给 20％甘露醇 0.5～1.0g/kg 静注，以减轻脑水肿。

❼ 必要时神经科会诊以协助诊断及治疗。

注：1. 惊厥是表现全身或局部骨骼肌不自主收缩的痫性发作，伴有或不伴有意识障碍，是大脑皮质神经元异常放电所致的暂时性大脑功能障碍。对于惊厥的患儿，应在积极止惊抢救的前提下，详细询问病史，如惊厥发作史、有关因素及症状史、过去疾病及医疗史等。

2. 惊厥患儿应保持呼吸道通畅，头偏向一侧，防止呕吐、窒息，及时清除分泌物，严重者给氧，压迫和针刺水沟（人中），牙垫置于上下齿裂间，并注意及时吸痰。

3. 高热者应立即行退热处理，如冰枕，肌注或口服退热药，温水或酒精擦浴等。

4. 神志不清者，如胃肠功能良好鼻饲牛奶，并适当静脉输液以维持水、电解质及酸碱平衡，供给足量能量。

5. 病因治疗。

二、感染性休克

（以 1 岁 10kg 为例）

长 期 医 嘱	临 时 医 嘱
儿科护理常规	血常规、尿常规
特级护理	粪常规＋隐血试验
禁食	C 反应蛋白测定
心率、呼吸、血压、血氧饱和度监测	血培养＋药物敏感试验
病危通知	心功能
吸氧❶	肝功能、肾功能及血电解质测定

续表

长 期 医 嘱	临 时 医 嘱
留置导尿	血气分析
记录 24h 出入液量	凝血全套
留置胃管	免疫功能测定
气管插管（必要时）❷	床边胸部 X 线摄片
NS　10ml 头孢噻肟钠　0.5g ｜iv gtt q12h	中心静脉压测定
	2：1 液　200ml iv gtt
NS　50ml 青霉素钠　80 万 U ｜iv gtt q8h	或 右旋糖酐-40　200ml iv gtt
	或 白蛋白　10g　iv gtt
丙种球蛋白　4.0g iv gtt qd❸	5% NaHCO₃　50ml iv gtt❶
	多巴胺　10mg ｜iv gtt（150μg/ 　　　　　　 ｜min）（输液泵 5%GS　50ml ｜控制）❺
	山莨菪碱　20mg iv q1/4h❻
	NS　20ml 酚妥拉明　2mg ｜iv
	NS　50ml ｜iv gtt 甲泼尼龙　40mg ｜q6h❼ 或 NS　50ml ｜iv gtt 　 地塞米松　5mg ｜q6h
	20%甘露醇　50ml iv gtt q6h
	呋塞米　10mg iv（必要时）
	青霉素皮试

　❶ 早期休克患儿应立即行鼻导管或口罩给氧，重度休克患儿应给予正压呼吸支持，小婴儿以鼻塞式持续气道正压通气（NCPAP）为首选，要给予足够气流量，年长儿可选用面罩式 CPAP。

　❷ 如患儿出现明显呼吸困难，应及时行经口气管插管，务必使呼吸机与患儿自主呼吸完全合拍。

　❸ 丙种球蛋白（IVIC）每天 400mg/kg，用 3～5 天。一些多

中心随机对照临床研究显示，在脓血症（Sepsis）阶段应用 IVIG 可降低病死率，宜早期应用。

❹ 在扩容的同时，另一静脉通道滴注 5%碳酸氢钠 5ml/kg，注意纠正酸中毒后可能发生电解质异常，主要是低钙血症、低钾血症、高血糖或低血糖。

❺ 多巴胺为早期休克常用药物，剂量 5～20μg/（kg·min），应用输液泵控制滴数。

❻ 常用山莨菪碱（654-2）0.1～0.3mg/kg，每 15min 静脉注射 1 次，使用 10 次无效应换用其他血管活性药物。如面色转红、肢体温暖、血压回升、尿量增多，则延长用药间隔时间，每 30～60min 1 次，病情稳定后再逐渐减量。

❼ 对重症休克患儿多主张早期、大量、短疗程应用激素。甲泼尼龙每天 20～30mg/kg，每 6h 1 次，1～2 天停用。亦可用地塞米松 0.5mg/（kg·d）或更大剂量 [2～4mg/（kg·d）]。但是对于难治性休克和合并多脏器功能障碍综合征（MODS）患儿的激素疗程应根据原发病和个体反应确定。

注：1. 感染性休克是由各种致病菌及其毒素侵入人体后引起的以微循环障碍，组织细胞血液灌注不足，导致重要生命器官急性功能不全的临床综合征。

2. 治疗原则

a. 扩充血容量，纠正酸中毒；

b. 解除微循环血管痉挛；

c. 强心治疗；

d. 抗感染；

e. 应用肾上腺糖皮质激素；

f. 保护重要脏器功能，防治脑水肿、心功能不全、急性呼吸窘迫综合征（ARDS）、弥散性血管内凝血（DIC）及急性肾功能不全。

3. 用药原则

a. 应根据原发病选用至少两种细菌对之敏感的抗生素，静脉给药，剂量要足，疗程要够。病原菌不清楚时，可选用两种广谱、高效的抗生素，兼顾球菌及杆菌，查清病原菌后，根据药物敏感试验用药。

b. 休克患儿有不同程度的心功能下降，在首批快速输液时应使用强心药。合并心力衰竭时，要适当控制输液速度及液体总量，限制含钠溶液和高渗脱水药的应用。

c. 弥散性血管内凝血和纤维蛋白溶解亢进同时存在，可以同时应用肝素和氨基己酸。

d. 休克合并急性肾功能衰竭时，应精确计算出入量，维持水、电解质平衡，应用多巴胺及山莨菪碱改善肾微循环。

e. 纳洛酮为吗啡受体拮抗药，逆转休克时的低血压，用于难治性休克常可获得较好的疗效，当休克用传统方法治疗无效时，应及时使用纳洛酮。

4. 补充血容量是抢救休克最基本而重要的手段之一。

扩容的原则：先晶后胶先快后慢、纠酸与保护心功能并兼。首批快速输液：30～60min 内静脉快速输入 2∶1 液 10～20ml/kg。随后继续按每批 10～20ml/kg 静脉输液，一般给予 2～3 次，直至休克基本纠正。此阶段除床边监测尿量、心率、呼吸和血压外，应酌情监测血常规、血气分析、血生化和凝血功能。休克基本纠正后 24h 内的输液量，一般按正常生理需要量的 70% 给予，即 50～80ml/kg，可给含钾的维持液。液体张力可根据原发病、年龄和休克程度确定，肠道感染等存在液体丢失者用等张液，暴发型流行性脑脊髓膜炎（流脑）或重症病毒性脑炎如无额外液体丢失，因常伴脑水肿可先用 1/3～1/2 张含钠液体，院内危重症发生休克时可用 1/2～2/3 张含钠液。根据血气分析、电解质和血红蛋白、血浆蛋白将胶体液和晶体液进行合理配合。小婴儿宜选偏低张力（1/2 张左右）液体，重度休克者宜选偏高张液体。适当应用胶体液可减少输液总量，防止组织间隙过度水肿而影响氧的弥散和器官功能，可首选白蛋白 0.5～2g/kg。

血容量已补足的依据：a. 组织灌注良好，神志清楚，口唇红润，肢端温暖，发绀消失；b. 收缩压回升至正常，脉压＞20mmHg；c. 尿量＞1ml/(kg·h)；d. 血红蛋白回降，血液浓缩现象消失。

5. 首次应用经验性抗生素需根据院内感染、社区感染或最新的本地区细菌流行病学资料确定，所选择抗生素应尽可能覆盖所有可能的致病菌。细菌培养结果报告后，应用进行的抗生素［有超广谱 β 内酰胺酶（ESBL）阳性细菌者选用碳青霉烯类抗生素（注射用亚胺培南西司他汀钠、美罗培南）；AmpC β内酰胺酶阳性者可选用第4代β内酰胺类抗生素（盐酸头孢吡肟）或碳青霉烯类抗生素；对耐甲氧西林金黄色葡萄球菌（MRSA）、耐甲氧西林表皮葡萄球菌（MRSE）者选用万古霉素；深部真菌感染选用氟康唑（大扶康）或两性霉素B]。

6. 应用抗凝血药　重度休克合并DIC时，应采用抗凝治疗。肝素首次0.5～1mg/kg，加入5%葡萄糖20ml静脉注射。随之以同样剂量加入溶液40～60ml中，于4h内均匀滴入。以后每4～6h用药1次。用药期间应监测试管法凝血时间，使之在15～30min。

三、颅内高压综合征

（以6岁20kg为例）

长 期 医 嘱	临 时 医 嘱
儿科护理常规	血常规、尿常规、粪常规
一级护理	血心功能、肝功能、肾功能、电解质测定[3]
禁食　　或 流质饮食	血糖测定
病危通知	血气分析
绝对卧床[1]	腰椎穿刺[4]:脑脊液测压[5]、脑脊液常规、生化、细菌涂片及培养
吸氧	
保持呼吸道通畅	
记录24h出入液量	血病毒抗体检测
测血压、呼吸、脉搏　q1/2h	头颅CT　　或 头颅MRI检查
检查意识、瞳孔　q1/2h	
20%甘露醇　100ml iv gtt(快速) q6h 地塞米松　5mg iv q6h　两药交替[2]	脑电图
	心电图[6]
10%GS　100ml ┐ 维生素C　1.0g ├ iv gtt qd ATP　20mg │ 辅酶A(CoA)　100U ┘	眼底检查
	神经外科会诊
	高压氧（必要时）[7]
	机械通气（必要时）[8]

❶ 患儿需卧床休息，必要时可使用镇静药，避免躁动、咳嗽

及痰堵以防颅内压突然增高。卧床时头肩抬高 20°～30°，以利于颅内血液回流，当有脑疝前驱症状时，则以平卧位为宜。

❷ 甘露醇一般用量为 0.5～1.0g/kg，每 4～8h 1 次，静脉注射后 10min 即可发挥明显的脱水作用，30min 达高峰，作用维持 3～6h。有严重颅内高压或脑疝时，每次 1.5～2.0g/kg，每 2～4h 1 次。甘露醇无明显禁忌证，但心功能减退的患儿慎用，具有明显的活动性颅内出血时最好不用，以免因颅内压急剧下降而加重出血。地塞米松的一般剂量为 0.25mg/kg，静脉注射，与甘露醇交替使用，具有降低颅内压的作用，注意当原发感染病原不明或不易控制时，应慎用激素，用药时间较长时应逐渐减量至停用。应用激素时间较长者，可使用组胺受体拮抗药，如法莫替丁。

❸ 应用甘露醇和地塞米松时，要每日检查电解质，以及时纠正电解质紊乱。

❹ 颅内压增高时腰椎穿刺需谨慎，如为明确病因，则先行脱水后，再用细针穿刺。如已确为颅内占位病变，则避免穿刺。

❺ 脑脊液测压多为有创性，临床应用时要权衡利弊。注意测定颅内压力时必须令患儿处于安静状态，放松颈、胸与腹部，使之均不受压，而后记录读数才比较可靠。

❻ 颅内压增高时，常有心律失常，应常规检查心电图。

❼ 有条件时可行高压氧治疗以改善脑供氧和脑细胞功能。在进行高压氧治疗时，要注意防治氧中毒和减压病，患儿有进行性出血和肝、肾或心功能不全时要慎重。

❽ 当患儿出现中枢性呼吸衰竭的早期表现时，则要应用人工呼吸机进行机械通气。

注：1. 颅内高压综合征是指脑实质液体增加引起的脑容积和重量增多所致的一系列临床表现。早期诊断和及时治疗颅内高压是控制水肿、预防脑疝形成、降低病死率和致残率的重要措施之一。

2. 小儿颅高压时常缺乏主述和特异表现，且当颅内压增高时可通过前囟膨隆、骨缝裂开进行代偿，使临床症状不典型。因此，必须全面分析病情，进行综合判断，方能及时做出诊断。虞佩兰提出小儿急性脑水肿临床诊断的主要指标和次要指标各有五项，具备一项主要指标及两项次要指标时，即可诊断。

（1）主要指标

a. 呼吸不规则；

b. 瞳孔不等大或扩大；

c. 视盘水肿；

d. 前囟隆起或紧张；

e. 无其他原因的高血压 [血压＞（年龄×0.027＋13.3kPa）]。

（2）次要指标

a. 昏睡或昏迷；

b. 惊厥或（和）四肢肌张力明显增高；

c. 呕吐；

d. 头痛；

e. 给予甘露醇静脉注射 4h 后，血压明显下降，症状、体征随之好转。

3. 脑疝的临床诊断

a. 小脑幕切迹疝：在颅高压临床表现的基础上，出现双侧瞳孔大小不等及（或）呼吸节律不整的一系列中枢性呼吸衰竭的表现。

b. 枕骨大孔疝：在颅高压临床表现的基础上，先有或无小脑幕切迹疝的表现，瞳孔先缩小后散大，眼球固定，中枢性呼吸衰竭发展迅速，短期内呼吸骤停。

4. 根据具体情况适当补充液体和电解质，以使患儿保持轻度脱水状态为宜。注意防止水、电解质平衡紊乱，使血压稳定在正常范围内。对有脑疝、呼吸衰竭、心或肾功能不全、年龄幼小的患儿，应"快脱慢补"；并发休克、血压下降，或有明显脱水征者应"快补慢脱"；对兼有明显颅内高压及休克者应"快补快脱"或"稳补稳脱"。

5. 积极纠正缺氧、高碳酸血症、电解质紊乱及代谢性酸中毒，还应保持血压与体温正常。惊厥可使脑代谢率增加，氧消耗量加大，必须迅速制止。

6. 巴比妥类药物可减少脑血流，降低脑有氧代谢和无氧代谢率。以戊巴比妥钠和硫喷妥钠较常用，硫喷妥钠首剂为 15mg/kg，之后以 4～6mg/(kg·h) 静脉滴注，血药浓度不宜超过 5mg/L。戊巴比妥钠首剂为 3～6mg/kg，以后 2～3.5mg/(kg·h) 静脉滴注维持，血药浓度不宜超过 4mg/L，最好维持 72h 以上。因巴比妥类药物有抑制呼吸的副作用，而且多用于严重患儿，故应用密切监测生命体征，同时配合人工呼吸。

7. 充分给氧或高压氧、过度通气、控制性引流脑脊液等都有一定的降颅压作用。

8. 合并心功能不全者，应加用强心苷类药物。

9. 对症处理　有高热、惊厥、躁动不安者，应予及时处理。注意清洁昏迷患儿的口腔，吸出口腔及呼吸道分泌物，保持呼吸道通畅。

四、上消化道出血

（以 6 岁 20kg 为例）

长 期 医 嘱	临 时 医 嘱
儿科护理常规	血常规、尿常规
一级护理	粪常规＋隐血试验
禁食	血生化
病危通知 　或 病重通知	血型及交配试验
心电监护（包括心率、呼吸、血压、 　血氧饱和度监测）	出血时间（BT）、凝血时间（CT）、血凝血酶原时间（PT）、白陶土部分凝血活酶时间（KPTT）①
记录 24h 出入液量	血乙型肝炎病毒 DNA 及乙型肝炎病毒抗原体系列检测②
置鼻胃管	
吸氧（必要时）	血丙型肝炎病毒 RNA 及丙型肝炎病毒抗原体系列检测③
中心静脉压测定（必要时）	
NS　　10～20ml　}po tid 凝血酶　　250U	血气分析（必要时）③
	腹部（肝、胆、胰、脾）B 超检查
巴曲酶　　1000U iv/im qd	纤维胃镜检查＋胃黏膜组织活检④
NS　　100ml　}po（分次） 去甲肾上腺素　　4～8mg	
	结肠镜检查（必要时）⑤
NS　　100ml　}iv gtt qd 奥美拉唑（洛赛克）　　10mg	放射性核素扫描（必要时）⑥
	血管造影（必要时）⑦
	外科会诊（必要时）⑧

❶ 为排除血液系统凝血因子异常，必要时还应行骨髓检查。

❷ 疑有肝硬化时进行该项检查。

❸ 大量出血，有休克倾向时进行该项检查。

❹ 疑上消化道出血时进行该检查，胃镜检查在急性出血时有一定危险性，一般需要在生命体征稳定时进行，但出血严重时，可进行急诊内镜下止血。胃镜检查前准备如下。

a. 禁食条件：年龄小于 6 个月，母乳或人工喂养小婴儿，术前禁食 4h；年龄大于 6 个月、已添加辅食的婴儿和儿童，术前禁食 6～8h。

b. 严格做好胃镜消毒隔离：术前应查乙肝、丙肝、艾滋病、梅毒等抗原抗体系列检查，以防交叉感染。

❺ 疑下消化道出血时进行该项检查。

❻ 怀疑胃肠道憩室出血时进行该项检查。

❼ 怀疑血管畸形、动脉瘤或多血管性肿瘤致消化道出血，且出血量＞0.5～1ml/min 时进行该项检查。

❽ 若内科非手术治疗出血不能停止的，应请外科会诊。

注：1. 留置鼻胃管　既可了解胃内出血情况及出血量，又可在必要时经胃管用生理盐水洗胃，以帮助止血。

2. 严密观察生命体征和病情变化　监测心电、呼吸、血压、血氧饱和度、血气分析，记出入量。

3. 补充血容量，纠正酸碱平衡失调　若大量出血，出现心搏增快、血压下降、外周循环不佳等失血性休克症状，首先要抗休克治疗（参照相关内容）。输血量应根据失血量多少确定。输血前应检查血型和交配试验及乙肝、丙肝、艾滋病、梅毒等传染病抗体。输血（液）速度最好借助中心静脉压来调整。静脉压低，输血（液）速度可加快；静脉压过高，应停止或减慢补液速度。根据周围循环情况，必要时可使用多巴胺、山莨菪碱等血管活性药，合并有心力衰竭时可用毛花苷 C（西地兰）。

4. 患儿有烦躁不安时，可用苯巴比妥类、异丙嗪等镇静药，以防加重出血。

5. 饮食管理　休克、胃胀满、恶心患儿禁食：少量出血时可不必禁食，可给予流质或半流质饮食；有呕血者，一旦呕血停止 12～24h 就可进流质饮食；食管静脉曲张破裂者应禁食，在出血停止

2～3 天后，仅给低蛋白流质饮食为宜。

6. 止血治疗：

(1) 垂体后叶加压素　主要用于食管、胃底静脉曲张破裂引起的出血。剂量 0.002～0.005U/(kg·min)，20min 后如未止血可增加到 0.01U/(kg·min)，维持 12～24h 后递减。副作用有液体潴留、低钠血症、高血压、心律失常、心肌和末梢缺血。

(2) 奥曲肽　可选择性地作用于血管平滑肌，使内脏血流降低，使门脉血流量至门脉压力下降，而不影响其他系统的血流动力学参数，也不影响循环血压和冠脉张力；还有抑酸、抑制胃动力及黏膜保护作用。剂量 1μg/kg（静脉推注），然后 1μg/(kg·h) 持续输注。副作用是出现与剂量相关的高血糖。

(3) 去甲肾上腺素　4～8mg 加生理盐水 100ml 分次口服或一次胃管注入。

(4) 凝血酶　只有直接与创面接触才能起到止血作用，每次可用 250U 加生理盐水 10～20ml 口服或胃管注入，每天 3 次，也可内镜直视创面喷洒。

(5) 巴曲酶　本品具有凝血酶样作用及类凝血酶样作用，可用 1000U 肌注或静推，重症者 6h 后可再用 1000U，以后每天 1000U，共用 2～3 天。

(6) 酚磺乙胺　本品能增加血液中血小板数量、聚集性和黏附性，促使血小板释放凝血活性物质，缩短凝血时间，加快血块收缩，增强毛细血管通透性，减少血液渗出。可用 0.25～0.5g 静脉滴入，每天 2～3 次。

7. 针对病因治疗　如凝血因子缺乏，可输血或冰冻血浆、维生素 K_1；对过敏性紫癜、原发性血小板减少性紫癜，用糖皮质激素（详见有关章节）；新生儿消化道出血，宜使用维生素 K_1 每次 5mg；消化性溃疡或胃炎，及合并有幽门螺杆菌感染者，应参照相关章节进行治疗。

8. 内镜治疗　药物非手术治疗无效时可用内镜治疗，包括药物局部喷洒和注射、电灼或联合技术。

9. 介入治疗　上消化道出血的介入治疗适用于内镜治疗失败、出血未能找到原因、药物治疗不成功、选择性或超选择性血管造影。

10.手术治疗

(1) 外科治疗　对内科治疗不能止血的十二指肠溃疡处动脉出血和顽固性静脉曲张出血，可手术治疗。

(2) 消化内科、外科联合治疗　核素扫描确定的肠道出血，而内镜不能达到出血部位（如憩室）或血管异常等出血，可在外科用腹腔镜确定部位而手术治疗，可取得良好的临床效果。

五、急性肝功能衰竭

(以 6 岁 20kg 为例)

长 期 医 嘱	临 时 医 嘱
儿科护理常规	血常规、尿常规
一级护理	粪常规＋隐血试验
高碳水化合物低蛋白饮食	血抗 HAV-IgM 抗体
卧床休息	乙肝三对
床边隔离	HBV DNA 检测
病重通知 　或 病危通知	血生化全套
	血氨测定❺
记录 24h 出入液量	凝血酶原时间
维生素 C　0.1g po tid	HCV RNA 检测
复合维生素 B　1 片 po tid	丁肝抗原抗体检测
口服双歧杆菌、嗜酸乳杆菌、肠球菌三联活菌散剂（培菲康）　420mg po tid❶	戊肝抗原抗体检测
	食管钡透❾
庆大霉素　4 万 U po tid❷	肝、胆、胰、脾 B 超
维生素 K₁　10mg iv qd❸	脑电图
10%GS　100ml 门冬氨酸钾镁　5ml ⎫ iv gtt qd	传染病报告
	白蛋白　10g iv gtt qod❿
10%GS　250ml 10%NaCl　10ml ATP　20mg ⎬ iv gtt qd 辅酶 A　100U 葡醛内酯　0.1g	

长 期 医 嘱	临 时 医 嘱
10%GS 200ml 胰岛素 5U iv gtt❶ qd 胰高血糖素 0.5mg	
10%GS 100ml 支链氨基酸 100ml iv gtt❺ qd	
10%GS 50ml 促肝细胞生长因子 40mg iv gtt qd❻	
20%甘露醇 100ml iv gtt q8h❼	
10%GS 100ml 法莫替丁 20mg iv gtt qd	

❶ 培菲康可调节肠道菌群，阻断肠道产氨，减少有毒物质的吸收，剂量为0～1岁，每次105mg；1～6岁，每次210mg；6岁以上，每次420mg，每天2～3次。也可口服乳果糖0.6～0.8mg/kg，每天2～3次。

❷ 口服或鼻饲庆大霉素以抑制肠道细菌，减少氨的吸收；也可用5%新霉素糖浆50mg/(kg·d)，每天3次，口服。

❸ 维生素K_1 10mg以5%葡萄糖稀释静脉滴注，每天1次，以防止出血；若有出血，可加用凝血酶原复合物20U/kg，每天1次，或输新鲜血浆。

❹ 胰高血糖素-胰岛素疗法有防止肝细胞坏死、促进肝细胞再生的作用，两者比例为1mg胰高血糖素：8～10U胰岛素配合使用，同时每4g葡萄糖配1U胰岛素，疗程10～14天。

❺ 调整支链氨基酸与芳香氨基酸的比例是本病治疗的重要方面，剂量5～10ml/kg，注意滴速应慢，每分钟小于40滴。

❻ 刺激肝细胞再生，剂量2mg/kg，每天1次，静滴，偶有发热、过敏反应。

❼ 脑水肿、颅内压升高者应限制液量，及时应用甘露醇，每次0.5～1g/kg，每8h 1次或每12h 1次。

❽ 肝性脑病时血氨浓度可升高，需注意监测。

⑨ 该病极易并发上消化道出血，食管钡透以明确有无门静脉高压所致的食管静脉曲张。

⑩ 本病支持治疗相当重要，可每天或每2～3天输1次白蛋白，以纠正低蛋白血症。

注：1. 一般治疗　在饮食上应注意严格限制蛋白质摄入，小于0.5g/(kg·d)，静脉输液量限制在50～60ml/(kg·d)，注意纠正水、电解质紊乱及酸碱失衡，尤其注意低血钾。

2. 可并发上消化道出血、肝性脑病、肝肾综合征、肝肺综合征及腹水形成，因此在用药上应禁用肾毒性药物；消化道出血时可按上消化道出血处理；腹水明显者可酌情使用利尿药、补充白蛋白等，必要时放腹水，但应注意避免过度利尿及大量放腹水。

3. 早期可短期使用糖皮质激素，如泼尼松1mg/(kg·d)，分次口服；或地塞米松0.1～0.25mg/(kg·d)，每天1次，一般不超过7天。

4. 本病易并发各种感染，一旦发生应根据药敏试验选用敏感抗生素进行治疗。

六、急性肾功能衰竭

（以6岁20kg为例）

长 期 医 嘱	临 时 医 嘱
儿科护理常规	血常规、尿常规、粪常规
一级护理	尿红细胞畸形率
低盐、限水、优质蛋白饮食①	24h尿蛋白定量
病重通知	血气分析
卧床休息	内生肌酐清除率
记录24h出入液量	体液免疫功能检测
心电血氧饱和度监测	全套血生化检查
呋塞米　40mg po bid②	泌尿系B超
卡托普利　12.5mg po bid③	腹部X线平片④
或 硝苯地平　5mg po tid	胸部X线片⑤
或 5%GS　100ml ⎫	肾脏穿刺活检组织病理学检查⑥
多巴胺　10mg ⎬ iv gtt qd	透析疗法⑦
酚妥拉明　10mg ⎭	10%葡萄糖酸钙　10ml iv⑧

续表

长 期 医 嘱	临 时 医 嘱
或 5%GS 100ml 硝普钠 10mg iv gtt qd	

❶ 少尿期早期只给碳水化合物,供给葡萄糖 $3\sim5g/(kg \cdot d)$,静脉滴注可减少机体分解自身蛋白质和产生酮体。情况好转且口服时应及早给予基础代谢热量 [儿童 $30cal/(kg \cdot d)$,婴儿 $50cal/(kg \cdot d)$],可给低蛋白、低盐、低钾和低磷食物。蛋白质应限制在 $0.5\sim1.0g/(kg \cdot d)$ 为宜,且应以优质蛋白为主,如鸡蛋、肉类、奶类蛋白。为促进蛋白质合成,可肌注苯丙酸诺龙 25mg,每周 $1\sim2$ 次。对有高分解状态或不能口服者,可考虑用静脉高营养。严格控制水分入量,"量出为入"。每日液量=尿量+不显性失水+异常损失-食物代谢和组织分解所产生的内生水。不显性失水按 $400ml/(m^2 \cdot d)$ 或婴儿 $20ml/(kg \cdot d)$,幼儿 $10ml/(kg \cdot d)$ 补充。体温升高 1℃增加 $75ml/(m^2 \cdot d)$,用不含钠液体补充不显性失水,经末梢输入可用 $10\%\sim20\%$ 葡萄糖,经中心静脉输入可用 $30\%\sim50\%$ 葡萄糖液。内生水按 $100ml/(m^2 \cdot d)$ 补充。异常丢失包括呕吐、腹泻、胃肠引流等,用 $1/4\sim1/2$ 张液体补充。

❷ 可用呋塞米利尿,每次 $2\sim3mg/kg$,每天 $2\sim3$ 次。

❸ 降压药:口服卡托普利 $0.5\sim6mg/(kg \cdot d)$,分 $3\sim4$ 次。硝苯地平 6 岁以上小儿每次 $5\sim10mg$,每日 $2\sim3$ 次。如有高血压脑病可静滴硝普钠,可将硝普钠 $10\sim20mg$ 加在 5%葡萄糖 100ml 内,根据血压调节滴数 $1\sim8\mu g/(kg \cdot min)$,使血压稳定在一定水平。扩张血管可用多巴胺及酚妥拉明各 10mg 加在葡萄糖 100ml 内静脉滴注,每天 1 次。连用 7 天。两药合用可扩张肾小动脉,改善肾血流量。

❹ 有助于明确是否为肾后性引起的急性肾衰竭,如尿路结石、肿瘤等。

❺ 胸部 X 线片可见心影扩大及循环充血表现。

❻ 当无法明确诊断而影响治疗时,可做肾穿刺活检组织病理学检查。

❼ 透析治疗：早期透析可降低病死率，根据具体情况可选用血液透析或腹膜透析。透析指征如下。

a. 血生化指标：尿素氮（BUN）＞28.56mmol/L（80mg/dl）；肌酐（Cr）＞530.4 mmol/L（6mg/dl）；血钾＞6.5mmol/L 或心电图有高钾表现；二氧化碳结合力（CO_2 CP）＜12mmol/L。

b. 临床有明显尿毒症症状，少尿 2～3 天，频繁呕吐，有周围神经或精神症状者。

c. 有明显水钠潴留表现。

d. 化学毒物或药物中毒。

❽ 低钙抽搐治疗：可静脉给予 10％葡萄糖酸钙 10ml，每日1～2 次。可适当加镇静药，如地西泮（安定）。高钾血症时，静滴葡萄糖酸钙可拮抗钾对心肌的毒性作用。

注：1. 补液试验　当患儿可能有脱水、血容量不足时可做补液试验，即用 2：1 葡萄糖氯化钠等渗液，15～20ml/kg，快速输注（半小时内输完），如改善循环后尿量明显增加，为肾前性少尿；如尿量仍＜17ml/h，则可能为肾实质性肾衰竭。

2. 利尿试验　如补液后无反应可试用 20％甘露醇 0.2～0.3g/kg，在 20～30min 内推注，观察每小时尿量，如尿量＞40ml/h 表明为肾前性少尿，需继续补液改善循环。如尿量增加不明显（＜40ml/h），在无循环充血情况下可再试用 1 次。或给呋塞米 1.5～3mg/kg，若仍无改善，表明为肾实质性肾衰竭。对有循环充血者应慎用甘露醇，而血容量不足时应慎用呋塞米。

3. 肾功能测定和评估

（1）肌酐清除率（Ccr）　计算公式：

$$Cc = \frac{Ucr(mg/dl) \times V(mg/min)}{Scr(mg/dl)}$$

$$校正\ Ccr = \frac{Ucr(mg/dl) \times V(mg/min)}{Scr(mg/dl)}$$

Ucr—尿肌酐；V—尿量；Ccr 正常值：80～120ml/min

（2）钠排泄分数（FENa％）　计算公式：

$$钠排泄分数（FENa％）= \frac{尿钠 \times 血肌酐}{血钠 \times 尿肌酐} \times 100％$$

钠排泄分数是尿诊断指标中最敏感的，阳性率高达98％。在肾前性肾衰竭时，FENa%<1%，而肾性肾衰竭时 FENa%>2%～3%。

（3）肾衰指数（RFI） 计算公式：

$$RFI = \frac{尿钠 \times 血肌酐}{尿肌酐}$$

肾前性肾衰竭时 RFI<1，而肾性肾衰竭时 RFI>1，可达 4～10。

（4）自由水清除率（CH₂O） 是测量肾脏稀释功能的指标，肾衰竭早期即下降。计算公式：

$$CH_2O = 尿量(ml/h) \times \frac{(1-尿渗透压)}{血渗透压}$$

正常值：-25～-100ml/h

4. 高钾血症的治疗 血钾>6.5mmol/L 为危险界限，禁用含钾食物、药物、库存血，此外应进行积极处理。

（1）重碳酸盐 可纠正酸中毒，形成细胞外液轻度碱中毒，使钾离子由细胞外转移至细胞内，同时也可扩大细胞外液体积，稀释血钾浓度，可用 5%碳酸氢钠，每次 2ml/kg，在 5min 内静注，如心电图未恢复正常，15min 后可重复 1 次。钠溶液作用迅速，但持续时间短，仅维持 30～90min。

（2）葡萄糖酸钙 钙可拮抗钾对心肌的毒性作用，10%葡萄糖酸钙 10ml 静推，一般 5min 开始起作用，可持续 1～2h，每天可用 2～3 次，但使用洋地黄者宜慎用。

（3）高渗葡萄糖和胰岛素 促进钾离子进入细胞内，每 3～4g 葡萄糖配 1U 胰岛素，每次 1.5g/kg 糖，可暂时降低血钾 1～2mmol/L，15min 开始起作用，可能持续 12h 或更长，必要时可重复。

以上三种疗法在高钾急救时可单独或联合使用，有一定的疗效，但不能持久。因此在治疗的同时可开始准备透析治疗。

（4）阳离子交换树脂 经以上抢救心电图趋于正常，但血钾仍在 5.5～7mmol/L 可给阳离子交换树脂，口服或灌肠，每次 0.3～1g/kg。此药易引起便秘，因此可与 10%～20%山梨醇混合口服或灌肠，山梨醇有渗透腹泻的作用。灌肠后 30～60min 开始起作用，每天重复 2～4 次，也可放在胶囊内吞服，阳离子交换树脂每吸收 1mmol 钾离子可释放 1mmol 其他阳离子。

（5）透析 血液透析及腹膜透析均有效，前者作用更快，能在 1～2h 内使血钾从 7.5～8mmol/L 降至正常范围内，而后者需要 4～6h。

5. 低钠血症的治疗 应区分是稀释性低钠血症还是缺钠性低钠血症。少尿期前者多见，严格控制水分入量多可纠正，一般不用高渗盐。缺钠性低钠血症者，当血钠<120mmol/L且又出现低钠综合征时，可适当补充3‰NaCl液，1.2ml/kg可提高血钠1mmol/L，可先给3～6ml/kg，可提高2.5～5.0mmol/L。或按以下公式计算出总量后，先给1/3量。

$$3‰NaCl液(ml) = \frac{130 - 血钠浓度(mmol/L) \times 0.6 \times 体重(kg)}{0.5}$$

6. 代谢性酸中毒的治疗 轻症者多无须治疗。当血 HCO_3^- < 12mmol/L 时，应给予碳酸氢钠。5‰碳酸氢钠 1ml/kg 可提高 HCO_3^- 1mmol/L。给碱性液使血容量增加，可诱发低钙抽搐。

7. 关于心力衰竭的治疗 由于心肌缺氧、水肿及少尿，对洋地黄制剂非常敏感，即使少量应用，也易产生中毒，故应慎用。其主要治疗应以利尿、限盐、限水及扩张血管药为主。

8. 如出现肺水肿，除利尿及扩张血管外，应加压面罩给氧，皮下注射吗啡 0.1～0.2mg/kg，放血或止血带扎四肢，必要时给予透析。

9. 多尿期的治疗

(1) 低钾血症的矫治 尿量增多，钾从尿液排出，易致低钾血症，可口服钾 2～3mmol/(kg·d)；若症状明显可静脉补充，其浓度一般不超过0.3%，即将10%氯化钾3ml加入100ml液体中。即时监测血钾浓度或心电图改变，防止血钾过高。

(2) 水和钠的补充 由于利尿，水分大量丢失可致脱水，故应注意补充水分，但如尿量过多应适当限制水分入量，以尿量的1/2～1/3为宜，补液过多会延长多尿期。

10. 控制感染 约1/3患儿死于感染，应积极控制，可选择敏感抗生素，但应注意保护肾脏功能。

七、小儿心肺复苏

（以 1 岁 10kg 为例）

长期医嘱	临时医嘱
儿科护理常规	心肺复苏术
特殊护理	肾上腺素(1∶10000)　1ml iv❷

续表

长 期 医 嘱	临 时 医 嘱	
禁食	非同步直流电除颤❻	
吸氧❶	5%GS　20ml	iv gtt❼
病危通知	5% NaHCO₃　20ml	
心电血压、经皮血氧饱和度监测	动脉血气分析	
呼吸机正压通气给氧❷	20%甘露醇　25ml iv q6h❽	
气道护理	5%GS　50ml	iv gtt❾
记录24h出入液量	多巴胺　10mg	（微泵控制）
留置导尿❸	呋塞米　10mg iv（必要时）❿	
留置鼻胃管❹	血电解质、血糖、肝肾功能测定	
5%GS　100ml ATP　20mg 辅酶A　100U　iv gtt qd 细胞色素C　15mg 维生素C　1g	血常规	
	C反应蛋白	
	床边胸部X线摄片	
	床边心电图	
	尿常规	
5%GS　100ml　iv gtt qd 胞磷胆碱　0.25g	粪常规＋隐血试验	
	细胞色素C皮试	

❶ 复苏时可吸入纯氧，以扩张的瞳孔缩小为氧合适宜的表现。

❷ 如自主呼吸不稳定，出现烦躁、发绀、持续低氧血症等，应给予气管插管进行机械通气。实施机械通气，开始时给100%氧，频率在婴儿30～40次/分，小儿20～30次/分。吸气峰压2.7～4.0kPa（20～30cmH₂O），呼气末正压0.4～0.7kPa（3～5cmH₂O），呼吸比为1:（1～1.5），潮气量的调节以合适的胸廓起伏为度。机械通气后30min做动脉血气分析，并据此调节呼吸机参数。最好采用经皮氧饱和度和呼出气CO₂监测，但临床评价是很重要的，监测仪器可能不正确。

❸ 排尿量是了解循环灌注状况最敏感的指标，留置导尿管以计算每小时尿量。对于少尿患儿，尿沉渣、电解质、滤过钠分数测量可能对鉴别肾衰竭很有帮助。

❹ 对肠鸣音消失和行机械通气并伴有意识障碍的患儿，应留

置胃管，并尽早应用胃肠道营养。必要时应用制酸药或胃黏膜保护药以减少发生应激性溃疡和胃肠道出血的危险。

❺ 肾上腺素剂量：标准剂量 1 : 10000 肾上腺素 0.1ml/kg（0.01mg/kg），若无效可 3～5min 后重复 1 次，2～3 次仍无效可加量至 0.05～0.1mg/kg。复苏过程及复苏后可静脉滴注肾上腺素，0.1～1μg/(kg·min)，可维持舒张压，有利于心、脑灌注。如选用气管内给药则要加 3～5 倍量，最大到 10 倍。危急情况下或外周静脉难以获得时，考虑气管内或骨髓内给药。心内注射有很多副作用，只有在无上述通道时才应用。

❻ 心室颤动婴幼儿少见，部分患儿可通过心脏按压或药物除颤（利多卡因 1mg/kg 静注）。药物无效时应及时行电击除颤，可给予不同步直流电除颤，第 1 次 2J/kg，如无效，第 2、第 3 次 4J/kg，可连续除颤 3 次。除颤后需静滴利多卡因 20～50μg/(kg·min)维持。

❼ 早期应慎用碳酸氢钠，在建立有效通气前不用（有人认为复苏最初 4min 不宜使用）。复苏期间如对通气、供氧、肾上腺素治疗无反应者，可给 5％碳酸氢钠 2ml/kg，稀释成等渗液后静脉给药，3 个月以下婴儿宜给 1.4％碳酸氢钠，此后根据血气结果酌情补充。

❽ 复苏后常规用药，每次 0.5～1g/kg，第 1 天 4～6h 重复，以后酌情给予，也可用白蛋白。

❾ 复苏过程中，由于心动过缓和自主循环恢复后造成的低血压状态，常选用多巴胺治疗，或多巴胺和多巴酚丁胺合用。不能将碳酸氢钠或其他碱性液与多巴胺液混合在同一输液器内，碱性药物可使多巴胺失活。推荐剂量为 5～20μg/(kg·min)，血压稳定后逐渐减量。多巴酚丁胺是一种合成的儿茶酚胺类药物，具有很强的正性肌力作用，常用于严重收缩性心功能不全的治疗，常用剂量范围 5～20μg/(kg·min)。但对危重患儿而言，不同个体的正性肌力反应和负性肌力反应可以变化很大。

❿ 呋塞米可能对急性肺水肿有效，每次 0.5～1.0mg/kg，静脉缓慢推注。

注：1. 心肺疾病及意外伤害是小儿心搏、呼吸骤停的常见原

因，其成功率及预后主要取决于疾病的严重程度。心肺复苏（CPR）的 ABC 措施。

（1）开放气道（A） 吸出鼻和口腔内分泌物和异物，去枕、抬高下颌、伸展颈部，保持呼吸道通畅。

（2）人工呼吸（B） 先用简易复苏器面罩加压供氧保证有效通气，然后气管插管。

（3）建立循环（C） 胸外心脏按压，持续至心搏恢复。胸外心脏按压有效的指征是可扪及大动脉搏动。

2. 复苏后期的主要治疗目标是完全恢复局部器官和组织的微循环灌注，单纯恢复正常血压和改善组织的气体交换，并不能提高生存率。值得注意的是周围器官系统，特别是内脏和肾脏微循环的恢复，对防止心搏骤停后缺氧缺血致多脏器功能障碍综合征（MODS）的发生起重要作用。

3. 小儿室颤发生率较低，多与代谢、酸碱失衡和电解质紊乱有关，因此注意消除室颤的原因是治疗的关键。

4. 心搏恢复后心动过缓者可应用阿托品，$0.01 \sim 0.1 \text{mg/kg}$，静注，5min 后可重复，最大剂量 1mg。

第二章　营养障碍性疾病

一、蛋白质-能量营养不良

(以 1 岁 10kg 为例)

长 期 医 嘱	临 时 医 嘱
儿科护理常规	血常规
一级护理	尿常规
营养膳食❶	粪常规
每周测体重　2 次	血电解质、血脂、肝肾功能测定❹
葡萄糖酸锌　5mg po bid	
复合维生素 B　1 片 po tid	血清转铁蛋白、甲状腺结合前蛋白、视黄醇结合蛋白、前白蛋白测定❺
维生素 C　100mg po tid	
硫酸亚铁　0.1g po bid❷	
复方胃蛋白酶　1/2 包 po bid	血浆胰岛素生长因子测定❻
苯丙酸诺龙　5mg im qw	血氨基酸分析❼
普通胰岛素［猪(或牛)胰岛素］　2U H bid❸	胸部 X 线摄片
	免疫功能测定❽

❶ 饮食方面，供给蛋白质食品时，可依年龄、食欲与并发症的性质决定其用量。蛋白质摄入量，一般从每天 1.5g/kg 开始，逐步加至 3.0～4.5g/kg。同时食物中应含有丰富的维生素和微量元素。摄入营养困难时应给肠道外静脉营养支持。

❷ 硫酸亚铁每片 0.3g，含元素铁 60mg，按 2mg/(kg·d) 给予。

❸ 胰岛素 (普通胰岛素) 可增进食欲，使用前应先口服葡萄糖 20～30g 以防低血糖，可连续用 1～2 周。

❹ 可见低钾、低钠、低镁、低血糖等，血清胆固醇水平降低。

❺ 这些都是代谢周期较短的血浆蛋白，被认为是诊断蛋白质-营养不良的较好指标。

❻ 血浆胰岛素样生长因子（IGF-1）降低，这是蛋白质营养不良早期诊断的灵敏、可靠指标。

❼ 血浆必需氨基酸与非必需氨基酸相关的比值下降。必需氨基酸常降低，非必需氨基酸变化不大。

❽ 细胞及体液免疫功能均降低，易并发各种感染。

注：1. 本病主要见于3岁以下的婴幼儿，除体重明显减轻、皮下水肿以外，重者可伴各器官功能紊乱。

2. 血浆蛋白降低，尤以血浆白蛋白降低具有诊断价值。水肿严重时，血浆总蛋白量大都在45g/L（4.5g/dl）以下、血浆白蛋白在20g/L（2g/dl）以下，至水肿完全消失时，则血浆总蛋白大都达55g/L（5.5g/dl）、血浆白蛋白在25g/L（2.5g/dl）左右，可称为水肿的"临界水平"。血浆球蛋白变化对诊断意义不大。

3. 微量元素含量降低，尤以血锌在重度营养不良时降低显著。

4. 分析和治疗病因与调整营养同时进行。对严重患儿，需首先卧床休息，减少其热能与蛋白质的消耗。在水肿消失及并发症痊愈后，即宜鼓励其活动，制订适当的生活制度。

5. 严重水肿患儿应暂时限制食盐，待水肿消退后，应及时恢复食盐量，以免食欲减退而不能摄入足够的蛋白质。营养不良性水肿多同时伴有营养性贫血，应注意补充铁剂。

6. 重症患儿出现脱水、酸中毒、电解质紊乱、低血糖等并发症时，应紧急救治，否则易致死亡。

7. 注意防治感染。

二、单纯性肥胖

长期医嘱	临时医嘱
儿科护理常规	血常规、尿常规、粪常规
二级护理	血生化❶
低脂、低碳水化合物、高蛋白饮食	葡萄糖耐量试验❷
	血清游离三碘甲状腺原氨酸（FT_3）、血清游离甲状腺素（FT_4）、促甲状腺激素（TSH）测定❸

续表

长 期 医 嘱	临 时 医 嘱
	血皮质醇测定❹
	血 C 肽测定❺
	血胰岛细胞抗体(ICA)测定
	血胰岛素自身抗体(IAA)测定
	谷氨酸脱羧酶(GAD)抗体测定(必要时)
	肝脏、肾上腺 B 超❻

❶ 血清胆固醇、甘油三酯大多升高，血糖增高。在肥胖儿童中还可见到血浆免疫球蛋白、补体 C3 和 C4 及 T 淋巴细胞、B 淋巴细胞的数量均低于非肥胖儿童。

❷ 肥胖儿童胰岛素水平常高于正常，但因存在抗胰岛素因素，糖耐量常降低。

❸ 排除甲状腺功能减退症。

❹ 16：00 时血皮质醇水平高于上午皮质醇水平的 50％，为皮质醇分泌节律紊乱。

❺ 对糖尿病肥胖患儿鉴别诊断：1 型糖尿病血清 C 肽降低，胰岛细胞抗体 (ICA)、胰岛素自身抗体 (IAA)、谷氨酸脱羧酶 (GAD) 可阳性；2 型糖尿病血清 C 肽多正常，ICA、IAA、GAD 阴性。

❻ 用于检出脂肪肝及排除肾上腺皮质增生症。

注：1. 肥胖的重要体征是全身体脂普遍增加，WHO 建议在儿童中使用身高比体重法对体脂含量进行诊断与分度。目前定为身高比体重超过 WHO 参照人群值 20％诊断肥胖的界值点。超过 20％～29％为轻度肥胖、30％～39％为中度肥胖、50％为重度肥胖。

2. 诊断单纯性肥胖应除外某些内分泌、遗传、代谢、中枢神经系统疾病引起的继发性肥胖，或因使用药物所引起的肥胖，这些情况下的肥胖属病理性疾病。而单纯性肥胖是生活方式疾病，由遗传和环境因素共同作用而产生，环境因素起重要作用，其中家庭生活方式和个人行为模式是主要的危险因素。

3. 治疗原则 对于肥胖的治疗在儿童期以体重控制为基本概

念，不进行以减少体重为目标的所谓"减肥"、"减重"治疗。体重控制指以促进生长发育、保持脂肪适度增长、增进身心健康为内容的综合生理-心理调控理论。禁止采用禁食、饥饿/半饥饿、变相饥饿疗法；禁止短期、快速"减肥"或"减重"；禁止使用"减肥药物"或"减肥食品"；禁止使用手术治疗，或所谓的"物理治疗"，如振荡法。

4. **治疗目标**　促进生长发育、增强有氧能力、提高体质健康水平、取得体育课程高分或满分、控制体脂增长保持在正常速率，这是儿童期体重控制的第一线目标。

5. **治疗方案**　以运动处方为基础、行为矫正为关键技术、健康教育（包括饮食调整）贯彻始终；以肥胖儿童为中心，教师、家长和医务人员共同参与；以日常家庭生活为主要调控实施场地、配合寒暑假集中生活训练的综合治疗方案。

6. **运动处方**　测试个体最大氧消耗，以个体最大有氧能力的50%为平均训练强度，制订训练方案，每天训练 1～2h，每周训练5 天，1 个疗程 12 周。

7. **行为矫正方案**　包括基线行为、中介行为、目标行为；制订鼓励或惩罚规则及正或负诱导方法。选定相关参数或指标。包括要求肥胖者多吃含纤维素的食品或是非精细加工的粮食，少吃或不吃含热量高而体积小的食品。同时要求其家庭、双亲帮助肥胖儿童进食多渣食物。

8. **饮食调整**　严格计算和控制每日摄入的热量，有选择地进食或避免进食某些食物。在饮食调整的同时还要配合行为矫正，使儿童建立起正确的饮食习惯。饮食调整方案的内容根据肥胖度来制定。限制一些高热量食物或加工很精细的碳水化合物，如精白面粉、含淀粉多的土豆、脂肪、油煎食品、糖、巧克力、奶油制品等以及任何甜的饮料。

9. 对于热量的控制要充分考虑到儿童生长发育的需要，一般建议控制期内，5 岁以下的肥胖患儿每日热量摄入应为 600～800kcal（1kcal＝4.184kJ），5 岁以上则为 800～1200kcal。对于蛋白质、维生素、矿物质和微量元素应维持在高于低限的每日摄入量，饮食中三大营养元素的比例为：蛋白质为 30%～50%，脂肪为 20%～25%，碳水化合物为 40%～45%。每日摄入总热量为平时的 60%～70%，可有效低体重，在体重控制满意后按维持期热量供应。

三、营养性维生素 D 缺乏性佝偻病

（以 1 岁 10kg 为例）

长 期 医 嘱	临 时 医 嘱
儿科护理常规	血常规、尿常规、粪常规
一级护理	血清 25-(OH)D_3、1,25-(OH)$_2$$D_3$❸
普食＋AD 强化奶	血生化❹
葡萄糖酸钙　10ml po tid❶	骨碱性磷酸酶测定❺
维生素 D_2　2500～5000U po qd❷	腕骨 X 线检查❻
	维生素 D_3　30 万 U im ❼ 　或 碳酸钙 D_3 颗粒　半袋 po 　qd～bid

❶ 在补充维生素 D 的同时服用钙剂，任何一种都可以，每日至少元素钙 200mg。对膳食缺钙者要增服钙剂、增食奶量。每毫升含葡萄糖酸钙 100mg。

❷ 维生素 D_2 一日 2500～5000U，口服，1～2 个月后待症状开始消失时即改用预防量。不能口服者及重症患儿可予肌注，1 次 30 万～60 万 U；如需要，1 个月后再肌注 1 次，2 次总量不超过 90 万 U。

❸ 血清 25-(OH)D_3、1,25-(OH)$_2$$D_3$ 具有早期诊断价值。

❹ 生化改变可分为 3 期。第 1 期，血清钙降低，可无其他生化异常，常见于 6 个月以下的婴儿。第 2 期，甲状旁腺激素（PTH）代偿性升高，使 1,25-(OH)$_2$$D_3$ 的产生增加，致血清钙恢复正常，血清磷降低，成骨细胞活跃使血清碱性磷酸酶（AKP）升高。如患儿蛋白质或锌严重缺乏，AKP 可不升高，尿磷、尿环磷腺苷（cAMP）增加，氨基酸尿、尿钙减少，出现佝偻病体征及骨骼改变。第 3 期，血清 PTH 及 AKP 进一步升高，而血清磷进一步降低，因维生素 D 储备耗竭而失代偿，最终血清 1,25-(OH)$_2$$D_3$ 及钙也降低，佝偻病

体征及骨骼改变加重。上述 3 期血生化改变可有过渡及交叉。

❺ 骨碱性磷酸酶比血碱性磷酸酶更具特异性，骨碱性磷酸酶升高早于血钙、血磷的改变，疾病恢复期其含量的恢复也先于血钙、血磷。

❻ 早期先有血清 25-(OH)D_3 降低，无症状及体征，骨 X 线片正常，为维生素 D 的亚临床缺乏。有骨骼改变时才能有骨 X 线片的变化，婴儿以腕部 X 线片变化最早。早期因尺、桡骨远侧干骺端生长板肥大、软骨细胞堆积，骺板边缘的骨皮向外膨胀突出，这是佝偻病唯一、重要的早期诊断指征。激期尺、桡骨远端干骺膨大，出现毛刷状征，骺线增宽，皮质变薄，骨松质的骨小梁数量减少。

❼ 肌注维生素 D 前先口服 3 天钙剂，以防注射后出现惊厥。还可应用阿法骨化醇。每次 1μg，口服，每天 1 次，但要求患儿体重＞20kg。

注：1. 各期的维生素 D 治疗

（1）初期（轻度）　维生素 D 口服，每日 1000～2000IU。

（2）激期（中、重度）　中度每日口服维生素 D 3000～4000IU；重度每日口服维生素 D 5000～6000IU。合并自发性骨折或严重骨质疏松等极重病例可适当加大维生素 D 用量，以不超过 10000IU/d 为好。或口服 1,25-(OH)$_2D_3$ 0.5～2μg/d。

（3）恢复期　同初期。

上述剂量连续口服 1 个月，同时服用钙剂，1 个月后做血生化测定及腕骨 X 线摄片，如已痊愈，改为预防量；如已进入恢复期，则按恢复期治疗 1 个月后复查，痊愈则改为预防量。

2. 突击疗法　对各种原因不能坚持每日服药者，可用一次口服较大剂量维生素 D 的突击疗法；因胃肠、肝胆、胰腺等疾病影响吸收者，可予肌注，同时应停服维生素 D 制剂。轻度患儿用量 100000～150000IU，中、重度 200000～300000IU，1 个月后复查，根据病情，可重复注射 1 次，同时加钙剂，再隔 1 个月复查，痊愈改为预防量，治疗无效时应考虑其他类型的佝偻病，再进一步检查。

3. 应加强户外活动，增加日光照射机会。激期阶段应避免患儿久坐、久立，防止骨骼畸形。有严重骨骼畸形的后遗症患儿，则需骨科矫形治疗。

四、营养性维生素 D 缺乏性搐搦症

(以 1 岁 10kg 为例)

长 期 医 嘱	临 时 医 嘱
儿科护理常规	血常规、尿常规、粪常规
一级护理	血电解质[2]
普食＋AD 强化奶	骨碱性磷酸酶测定[3]
保持呼吸道通畅	尿钙定性检查[4]
吸氧（必要时）	甲状旁腺激素测定（必要时）[5]
10％氯化钙　5ml po tid[1]	地西泮（安定）　2mg im 或 iv 　或 10％水合氯醛　500mg　保留灌肠 　或 苯巴比妥　50mg im（必要时）
	10％葡萄糖酸钙　10ml ⎫ 5％GS　20ml　　　　⎭ iv gtt qd
	维生素 D_3　20 万 U im 　或 维生素 D_2　2000～5000U po qd[6]

❶ 在注射葡萄糖酸钙的同时，需口服氯化钙，初次给较大剂量，可为 2～3g（10％氯化钙 20～30ml），必须用牛奶、糖水或果汁溶解成 1％～2％的溶液后口服，浓度太高可刺激胃黏膜导致溃疡。首次口服氯化钙后，应继续，每次 1g，每天 4～6 次，1～2 天后减量至每天 1～3g。剂量的多少可依症状的轻重、年龄的大小确定。氯化钙治疗需继续至少 1 周，以后改服葡萄糖酸钙、乳酸钙或碳酸钙，按钙元素计至少每天 200mg。氯化钙含钙 27％，进入人体后发生两种作用：a. 血内钙量提高；b. 因氯化钙有强烈的酸化作用，可促进钙离子化，于是血内钙离子速增，痉挛不易复发。若幼小的婴儿同时发生腹泻或各种热性病（如上呼吸道传染病），或较大患儿同时患有肾脏疾病，则在应用氯化钙时易致酸中毒，必须谨慎。

❷ 血钙低，血磷可高、可低或正常。应排除低钠或高钠引起的惊厥。

❸ 骨碱性磷酸酶升高。

❹ 尿钙定性检查阴性。

❺ 当血磷高、血钙低、骨碱性磷酸酶正常时，应测定甲状旁腺素，排除原发性甲状旁腺功能减退症（头颅 X 线片可见基底节钙化灶）。

❻ 1 个月后改为 400U，每天 1 次。

注：1. 治疗原则　首先是止惊，惊厥能使患儿呼吸停止，喉痉挛更危险，必须迅速遏止。其次是补充钙剂，使血钙迅速上升，惊厥等症状不再出现，然后给予维生素 D。

2. 钙疗法　应迅速补充钙质，不可因等待血钙测定结果而延迟钙疗法，以致危及生命。需将葡萄糖酸钙（10% 溶液稀释 1～2 倍）由静脉徐徐注入（需要 10min 或更久），最好同时进行心脏监测。如静脉注射速度太快，大量钙质将由尿排出，从而降低其疗效，而且可因暂时性血钙太高而致心脏传导阻滞，甚至发生意外。必要时可持续静脉滴注，每日每千克体重不超过 20～50mg 元素钙。勿皮下注射或肌内注射钙剂，以防硬肿及腐烂、坏死等反应。

3. 维生素 D 治疗　惊厥停止后，口服维生素 D 每天 50～100μg（2000～4000IU）及增加日照。4 周后，如情况良好，改为每天口服维生素 D 400IU。如母乳量足或日食牛（羊）乳 500ml 以上且无并发症者，可不再服钙剂。如前述治疗不见功效，可以口服或肌注维生素 D 100000～200000IU 1 次，要避免因剂量太大而致维生素 D 中毒。对哺乳母亲应口服适量钙剂及维生素 D。

五、维生素 D 中毒

（以 1 岁 10kg 为例）

长 期 医 嘱	临 时 医 嘱
儿科护理常规	血常规、尿常规、粪常规
一级护理	血清 25-(OH)D$_3$、1,25-(OH)$_2$D$_3$❶
低钙普食	血生化❷
泼尼松　5mg po bid	骨碱性磷酸酶测定
或 降钙素　75U H 或 im	骨 X 线检查❸
	尿钙定性检查❹
	呋塞米（速尿）　10mg im❺

❶ 血 25-$(OH)D_3$、1,25-$(OH)_2D_3$ 增高。

❷ 血钙增高，可大于 3mmol/L（12mg/dl），血磷及碱性磷酸酶正常或稍低。血浆胆固醇正常或升高。少数患儿血尿素氮升高，肾功能异常。

❸ 疑有维生素 D 中毒时，一般采用手腕（包括前臂、肘关节）X 线平片进行诊断。骺端硬化带是维生素 D 中毒常见的 X 线征象之一。

❹ 尿钙定性阳性。

❺ 可适当给予利尿药促进钙排泄，应注意水电质的平衡。

注：1. 确诊维生素 D 中毒后立即停止使用维生素 D 制剂及含有维生素 D 的强化食品，限制钙的摄入。

2. 控制感染，纠正脱水、酸中毒。

3. 减少小肠钙吸收。口服泼尼松 1～2mg/(kg·d)，1～2 周后血钙即可降至正常。严重患儿可根据血钙及骨 X 线片情况适当延长用药时间，或合用合成降钙素；口服硫酸钠也可减少钙的吸收，婴儿于 100ml 牛奶中加硫酸钠 0.3～0.5g，较大儿可服 1～2g。

4. 透析治疗肾功能衰竭和心功能衰竭时，注意使用低钙透析液。

5. 维生素 D 往往与维生素 A 同服，要注意是否同时存在维生素 A 过多。

6. 引起中毒的剂量个体间差异甚大，敏感个体在中毒发生前，尚无法预测。应严格掌握维生素 D 预防或治疗剂量，用一般剂量而疗效不满意时，应检查 25-$(OH)D_3$、血钙、血磷及碱性磷酸酶，排除胃肠、肝、肾疾病及遗传性佝偻病后，再慎重决定是否用突击疗法。需要作突击治疗前应详细询问患儿过去所用维生素 D 剂量。

六、维生素 A 缺乏病

（以 1 岁 10kg 为例）

长 期 医 嘱	临 时 医 嘱
儿科护理常规	血常规、尿常规、粪常规
一级护理	肝、肾功能
普食	血浆维生素 A 测定
眼部护理❶	相对剂量反应试验❺

续表

长 期 医 嘱	临 时 医 嘱
维生素 A ❷　10000IU po 或 im qd	血清视黄醇浓度测定
维生素 A　滴眼　bid	眼结合膜印迹细胞学方法 ❻
金霉素眼膏　涂眼 ❸　bid	尿脱落细胞计数 ❼
或 红霉素眼膏　涂眼　bid	眼科会诊
1%阿托品滴眼液　滴眼 ❹　bid	

❶ 眼部护理很重要，维生素 A 缺乏可致眼部球结膜及角膜干燥，严重者角膜穿孔，虹膜脱出而致盲。护理眼部时动作要轻柔，切记压迫眼球以免角膜穿孔。

❷ 轻症患儿每日口服维生素 A 5000IU，症状很快消失。重症有角膜软化者，每日维生素 A 10000～50000IU，分 3 次服，症状减轻后逐渐减量；如有腹泻或肝脏疾病等影响吸收，可深部肌注油性或水剂维生素 A，每天 1 次，每次 0.5ml（每支 0.5ml 含维生素 A 25000IU，维生素 D 500IU），3～5 天后改为口服，痊愈后改为预防量。

❸ 服用维生素 A 同时，用油剂维生素 A 滴眼，保护角膜和结膜，用抗生素眼药控制感染。

❹ 可滴 1%阿托品扩瞳，防止虹膜脱出及粘连。

❺ 相对剂量反应试验（RDR）可测定维生素 A 储备，RDR＞20%证明肝储备维生素 A 不足。

❻ 用以判断维生素 A 营养状况，结果与血清维生素 A 浓度呈正相关。

❼ 尿沉渣中可见过多角化上皮细胞。

注：1. 结合喂养史、病史、症状和体征不难诊断维生素 A 缺乏病。多见于 1～4 岁，因喂养不当、消化吸收障碍及营养不良的小儿。对维生素 A 及 β-胡萝卜素摄入不足有畏光症状者，应详细检查眼部，及时治疗以保护视力。

2. 膳食中每日应适量食用富含维生素 A 及 β-胡萝卜素的食物，如乳类、蛋类、动物内脏和深绿色与橙黄色蔬菜及水果等。

3. 应及时正确治疗消化系统疾病，以防转成慢性疾病。

4. 对维生素 A 摄入不足及已查出维生素 A 亚临床缺乏的患儿，除改善饮食及治疗基础疾病外，每日口服维生素 A 1500～2000IU，至血清维生素 A 保持正常，在此期间不再摄入其他维生素 A 制剂，以防维生素 A 过量或中毒。

七、维生素 A 过多症

长 期 医 嘱	临 时 医 嘱
儿科护理常规	血常规、尿常规、粪常规
一级护理	肝、肾功能
普食❶	血清维生素 A 浓度测定
口腔、皮肤护理	骨(管状骨、颅骨)X 线检查❸
观察神经系统症状❷	血电解质测定❹

❶ 立即停服含维生素 A 制剂及富含维生素 A 的食物。

❷ 主要观察颅高压症状，如头痛、呕吐、眩晕、视物模糊及脑神经受压的症状等。

❸ 骨 X 线检查对诊断有重要价值。管状骨骨干周围骨膜下新骨形成是最主要的 X 线征象。颅骨在婴儿时期常可见颅缝分离、增宽及囟门扩大，颅缝周围骨质硬化，密度明显增高。

❹ 呕吐严重时应注意电解质紊乱并及时纠正。

注：1. 一次或短时间内连续数次摄入超大剂量的维生素 A 可致急性中毒，连续每日摄入过量维生素 A 数周或数月可致慢性中毒。其主要表现为全身症状：食欲下降、体重不增或反降，可有低热、多汗、烦躁等；皮肤：干燥、鳞片样脱屑、瘙痒、皮疹、口唇皲裂、毛发干枯、脱发、手掌心脱皮等；骨骼、肌肉疼痛、局部肿胀。急性发作时多可见颅高压症状。

2. 停服含维生素 A 制剂及富含维生素 A 的食物后，临床症状短时间内迅速好转，可在 1～2 周内消失。但血清维生素 A 维持较高水平可达数月，骨骼病变恢复则需数月至 1 年余，严重者可能遗留肢体畸形。

3. 维生素 A 和维生素 D 往往同时服用，但应注意有无维生素 D 过多的表现。

八、锌缺乏病

（以 1 岁 10kg 为例）

长 期 医 嘱	临 时 医 嘱
儿科护理常规	血常规、尿常规、粪常规
二级护理	血清锌浓度测定
普食	发锌测定❷
葡萄糖酸锌　5mg po tid❶	血清碱性磷酸酶测定❸
或 甘草锌　5mg po tid❶	
或 硫酸锌　5mg po tid	

❶ 按元素锌计，每日元素锌最大量 20mg，疗程 3 个月，轻症可缩短疗程。为了有利于锌的吸收，最好在饭前 1～2h 口服锌剂。锌剂的不良反应有恶心、呕吐、腹泻等胃肠道症状，如改为饭后服，可减少其不良反应。

❷ 无条件测血清锌时可测发锌，但只作为慢性缺锌的参考指标（因缺锌时头发生长减慢）。

❸ 锌参与碱性磷酸酶活性中心的形成，故血清碱性磷酸酶活性有助于反映婴幼儿锌营养状态，缺锌时下降，补锌后上升。

注：1. 可因喂养不当、吸收不良或疾病的影响导致锌缺乏。常见的临床表现为厌食、生长发育落后、异食癖、易感染及皮肤黏膜病变等。只有锌摄入不足及实验室指标改变，而无临床症状和体征者，为亚临床锌缺乏。

2. 治疗时首先应找出缺锌的原因，积极治疗基础疾病，改善饮食结构，适当增加富含锌的食物。

3. 疑为锌缺乏时，可用单一锌剂试验治疗，如取得较快疗效，有助于肯定诊断。

第三章　新生儿疾病

一、新生儿缺氧缺血性脑病

（以新生儿3kg为例）

长 期 医 嘱	临 时 医 嘱
新生儿护理常规	血常规、尿常规、粪常规
一级护理	血气分析
母乳喂养❶	血清肌酸激酶（CK-BB、
测血压、呼吸、心率　q2h	CK-MB、CK-MM）❻
吸氧❷	神经元特异性烯醇化酶
20％甘露醇　15ml iv gtt q6h❸	（NSE）❼
呋塞米　3mg iv tid	头颅B超、CT、MRI检查❽
地塞米松　1.5mg iv bid	脑电图❾
10％GS　30ml | iv gtt（3滴/分）qd❶ 胞磷胆碱　0.1g |	10％GS　7.5ml | iv gtt | （5滴 5％NaHCO₃　7.5ml | /分）
10％GS　30ml | iv gtt（3滴/分）qd❹ 脑活素　3ml |	苯巴比妥钠　45mg iv❿
10％GS　50ml | iv gtt（3滴/分）qd 复方丹参　6ml |	或苯妥英钠　45mg iv 或氯硝西泮　0.15mg iv gtt
纳洛酮　0.3mg iv❺ 10％GS　100ml | iv gtt（微泵注入， 纳洛酮　0.6mg | 0.15mg/h）qd	10％GS　20ml | iv（泵入 多巴胺　5mg | 15μg/分）

❶ 惊厥控制后尽早给予母乳喂养。

❷ 维持良好的通气换气功能，保持 $PaO_2 > 6.65 \sim 9.31kPa$（50～70mmHg）。窒息复苏后给予低流量吸氧6h，有青紫和呼吸困难者可增加吸氧浓度和吸氧时间，代谢性酸中毒明显时应用小剂量碳酸氢钠纠正酸中毒。有轻度呼吸性酸中毒（$PaCO_2 < 70mmHg$）者积极

清理呼吸道，同时进行氧疗；重度呼吸性酸中毒（$PaCO_2 > 70mmHg$），经上述处理未改善者，给予机械通气。

❸ 脑水肿的治疗

a. 20％甘露醇：剂量 $0.25 \sim 0.5g/kg$，每 $4 \sim 6h$ 1 次，静注后 1/2h 作用最强，为高渗性脱水，对细胞毒性脑水肿和局限性血管源性脑水肿效果较好，甘露醇在降低颅内压的同时，不降低脑的灌注压，此外还有清除自由基的作用，因而也能减轻脑损伤。

b. 呋塞米：剂量每次 $1mg/kg$，可增强甘露醇的作用。

c. 糖皮质激素：常用地塞米松，对弥散性血管源性脑水肿效果较好，对细胞毒性脑水肿效果欠佳；用药 $5 \sim 12h$ 后发挥作用，$12 \sim 24h$ 达高峰，剂量为每天 $0.5 \sim 1mg/kg$。有关激素的应用争议较大，虽然在动物实验中发现其可减少细胞凋亡，但大多数学者认为在缺氧缺血性脑病（HIE）时使用激素不仅无效而有害，应慎用或不用激素。

❹ 促进脑代谢治疗

a. 胞磷胆碱可以改善脑组织代谢，促进大脑功能恢复及改善意识状态。剂量为 0.1g，加入 10％葡萄糖 $20 \sim 30ml$ 中静滴，14 天为 1 个疗程。

b. 脑活素：每次 $1 \sim 2ml$，加入 10％葡萄糖 30ml 中静滴，高胆红素血症、肝肾功能不全者慎用。此外尚要注意使用时机，过早使用、剂量过大可引起抽搐，多在恢复期使用。

❺ 纳洛酮能有效拮抗 β 内啡肽对机体的不良影响，稳定细胞膜对 Ca^{2+} 的通透性，增加环磷腺苷的含量，适合于有脑干症状的患儿。剂量应视病情轻重而定，一般首次 $0.05 \sim 0.1mg/kg$（iv），然后 $0.03 \sim 0.05mg/(kg \cdot h)$ 静滴 $4 \sim 6h$，疗程 $2 \sim 3$ 天或至症状好转。

❻ 血清肌酸激酶（CK）有 3 种同工酶，即 CK-BB、CK-MB、CK-MM，其中 CK-BB 主要存在于脑和神经组织中，其正常值 <10U/L。脑组织受损时 CK-BB 值升高。

❼ 神经元特异性烯化醇酶（NSE）主要存在于神经元和神经内分泌细胞中，HIE 时血浆中此酶活性升高（正常值 $<6\mu g/L$）。

❽ 影像学检查的目的是进一步明确 HIE 的病变部位和范围，确定是否合并颅内出血和出血类型，动态系列检查对评估预后有一定的意义。由于出生后病变继续进展，不同病程阶段的影像学检查

表现不同：通常出生后 3 天内以脑水肿为主，也可检查有无颅内出血；如要检查脑实质缺氧缺血性损害及脑室内出血则以出生后 4～10 天检查为宜；3～4 周后检查仍有病变存在，与预后关系较密切。头颅 B 超示脑室变窄或消失，侧脑室周围或脑实质见高回声区。头颅 CT 的特征为脑实质性低密度改变，CT 值≤18HU，其他见脑室变窄，甚至消失，提示存在脑水肿。双侧基底神经节和丘脑呈对称性密度增高，提示存在基底神经节和丘脑损伤，常与脑水肿并存。白质低密度的范围可分为轻、中、重 3 度，CT 分度与临床分度并不完全一致。轻度：散在的局灶性低密度影，分布于 2 个脑叶中。中度：较弥漫的密度降低，超过 2 个区域以上，白质灰质对比模糊。重度：广泛性低密度改变，灰白质界限消失，白质形态改变。中度以上常伴蛛网膜下腔等继发性颅内出血。

❾ 出现低电压（任何状态下电压都低于 10～15μV），等电位（电静息现象）和爆发抑制最多见。出生后 1 周内检查脑电图异常程度与临床分度基本一致，2～3 周后脑电图仍无显著好转，对判断预后有一定意义。

❿ 抽搐应首选苯巴比妥静脉注射。苯巴比妥负荷量为 15～20mg/kg，最大不超过 30mg/kg，在 2～3min 内注射完毕，维持量 3～5mg/(kg·d)，静注后 1/2～6h 血浓度达高峰，有效血浓度 15～30μg/ml。如果苯巴比妥用量已达 3mg/kg，而惊厥仍不能控制，可考虑改用苯妥英钠 15～20mg/kg（负荷量），维持量 3～5mg/(kg·d)。或用副醛 1～4mg/(kg·h) 持续静脉滴注或氯硝西泮 0.05mg/kg 静脉滴注以控制抽搐。

注：1. 治疗原则

a. 保持呼吸道通畅，避免缺氧与高碳酸血症；

b. 维持血压及组织灌注，避免血压波动；

c. 控制惊厥、脑水肿；

d. 维持电解质平衡，维持血糖于正常范围，限制入量；

e. 在有指征的情况下应用苯巴比妥、甘露醇、多巴胺、碳酸氢钠、葡萄糖等药物。

2. 维持血气和 pH 在正常范围　保持呼吸道通畅，在氧供充分后，仍有明显酸中毒者，应进行纠正，如通过改善通气以纠正呼吸性酸中毒。但机械通气时，应注意避免使 $PaCO_2$ 分压降至 25mmHg（3.3kPa）以下，以免引起脑血管过度收缩而加重脑损伤，尤其是早产儿可造成脑室周围白质软化。

3. 保持及（或）恢复脑部灌注　严重缺氧新生儿，常有低血压，应予纠正，先补充血容量，必要时以多巴胺 $3\sim5\mu g/(kg\cdot min)$ 静脉泵注射，也可以同时滴注多巴酚丁胺，由于缺氧缺血性脑病时，脑自动调节血压的功能较差，应同时监测血压，避免高血压。

4. 控制液体的入量　由于缺氧时，肾血流减少，使肾功能受到影响，另外缺氧时抗利尿激素分泌增加，所以要控制液体的入量。在一般情况下，新生儿出生后第一天少尿时，输入 $60ml/(kg\cdot min)$，如果无尿则减少至 $40ml/(kg\cdot min)$，静脉输液速度控制在 $3ml/(kg\cdot min)$，病情好转可逐渐按日龄增加。

5. 维持正常的血糖　为保证脑能量供给，应使血糖维持在 5mmol/L 左右，可用葡萄糖静脉滴注，但要注意滴入速度，以 $6\sim8mg/(kg\cdot min)$ 为宜，一般不应超过 $10mg/(kg\cdot min)$；但最好是根据血糖监测进行调整，特别是病情严重的早产儿，由于应激，出生后头 $1\sim2$ 天，即使静脉滴入的葡萄糖仅为 $4mg/(kg\cdot min)$，也可引起高血糖。

二、新生儿窒息

（以新生儿 3kg 为例）

长 期 医 嘱	临 时 医 嘱
新生儿护理常规	血常规
一级护理	头皮血血气分析[2]
Apgar 评分[1]	动脉血血气分析[3]
清理呼吸道	血糖[4]
加压给氧	生化全套[5]
气管插管	1:10000 肾上腺素[6]　　0.3ml iv
恢复循环	2:1 液[7]　　30ml iv gtt qd
监测体温、呼吸、心率、血压、尿量	或 血浆[7]　　30ml iv gtt qd
保温	或 5%白蛋白[7]　　30ml iv gtt qd

续表

长 期 医 嘱	临 时 医 嘱	
	10%GS 7.5ml	iv gtt qd
	5%NaHCO₃③ 7.5ml	5 滴/分
	10%GS 50ml	iv 泵注射
	多巴胺⑨ 5mg	15µg/min
	纳洛酮⑩ 0.3mg im	

❶ 出生后 1min、5min、10min 进行 Apgar 评分（表 3-1），1min 评分反映窒息的严重程度，5min 及 10min 评分除反映窒息的严重程度外，还反映抢救的效果并帮助判断预后。

表 3-1   Apgar 评分

体征	1min		
	0 分	1 分	2 分
心率(次/分)	0	<100	>100
呼吸	无	浅表,哭声弱	呼吸好,哭声响
弹足底或导管插鼻反应	无反应	有少许动作	反应好
肤色	紫/白	躯干红,四肢紫	全身红

注：出生后 1min 内 Apgar 评分总分 0～3 分为重度窒息，4～7 分为轻度，若 1min 评分 8～10 分，而数分钟后又降至 7 分以下，亦属于窒息。

❷ 宫内缺氧胎儿，可通过羊膜镜了解羊水混胎便情况或胎头露出宫口取头皮血进行血气分析，以估计宫内缺氧程度。

❸ 出生后检测动脉血气以了解缺氧及酸中毒程度，当 pH≤7.0 时提示严重缺氧。

❹ 新生儿窒息时可并发低血糖，应注意监测。

❺ 生化全套检查可发现低血钠、低血钙、高血钾及心功能、肾功能损害。

❻ 给予 0.1～0.3mg/kg，静推或气管内注入，5min 后可重复一次，给药 30s 后。心率≥100 次/分提示有效。

❼ 用于有急性失血或低有效血容量表现，剂量为 10ml/kg，

5～10min 输完。

⑧ 在保证通气的条件下，以 3～5ml/kg 纠正代谢性酸中毒。心率≥100 次/分，提示效果良好。

⑨ 用于扩容后血压仍低者，剂量为 2～5μg/(kg·min)。

⑩ 用于母亲产前 4h 用过吗啡类或镇痛药者，每次 0.1mg/kg，静注或肌注。

注：1. 美国儿科学会（AAP）和美国妇产科学会（ACOG）1996 年共同制定了以下窒息诊断标准。

（1）脐动脉血显示严重代谢性酸中毒或混合型酸中毒，pH<7。

（2）Apgar 评分 0～3 分，并且持续时间>5min。

（3）有神经系统表现，如惊厥、昏迷或肌张力低。

（4）多脏器受损。

2. 复苏方案　采用国际公认的 ABCDE 复苏方案。a. A（airway）：清理呼吸道；b. B（breathing）：建立呼吸；c. C（circulation）：恢复循环；d. D（drugs）：药物治疗；e. E（evaluation and environment）：评估和环境。其中评估和环境贯穿整个复苏过程。

3. 复苏中应注意的事项

（1）清理呼吸道（A）　因鼻腔较敏感，受刺激后易触发呼吸，故应先吸口腔，后吸鼻腔。吸净口腔和鼻腔分泌物后心率<100 次/分，无自主呼吸，肌张力低，应立即行气管插管吸净气道内的胎粪。

（2）建立呼吸（B）

a. 触觉刺激，如出现正常呼吸，心率>100 次/分，肤色红润可继续观察。

b. 正压通气：无规律呼吸，心率<100 次/分，应面罩式正压通气。通气频率 40～60 次/分，吸呼比 1：2，压力 2.0～3.9kPa。通气 30s 后，如无规律呼吸或心率<100 次/分，进行气管插管正压通气。

（3）恢复循环（C）　如正压通气 30s 后，心率<60 次/分，应行胸外心脏按压，频率 120 次/分。

（4）药物治疗（D）　经胸外心脏按压 30s 后，心率<80 次/分或为 0 时，药物治疗参见临时医嘱⑥～⑩。

三、新生儿颅内出血

（以新生儿 3kg 为例）

长　期　医　嘱	临　时　医　嘱
新生儿护理常规	血常规监测❹
一级护理	血胆红素监测❺
暂禁食❶	血气分析❻
病重通知	头颅 B 超❼
监测体温、呼吸、心率	头颅 CT 检查❽
心电、血压监护	头颅 MRI 检查❾
吸氧	新鲜冰冻血浆　30ml iv gtt qd
保温	10%GS　10ml ⎰ iv⑩
测量头围变化❷	苯巴比妥钠　45mg ⎱
维生素 K₁　5mg im qd	或 10%GS　10ml ⎰ iv⑩
10%GS　100ml | iv gtt(5 滴/分) 胞磷胆碱　0.1g | qd❸	地西泮　0.9mg ⎱
或 10%GS　100ml | iv gtt(5 滴/ 脑活素　2ml | 分) qd	地塞米松　1.0mg iv q6h×3d⑪
	20% 甘露醇　7.5ml iv gtt q8h×3d⑪

❶ 重症者需暂停母乳喂养，保持安静，以防加重脑出血。轻症者应避免抱起喂奶，可用滴管或鼻饲。

❷ 头围连续观测，可反应脑室体积的变化。

❸ 出血静止后可酌情给予胞磷胆碱（每次 0.1g）、脑活素 2ml，均稀释后静滴，每天 1 次，10～14 天为 1 个疗程。

❹ 无特殊原因的血红蛋白、血细胞比容进行性下降，要注意新生儿颅内出血。

❺ 胆红素水平逐渐升高应注意鉴别有无新生儿颅内出血。

❻ 血气分析以监测氧及二氧化碳分压，注意低氧血症及高碳酸血症的发生。当 pH≤7.0 时提示有严重缺氧。

❼ 头颅 B 超诊断脑室管膜下出血、脑室内出血、脑实质内出血的敏感较高，可早期发现脑室增大，对脑积液的早期诊断和及时治疗有重要的临床意义。但因 B 超主观性强或某些出血、缺血不易

观察，故评价受到限制，有时造成误诊。

⑧ 头颅 CT 扫描是重要的诊断手段，具有无损伤、准确的特点，并能确定颅内出血的类型、定位诊断及预后判断。头颅 CT 扫描对硬脑膜下出血、蛛网膜下腔出血易于显示。

⑨ 头颅 MRI 对检测硬脑膜下血肿最为敏感，但对其他类型的颅内出血，MRI 早期分辨率较低，扫描时间长，重症患儿不易接受。

⑩ 控制惊厥可用地西泮，每次每千克体重 $0.3 \sim 0.5 \mathrm{mg}$；地西泮止惊效果快，但维持时间短，可与苯巴比妥钠交替使用，首剂每千克体重 $15 \sim 20 \mathrm{mg}$，维持量为每天 $2.5 \sim 5 \mathrm{mg/kg}$。使用止惊药时注意呼吸抑制的可能。

⑪ 有脑水肿和颅内压增高者可选用地塞米松，每天 $0.5 \sim 1 \mathrm{mg/kg}$，分 4 次静脉推注，也可慎用 20% 甘露醇，每次 $0.25 \sim 0.5 \mathrm{g/kg}$ 静脉推注，间隔时间视病情而定。

注：1. 足月儿，急性缺氧，20min Apgar 评分正常，蛛网膜下腔出血、室管膜下出血及小量脑室内出血预后较好。慢性缺氧，早产儿或小于胎龄儿，20min Apgar 评分仍低者，大量脑室出血伴脑室扩大及顶、枕部脑实质出血伴有低血糖者预后差。幸存者往往留有脑积液脑性瘫痪、智力低下、癫痫等后遗症。故新生儿颅内出血的防治重在预防。

2. 一旦发生颅内出血，应采取积极的措施控制出血，降低颅内压，避免病情发展引起中枢性呼吸衰竭、脑疝。

3. 视患儿的病情进行脑脊液检查。病情重的患儿和极低出生体重儿不宜行腰穿。腰穿时见血性脑脊液需与腰穿损伤鉴别。此时应连续采集 3 管，如全为均匀血性，镜检红细胞呈皱缩状，则考虑为颅内出血。颅内出血后脑脊液生化检查蛋白明显升高；出血后数日至 2 周，半数患儿脑脊液中糖含量明显降低，与血糖比值 < 0.6，可持续数周。脑实质内出血、少量蛛网膜下腔出血及硬脑膜下出血时脑脊液检查可正常。因此脑脊液检查阴性不能完全排除颅内出血，必须结合病史加以判断。

4. 低血压时可用多巴胺进行治疗，输注速度为 $5 \sim 10 \mu \mathrm{g/(kg \cdot min)}$。

5. 硬脑膜下穿刺是诊断和治疗性措施，如为硬脑膜下出血，可每天穿刺抽一次，每次抽血量不超过 15ml，必要时可予外科手术。

6. 脑积液早期有症状者可做侧脑室置管引流，进行性加重者可行脑室-腹腔分流。

四、新生儿吸入综合征

(以新生儿 3kg 为例)

长期医嘱	临时医嘱
新生儿护理常规	血常规
一级护理	血生化全套❺
暂禁食	血气分析❻
气管插管吸胎粪❶	血培养
加压吸氧❷	气管内吸引物培养
正压通气❸	胸部正侧位片❼
监测体温、呼吸、心率	新鲜冰冻血浆　30ml iv gtt qd
心电、血压监护	或 全血　30ml iv gtt qd
病重通知	或 NS　30ml iv gtt qd
保温	10%GS　7.5ml　iv gtt(5 滴/
10%GS　25ml　iv gtt(5 滴/ 头孢唑肟钠　150mg　分) bid❶	5%NaHCO₃　7.5ml　分) qd❽
5%GS　30ml　iv gtt(5 滴/ 青霉素钠　30 万 U　分) bid❶	10%GS　20ml　iv(泵入,15μg/ 多巴胺　5mg　min)❾
	青霉素皮试

❶ 为促进气管内胎粪排除，可采用体位引流、拍叩和震动胸部等方法；对病情重且出生后不久的胎粪吸入综合征（MAS）患儿，可行气管插管以进行吸引，胎粪黏稠的也可注入 0.5ml 生理盐水后再行吸引，以减轻 MAS 的严重程度和预防新生儿持续性肺动脉高压（PPHA）。

❷ 当 $PaO_2 < 8.0kPa$ 或 $TcSO_2 < 90\%$ 时，应根据缺氧程度选用面罩等吸氧方式，维持 PaO_2 8.0～10.6kPa 或 $TcSO_2$ 92%～97%，且要吸入湿化的氧气。

❸ 若吸入 60%的氧仍有严重的低氧血症，可用持续气道正压通气（CPAP）4～7cmH₂O 经鼻或气管治疗。但吸气峰压和呼气末正压不宜过高，以免引起气胸和纵隔气肿。

❹ 对继发细菌感染者，根据血、气管内吸引物细菌培养及药敏结果应用抗生素。

❺ 重度窒息者，抗利尿激素升高，并出现低钠血症；肾小管坏死致肾衰竭者可发生高钾血症和血尿素氮（BUN）增高。危重患儿可出现低钙血症。

❻ 常有低氧血症，轻度和中度胎粪吸入综合征的足月儿通气换气可正常，$PaCO_2$ 可能下降、正常或仅有轻度增高。$PaCO_2 >$ 60mmHg，表明肺部病变较重，需要机械通气。出生后 1～2h 有持续性酸中毒，应考虑败血症、低血压或肾功能衰竭的可能。

❼ 轻型：两肺纹理增粗，轻度肺气肿。普通型：两肺野有密度增高的粗颗粒、斑片状阴影，或见节段性肺不张、肺气肿。重型：两肺出现广泛的粗颗粒状、斑片状或云絮状阴影，并常发现气漏，表现为气胸或纵隔气肿。

❽ 纠正酸中毒：可经口、鼻或气管插管吸引，保持气道通畅，必要时进行正压通气，以纠正呼吸性酸中毒；及时纠正缺氧，改善循环，以预防和纠正代谢性酸中毒，当血气结果中碱剩余为 -6～-10 时，在保证通气的条件下应用碱性药。a. 5% 碳酸氢钠 2.5～5ml/kg，可提高血 HCO_3^- 3～5mmol/L。b. 碳酸氢钠毫摩尔数 = (24-患儿 HCO_3^- 值)×0.3×体重（kg）。c. 碳酸氢钠毫摩尔数 = (BE-3)×0.3×体重（kg）。碱性液应用时应注意：一般稀释成等张含钠液；分次给予，首次可给计算量的 1/2；注意维护通气功能；注意补充钾和钙。

❾ 出现尿少、水肿需改善肾血流灌注，给予多巴胺 3～5μg/(kg·min)；如果收缩压低于 40mmHg，给予多巴胺 5～10μg/(kg·min) 以维持患儿的血压和组织灌注。每次给药 4～6h，每天 1～2 次静滴。如果存在心功能不全，可同时应用多巴酚丁胺，剂量与多巴胺相同。

注：1. 首先应清理呼吸道内胎粪　当胎儿头部娩出而肩部尚未娩出前，立即吸净口鼻腔和咽喉部的污染羊水。如果 1min Apgar 评分≤6 分或胎粪稠厚者，立即行气管插管，进行彻底而有效的呼吸道内吸引。

2. 氧疗和辅助通气　应吸入湿化的氧气进行氧疗，低氧血症不断加重，应加大氧浓度，监测血气分析及动脉血压，在已清理呼吸道胎粪的前提下，当吸入的氧浓度大于 $50\%\sim60\%$ 或 $PaCO_2$ 上升至 $45\sim50mmHg$ 或更高时，应使用持续气道正压通气（CPAP），CPAP 在 $4\sim7cmH_2O$。对低氧血症无法纠正者需要应用人工通气。首先选用高频振荡通气，此模式能降低常频通气所致气压伤的风险。具体参数：频率 $8\sim12Hz$，平均气道压（MAP）$12\sim15cmH_2O$，或高于常频通气时的平均气道压 $2cmH_2O$，振幅根据病情进行调整，自环状软骨起至整个胸廓振动为宜，并根据血气中 $PaCO_2$ 进行调整，避免 $PaCO_2$ 急剧降低。其次为常频通气。常频通气可增加呼吸频率，吸气峰压不宜过高，以避免造成气胸和纵隔气肿。近几年，高频震荡和喷射通气已被成功地应用于传统机械通气治疗失败的患儿，并且减少了气漏。

3. 肺表面活性物质的应用　根据胎粪吸入的生理特点，肺表面活性物质替代治疗显得更为合理，因胎粪抑制肺表面活性物质的活性，使用肺表面活性物质可促进氧合，改善呼吸衰竭。一般出生后 6h 内应用最好。有人认为剂量宜大，每次 $150mg/kg$，次数宜多，$3\sim4$ 次。

4. 新生儿持续性肺动脉高压（PPHN）治疗

（1）**碱化血液**　进行常频机械通气时，应用快频率（>60 次/分），维持 pH $7.45\sim7.55$，$PaCO_2$ $3.3\sim4.7kPa$，PaO_2 $10.6\sim13.3kPa$，或 $TcSO_2$ $97\%\sim99\%$，血液 pH 增高，可降低肺动脉压，是临床经典而有效的治疗方法。也可静脉应用碱性药物（如碳酸氢钠）碱化血液，对降低肺动脉压也有一定的疗效。

（2）**血管活性药**　出现尿少、水肿需改善肾血流灌注，给予多巴胺 $3\sim5\mu g/(kg\cdot min)$；如果收缩压低于 $40mmHg$，给予多巴胺 $5\sim10\mu g/(kg\cdot min)$ 以维持患儿的血压和组织灌注。每次给药 $4\sim6h$，每天 $1\sim2$ 次静滴。如果存在心功能不全，可同时应用多巴酚丁胺，剂量与多巴胺相同。

（3）**一氧化氮吸入（iNO）**　一氧化氮对因严重低氧血症、酸中毒使肺血管痉挛，所致肺动脉高压疗效明确。一氧化氮吸入量 $5\sim20\mu l/L$。

（4）是否应用激素及 CPAP 治疗尚存在争议；液体通气尚在试

验中；高频震荡通气取得一定效果，体外膜性人工肺（ECMO）对严重胎粪吸入综合征疗效较好，但价格昂贵，对人员及设备的要求高。

五、新生儿肺透明膜病（呼吸窘迫综合征）

（以新生儿 3kg 为例）

长 期 医 嘱		临 时 医 嘱	
新生儿护理常规		血常规	
一级护理		胸部正位片❼	
暂禁食❶		急诊生化全套	
或 胃管喂哺❶		动脉血血气分析❽	
保温❷		肺成熟度检查❾	
监测体温、呼吸、心率、血压、血气		心脏彩超	
吸氧❸		头颅 B 超	
吸痰❹		猪肺磷脂(固尔苏)　600mg	气管
气管插管❺		NS　5ml	注入❿
球囊加压通气		固尔苏　300mg	气管注入❿
10%GS　25ml	iv gtt(5 滴/	NS　5ml	
头孢唑肟钠　150mg	分) bid	10%GS　7.5ml	iv gtt(5 滴/
10%GS　25ml	iv gtt(5 滴/分)	5%NaHCO₃　7.5ml	分) qd❶
吲哚美辛　0.6mg	q12h×3❻	10%GS　50ml	iv gtt(5 滴/
		10%NaCl　1ml	分) qd
		维生素 C　0.5g	

　❶ 患儿一般不能吸吮进食，需从胃管注入母乳或配方奶粉，胃排空障碍或有消化道出血者应辅助静脉营养。

　❷ 将早产儿置于暖箱或远红外保暖床，环境温度以维持腹部肤温在 36.5℃ 或肛温为 37℃，相对湿度以 50%～60% 为宜。

　❸ 为改善低氧，需及时给予氧疗，PaO_2 维持在 50～80mmHg。应吸入湿化温化的氧气，至少每小时监测一次吸入的氧浓度。轻症立即予鼻塞或插管行持续气道正压通气（CPAP），开始给予 FiO_2 0.4，压力 5～7cmH₂O。如病情需要，每次提高压力 1～2cmH₂O，最高达 8cmH₂O。若病情改善，开始下调 FiO_2，每次 0.05，当

FiO_2 低于 0.3 时将 CPAP 降低至 $5cmH_2O$。

❹ 适时清除咽部黏液，保持呼吸道通畅。

❺ 一旦 CPAP 仍不能纠正患儿的低氧血症，即需要进行机械通气。很小的早产儿和严重的新生儿呼吸窘迫综合征者可首先选用高频震荡通气。常频通气时用持续气流、压力限制和时间切换的呼吸机。初设参数：PIP $20\sim25cmH_2O$，PEEP $4\sim6cmH_2O$，频率 $30\sim35$ 次/分，吸气时间通常 $0.3\sim0.4s$，FiO_2 $0.5\sim1.0$。吸气峰压不宜超过 $30cmH_2O$，平均气道压低于 $10cmH_2O$。

❻ 消炎镇痛类药物应用 恢复期动脉导管开放导致明显的血液动力学改变者，可用吲哚美辛每次 $0.2mg/kg$，静滴，共 3 次，每次间隔 12h，口服疗效差。必要时手术结扎未闭的动脉导管。

❼ 早期两侧肺透亮度普遍下降，内均匀分布细小颗粒和网状阴影，可伴有支气管充气征。如果肺不张扩大至整个肺，则肺野呈毛玻璃样，充气支气管显示更清晰，似分叉的树枝。肺不张进一步融合，呈白肺。

❽ 提示 PaO_2 降低，$PaCO_2$ 升高，代谢性酸中毒，pH 值降低。

❾ 羊水卵磷脂（L）与鞘磷脂（S）比值（L/S）≥2 表示肺成熟，$1.5\sim2$ 提示过度值或可疑，<1.5 表示肺未成熟。糖尿病孕妇的 L/S 比值常偏高，有时虽 L/S≥2，仍可能发生新生儿呼吸窘迫综合征（NRDS）。

羊水磷脂酰胆碱（PC）：呈阳性反应，表示肺已成熟。该项检查敏感性很高，但特异性较差。

泡沫法：取羊水或支气管分泌物 $0.5\sim1ml$，加等量 95% 乙醇，用力振荡 15s，再静置 15min 后观察试管内液面泡沫的形成。肺表面活性物质（PS）有助于泡沫的形成和稳定，而 95% 乙醇可阻止泡沫的形成。无泡沫形成为阴性，可诊断为 PS 缺乏症；泡沫附于试管：≤1/3 试管周为（＋），>1/3 试管周至整个试管周为（＋＋），均为可疑；试管上部有较厚的泡沫层为（＋＋＋），表示肺已成熟。泡沫越多，越稳定，表示 PS 足够。

❿ 肺表面活性物质替代疗法 肺表面活性物质已成为新生儿肺透明膜病有效的常规治疗。可用生物提取或生物合成的肺表面活性物质，以改善氧合，减少辅助通气的需求，降低气胸的发生率。

国内目前多数采用从猪肺提取的肺表面活性物质，如猪肺磷脂（固尔苏）。轻症：肺表面活性物质 100mg/kg 一剂。重症：肺表面活性物质首剂 200mg/kg，给药后仍需机械通气，若平均气道压超过 $7cmH_2O$，且需要 $FiO_2>0.3$，甚至很高的吸入氧浓度，12h 后再次给予 100mg/kg（根据所用的不同制剂，一般为 6～12h）可考虑重复应用。将计划用量的肺表面活性物质充分溶解于 3～5ml 生理盐水或注射用水中备用，应避免剧烈振荡造成大量泡沫而影响使用及治疗效果。行气管插管，将稍长于气管插管的吸引管置入至气管，取不同的体位分次注入肺表面活性物质溶液，期间用球囊加压通气，大于 30 次/分的较高频率至少大于 30s 或至稳定，促使药液充分吸收并避免发生呼吸暂停、心动过缓等。治疗完成后 2h 内尽量避免经插管和口腔进行吸引。胎龄小于 30 周，或 L/S 比值＜1.5，或泡沫试验为阴性的新生儿应在出生后尽早给予外源性肺表面活性物质。或在诊断为新生儿肺透明膜病时即给予适当的氧疗、辅助通气及循环维护和严密的监护后，愈早应用肺表面活性物质，疗效愈好，一般在出生后 1～2h 内即用。

⓫ 保持气道通畅，必要时进行正压通气，以纠正呼吸性酸中毒；及时纠正缺氧，改善循环，以预防和纠正代谢性酸中毒，当血气结果中碱剩余为 -6～-10 时，在保证通气的条件下应用碱性药。

注：1. 治疗目标

a. 防治低氧血症和酸中毒；

b. 合理的液体疗法，避免低容量导致休克，同时防止水肿，尤其是肺水肿；

c. 防止肺不张加重；

d. 尽量减轻氧化及机械通气对肺部的损害。

2. 疗法　新生儿肺透明膜病患儿早期需要静脉输液。轻症只需要维持量，第 1 天 50～60ml/(kg·d)，第 2～4 天 60～80ml/(kg·d)，用 10% 葡萄糖溶液。极低出生体重儿葡萄糖不耐受，经皮肤不显性失水较多，补液量自 100ml/(kg·d) 起，超低出生体重儿可高达 120ml/(kg·d)。总的原则为液体总量不宜过多，以免加重肺水肿。

3. 一氧化氮吸入（iNO）　一氧化氮有较强的扩血管作用，对血管痉挛致肺动脉高压疗效明确，与肺表面活性物质合用可进一步提高新生儿肺透明膜病的抢救成功率。一氧化氮吸入剂量 5～20μl/L。

六、新生儿败血症

（以新生儿 3kg 为例）

长 期 医 嘱	临 时 医 嘱
新生儿护理常规	三大常规❷
一级护理	血生化全套
母乳喂养	血气分析
书面病重通知	C 反应蛋白❸
吸氧	鲎血试验❹
监测体温、呼吸、心率	血培养❺
保温	脐部分泌物培养❻
脐部护理❶	或 病原菌抗原及 DNA 检测
10%GS 25ml　头孢唑肟钠 150mg ┃ iv gtt(3～5 滴/分) bid	新鲜冰冻血浆　30ml iv gtt qd
	或 全血　30ml iv gtt qd
	或 NS　30ml iv gtt qd
5%GS 30ml　青霉素钠 30 万 U ┃ iv gtt(3～5 滴/分) bid	10%GS 7.5ml　5%NaHCO₃ 7.5ml ┃ iv gtt (3～5 滴/分) qd❼
	人血丙种球蛋白　1.25g iv gtt（3 滴/分）qd
	NS　10ml　前后冲管
	青霉素皮试

❶ 脐炎局部用 3%过氧化氢、2%碘酊及 75%乙醇消毒，每日 2～3 次。

❷ 出生 12h 以后采血结果较为可靠。白细胞减少（$<5×10^9/L$），或白细胞增多（≤3 天者白细胞$>25×10^9/L$；>3 天者白细胞$>20×10^9/L$）。杆状核细胞/中性粒细胞≥0.16。

❸ 为急相蛋白中开展较为普遍且比较灵敏的项目，炎症发生 6～8h 后即可升高，≥8μg/ml（末梢血方法），最高可达正常值的数百倍以上，当感染被控制后短期内就可下降，因此还有助于疗效

观察和预后判断。有条件者可做血清前降钙素（PCT）或白细胞介素6（IL-6）测定。触珠蛋白（Hp）、α_1-酸性糖蛋白（α_1-AGP）、α_1-抗胰蛋白酶（α_1-AT）在急性感染早期即可升高。

❹ 用于检测血和体液中的细菌内毒素，阳性提示有革兰阴性菌感染。

❺、❻ 尽量在应用抗生素前在严格消毒条件下采血做血培养，疑为肠源性感染者应同时做厌氧菌培养，较长时间应用青霉素类和头孢菌素类抗生素者应做L型细菌培养。怀疑产前感染者，出生后1h内取胃液及外耳道分泌物做培养或涂片革兰染色找多核细胞和胞内细菌。必要时可取清洁尿培养。脑脊液、感染的脐部、浆膜腔液，以及所有拔除的导管头均应送培养。病原菌抗原及DNA检测：用已知抗体测体液中未知的抗原，对GBS和大肠杆菌K1抗原可采用对流免疫电泳、乳胶凝集试验及酶联免疫吸附试验（ELISA）等方法，对已使用抗生素者更有诊断价值；采用16SrRNA基因的聚合酶链反应（PCR）分型、DNA探针等分子生物学技术，以协助早期诊断。

❼ 保持气道通畅，必要时进行正压通气，以纠正呼吸性酸中毒；及时纠正缺氧，改善循环，以预防和纠正代谢性酸中毒，当血气结果中碱剩余为$-6\sim-10$时，在保证通气的条件下应用碱性药。

注：1. 抗菌治疗原则

a. 临床诊断败血症，在使用抗生素前收集各种标本，无须等待细菌学检查结果，即应及时使用抗生素。

b. 根据病原菌可能来源初步判断病原菌种，病原菌未明确前可选择既针对革兰阳性（G^+）菌又针对革兰阴性（G^-）菌的抗生素，可先用两种抗生素，但应掌握不同地区、不同时期有不同优势致病菌及耐药谱，经验性地选用抗生素。

c. 一旦有药敏结果，应做相应调整，尽量选用一种针对性强的抗生素；如临床疗效好，虽药敏结果不敏感，亦可暂不换药。

d. 一般采用静脉注射，疗程$10\sim14$天。合并B族链球菌及革兰阴性菌所致化脓性脑膜炎（简称化脑）者，疗程$14\sim21$天。

e. 注意药物的副作用：头孢曲松和头孢他啶易影响凝血机制，使用时要警惕出血的发生；氨基糖苷类可产生耳毒性，故不宜使用。

2. 主要针对 G^+ 菌的抗生素

a. 青霉素与青霉素类：如为链球菌属（包括 B 族链球菌、肺炎链球菌、D 组链球菌、粪链球菌等）感染，首选青霉素 G。对葡萄球菌属包括金黄色葡萄球菌和凝固酶阴性葡萄球菌，青霉素普遍耐药，宜用耐酶青霉素，如苯唑西林、氯唑西林（邻氯青霉素）等。

b. 第一、第二代头孢菌素：头孢唑林为第一代头孢中较好的品种，主要针对 G^+ 菌，对 G^- 有部分作用，但不易进入脑脊液；头孢拉定对 G^+ 和 G^- 球菌作用好，对 G^- 杆菌作用较弱。第二代头孢菌素中常用的为头孢呋辛，对 G^+ 菌比第一代稍弱，但对 G^- 菌及 β 内酰胺酶稳定性强，故对 G^- 菌更有效。

c. 万古霉素：作为二线抗 G^+ 菌抗生素，主要针对耐甲氧西林葡萄球菌（MRS）。

3. 主要针对 G^- 菌的抗生素

a. 第三代头孢菌素：优点是对肠道杆菌最低抑菌浓度低，极易进入脑脊液，常用于 G^- 菌引起的败血症和化脓性脑膜炎，但不宜经验性地单用该类抗生素，因为对金黄色葡萄球菌、李斯特杆菌作用较弱，对肠球菌完全耐药。常用头孢噻肟、头孢哌酮（不易进入脑脊液）、头孢他啶（常用于铜绿假单胞菌败血症并发的化脓性脑膜炎）、头孢曲松（可作为化脓性脑膜炎的首选抗生素，但新生儿黄疸者慎用）。

b. 哌拉西林：对 G^- 菌及 B 族链球菌（GBS）均敏感，易进入脑脊液。

c. 氨苄西林：虽为广谱青霉素，但因对大肠埃希菌耐药率较高，建议对该菌选用其他抗生素。

d. 氨基糖苷类：主要针对 G^- 菌，对葡萄球菌灭菌作用亦较好，但进入脑脊液的效果较差。阿米卡星因对新生儿易造成耳毒性、肾毒性，如有药敏试验依据且有条件监测其血药浓度的单位可以慎用，但不作为首选，并注意临床监护。奈替米星的耳肾毒性较小。

e. 氨曲南：为单环 β 内酰胺类抗生素，对 G^- 菌的作用强，β 内酰胺酶稳定，不良反应少。

4. 针对厌氧菌　用甲硝唑。

5. 其他广谱抗生素

a. 亚胺培南＋西司他丁：为新型β内酰胺类抗生素（碳青霉烯类），对绝大多数 G⁺及 G⁻需氧和厌氧菌有强大杀菌作用，对产超广谱β内酰胺酶的细菌有较强的抗菌活性，常作为第二、第三线抗生素。但不易通过血脑屏障，且有引起惊厥的副作用，故不推荐用于化脓性脑膜炎。

b. 帕尼培南＋倍他米隆：为另一种新型碳青霉烯类抗生素，抗菌谱与亚胺培南＋西司他丁相同。

c. 环丙沙星：作为第三代喹诺酮药物，对 G⁻杆菌作用超过第三代头孢菌素和氨基糖苷类抗生素，对耐甲氧西林葡萄球菌（MRS）、支原体、厌氧菌均有抗菌活性，是同类药物的首选。当其他药物无效并有药敏依据时可用该药。

d. 头孢吡肟：为第四代头孢菌素，抗菌谱广，对 G⁺菌及 G⁻菌均敏感，对β内酰胺酶稳定，且不易发生耐药基因突变，但对MRS 不敏感。

6. 免疫治疗 可直接补充各种免疫因子及抗体，增强免疫功能，促进恢复。其方法包括多次小量输入新鲜全血或血浆、换血疗法、粒细胞输注，以及静注丙种球蛋白（200～600mg/kg）。

7. 处理严重并发症

a. 及时纠正休克：输新鲜血浆或全血，应用多巴胺或多巴酚丁胺。

b. 纠正酸中毒和低氧血症。

c. 积极处理脑水肿和弥散性血管内凝血（DIC）。

七、新生儿感染性肺炎

（以新生儿 3kg 为例）

长 期 医 嘱	临 时 医 嘱
新生儿护理常规	血常规、粪常规、尿常规
一级护理	胸部正位片❷
母乳喂养❶	急诊生化全套
保温❷	动脉血血气分析❸
监测体温、呼吸、心率、血压、血气	肺炎支原体抗体 IgM
吸氧❸	C 反应蛋白测定

续表

长 期 医 嘱		临 时 医 嘱	
吸痰❶		鼻咽或气管分泌物涂片或培养❹	
翻身、拍背　q2h❺		血培养	
5%GS　50ml 青霉素钠　40万U	iv gtt(3～5 滴/分) bid❻	10%GS　7.5ml 5%NaHCO₃　7.5ml	iv gtt(3～ 5滴/分) qd❼
5%GS　30ml 头孢噻肟钠　150mg	iv gtt(3～5 滴/分) bid❻	青霉素皮试	

❶ 新生儿患病期间应继续母乳喂养，因为母乳中含丰富的IgA，同时可保证患儿热量的摄入，可避免体重减轻及机体抵抗力下降。不能经口喂养的，可给予静脉输液或静脉补充营养液，避免出现脱水及由此引起患儿身体衰弱，病情加重。

❷ 保温十分重要，将早产儿置于暖箱或远红外保暖床，调节温度至中性温度，防止体温不升或低体温。

❸ 为改善低氧，需及时给予氧疗，使 PaO_2 维持在 6.65～10.64kPa（50～80mmHg）的水平。应吸入湿化温化的氧气，鼻导管吸氧，氧流量 0.3～0.5L/min；面罩吸氧，氧流量 1～2L/min；头罩吸氧，氧流量 5～8L/min。轻症立即给予鼻塞或插管行持续气道正压通气（CPAP），开始给予 FiO_2 0.4，压力 5～7cmH₂O。如病情需要，每次提高压力 1～2cmH₂O，最高达 8cmH₂O。若病情改善，开始下调 FiO_2，每次 0.05；当 FiO_2 低于 0.3 时将 CPAP 降至 5cmH₂O。

❹ 肺炎时呼吸道分泌物大量增加，但新生儿排痰能力差，应适时清除咽部黏液，保持呼吸道通畅。分泌物黏稠者应采用雾化吸入以湿化呼吸道，促进分泌物排出。

❺ 重症肺炎患儿应每隔 1～2h 翻身一次。体位引流通常采取左侧卧位或右侧卧位。拍背可使附着在支气管壁的分泌物松动，随气流从肺的末梢部分向前移动，有利于痰液排出。

❻ 正确选用抗生素有赖于细菌培养及药物敏感试验，但由于技术等原因，目前医师对许多患儿只能凭经验用药。在未确定病原菌前可选用两种有效抗生素，一般选用青霉素 40万～80万U/d 加

第三代头孢菌素。抗生素疗程 14～21 天。

❼ 宫内感染性肺炎 X 线表现常以间质性改变为主；两侧肺纹理扩散，可见小片状阴影的支气管肺炎改变；有时见颗粒影，伴支气管充气征及肺气肿。

出生后感染性肺炎：早期其胸部 X 线为非特异性支气管肺炎改变，炎性浸润很快呈斑点状，范围局限，或为密度增高、均匀的全叶浸润、单侧肺浸润。在大多数病程中可发现胸腔渗出或脓胸。约 25％的患儿有脓气胸。

❽ $PaCO_2$ 早期即升高，PaO_2 降低较少，若 PaO_2 明显下降，提示肺部病变严重。代谢性酸中毒者，pH 降低。

❾ 宫内感染性肺炎：脐血 IgM＞200～300mg/L，特异性 IgM 增高则更有诊断价值。

产时感染性肺炎：出生后立即进行胃液涂片找白细胞和病原体，或取血标本、气管分泌物等进行涂片、培养和对流免疫电泳检测，有助于病原学诊断。

产后感染性肺炎：鼻咽部分泌物细菌培养、病毒分离和荧光抗体，血清特异性抗体检查有助于病原学诊断。PCR 检测新生儿肺炎病原体，特异性强，敏感性高。

❿ 当出现代谢性酸中毒时，临床可见呼吸加深、加快，甚至呼出气中有酮味，嗜睡，面色灰白，口唇樱桃红色。血气结果中 pH＜7.35，HCO_3^- 低于正常值，碱剩余为 -6～-10 时，在保证通气的条件下应用碱性药，参见本章新生儿吸入综合征。

注：1. **新生儿感染性肺炎的治疗原则**　呼吸道管理；供氧；抗病原体治疗；支持疗法。

2. **呼吸道管理**　雾化吸入，体位引流，定期翻身、拍背，及时吸净口鼻分泌物，保持呼吸道通畅。

3. **宫内感染性肺炎**　对胎膜早破者，可给母体应用抗生素以预防胎儿感染。

对不同病原予以不同种类抗生素治疗。

a. 大肠杆菌等肠道杆菌肺炎可选用第三代头孢菌素，如头孢噻肟钠，每天 100～150mg/kg；若选用丁胺卡那霉素等氨基糖苷类药物，应严格控制剂量并监测血药浓度。B 族链球菌感染用氨苄西林

100～200mg/(kg·d)，李斯特杆菌肺炎也可给予氨苄西林。

b. 衣原体肺炎首选红霉素，剂量 50mg/(kg·d)，分 2～4 次口服，疗程 14～21 天。单纯性疱疹肺炎可选用阿昔洛韦静脉滴注。

c. 巨细胞病毒（CMV）感染肺炎可考虑更昔洛韦，但由于毒性作用大，易产生耐药性，其应用受到限制。

4. 出生后感染性肺炎　及早、合理应用抗生素，对严重感染应选择静脉给药治疗。金黄色葡萄球菌肺炎可选用耐酶青霉素，如新青霉素Ⅱ能抵抗β内酰胺酶，剂量可选用 100～150mg/(kg·d)，分 4 次。严重葡萄球菌感染常有持续或复发趋势，需要足够的疗程，一般 2～3 周。具体疗程因患儿的临床表现、X 线改变及实验室检查、培养结果而有所不同。对青霉素及其衍生物过敏的患儿，应选用其他抗生素。万古霉素是治疗耐甲氧西林金黄色葡萄球菌（MRSA）感染的首选药物，剂量 15～45mg/(kg·d)，每天 1～3 次。

5. 支持治疗　纠正循环障碍和水电解质平衡紊乱，输液勿过多过快，以免发生心力衰竭和肺水肿；保证能量和营养成分的供给；静脉输给血浆、白蛋白等以提高机体免疫力。

八、新生儿破伤风

（以新生儿 3kg 为例）

长 期 医 嘱	临 时 医 嘱
新生儿护理常规	三大常规
一级护理	脐部分泌物培养❼
禁食❶	急诊生化全套
避光、隔音❷	10%GS　5ml　┐ iv q4h❽
脐部护理❸	地西泮　1.5mg ┘
吸氧❹	或 苯巴比妥钠　45mg iv
吸痰❺	q4h
监测心率、呼吸、血氧饱和度	或 10%水合氯醛　1.5ml
病重通知	保留灌肠
	或 硫喷妥钠　30mg iv
5%GS　50ml　┐ iv gtt(3～5	破伤风抗毒素　3000U　H
破伤风抗毒素　2万U ┘ 滴/分) qd	（脐周）❾

续表

长 期 医 嘱		临 时 医 嘱	
5%GS 30ml	iv gtt(3～5	10%GS 50ml	iv gtt（3～5
青霉素钠 30 万 U	滴/分）bid❻	10%NaCl 1ml	滴/分）qd
甲硝唑 25mg iv gtt bid❻		ATP 10mg	
		CoA 50U	
		破伤风抗毒素皮试	
		青霉素皮试	

❶ 早期因患儿吞咽功能障碍，应暂禁食，采用静脉供给营养，痉挛减轻后再用鼻饲管喂养，根据胃的耐受情况，逐渐增加喂养量。病情好转可以奶头喂养以训练患儿吸吮力及吞咽功能，最后撤离鼻饲管。

❷ 应单独放置、专人看护，房间要求避光、隔音。如条件不允许，应将患儿置于相对安静处，戴避光眼镜。禁止不必要的刺激，必要的操作最好在使用止痉药后有条理地集中完成。

❸ 在 24h 内剪去残留脐带的远端并重新结扎，近端用 3%过氧化氢或 1∶4000 高锰酸钾液清洗后，涂以 2%碘酊以消灭残余破伤风杆菌。保持脐部清洁、干燥。

❹ 氧气吸入应避免使用鼻导管，鼻导管的插入和氧气直接刺激鼻黏膜可使患儿不断受到不良刺激，从而加剧骨骼肌痉挛。因此建议选用头罩给氧，氧流量至少 5 L/min，以免流量过低而引起二氧化碳潴留。

❺ 保持呼吸道通畅：使用止痉药后，及时清除呼吸道分泌物。

❻ 青霉素能杀灭破伤风杆菌和伤口污染的嗜氧杂菌，以减少外毒素的产生，每次 10 万～20 万 U/kg，每天 2 次，静脉滴注，共用 10 天；有并发症或混合感染者加用其他抗生素。亦可选用抗厌氧菌的甲硝唑，15mg/(kg·d)，静脉滴注，疗程 7 天。

❼ 脐部分泌物培养可分离破伤风杆菌。

❽ 控制痉挛。

a. 地西泮（安定）：为首选药物，其松弛肌肉及抗惊厥作用较强，作用迅速，半衰期短，每次 0.3～0.5mg/kg，缓慢静注，每

4～6h 1 次。因作用时间短，可用咪达唑仑静脉滴注维持。

b. 苯巴比妥钠：苯巴比妥的半衰期长，首次予以负荷量 15～20mg/kg，维持量为 5mg/(kg·d)，肌注或静脉注射。

c. 水合氯醛：常用 10% 溶液 0.5ml/kg，临时胃管灌肠或保留灌肠。

d. 硫喷妥钠：各种止痉药物无效时可选用此药，每次 10～20mg/kg，肌注或缓慢静注，边注射边观察，抽搐停止即停止推注。此药可引起喉痉挛，发生时立即用阿托品抢救。

以上药物最常用的是地西泮，每 4～6h 1 次，早期静脉缓推或用咪达唑仑静脉滴注维持。必要时加用巴比妥类。每个患儿使用止痉药物以两种交替使用为宜，用药间隔为 4～6h。副醛、水合氯醛则常为临时加用 1 次，痉挛无法控制时，再用硫喷妥钠。依病情随时调整用药剂量及间隔时间。注意联用时可引起呼吸抑制。

❾ 破伤风抗毒素 3000～5000U 脐周皮下注射，以阻断毒素从脐部再入血循环。

注：1. 治疗原则　中和毒素，控制痉挛，杀灭破伤风杆菌。

2. 破伤风抗毒素只能中和尚未与神经组织结合的毒素，要尽早使用。剂量 1 万～2 万 U，肌注或静滴，次日再给半量，亦有主张上述剂量连用 2～3 天。也可用破伤风免疫球蛋白（TIG）500U，肌注。TIG 不会产生血清病等过敏反应，其血浓度较高，半衰期长，且不必做过敏试验。

3. 如吸氧及对症治疗后有呼吸衰竭，应用东莨菪碱，每次 0.03～0.05mg/kg，间隔 10～30min，病情好转，延长间隔时间，直至呼吸平稳、面色红润。

九、新生儿高胆红素血症（新生儿黄疸）

（以新生儿 3kg 为例）

长 期 医 嘱	临 时 医 嘱
新生儿护理常规	三大常规、网织红细胞计数❼
一级护理	血细胞比容、红细胞形态❼
母乳喂养❶	母子血型测定❽

续表

长　期　医　嘱	临　时　医　嘱
苯巴比妥　5mg po tid❷	肝功能❾
尼可刹米　100mg po tid❷	胸部正位片❿
药用炭　1g po tid❸	肺炎支原体抗体 IgM⓫
或 琼脂　125mg po tid	血培养
或 蒙脱石散　1g po tid	肝、胆、胰、脾 B 超
泼尼松　2.5mg po tid❹	放射性核素检查⓬
或 地塞米松　0.75mg iv bid	红细胞直接抗人球蛋白试验⓭
白蛋白　3.0g iv gtt（3～5 滴/分）	抗体释放试验⓮
qd	游离抗体试验⓮
NS　20ml　前后冲管	乙肝三对
或 血浆　30ml iv gtt（3～5 滴/分）	巨细胞病毒抗体⓯
光疗⓰	EB 病毒抗体⓯
	柯萨奇病毒抗体⓯
	尿找巨细胞包涵体
	10%GS　15ml | iv gtt（3～5
	5%NaHCO₃　15ml | 滴/分）qd

❶ 若为间接胆红素升高，考虑可能为母乳性黄疸时，可停喂母乳 3～5 天，观察黄疸消退情况。

❷ 酶诱导剂能增加尿苷二磷酸葡萄糖醛酸基转移酶的生成和肝脏摄取未结合胆红素的能力，需用药 2～3 天才可呈现疗效，故应及早用药。常用苯巴比妥 5mg/(kg·d)，口服，分 2～3 次；或尼可刹米（可拉明）100mg/(kg·d)，口服，分 3 次，两药同服可增加疗效。

❸ 减少胆红素的吸收：药用炭每次 1g，少量水调，口服，每天 3 次；琼脂每次 125～250mg，口服，每天 3 次；或蒙脱石制剂如思密达、肯特令每次 0.3g，20～30ml 水调和，口服，每日 3 次。

❹ 肾上腺皮质激素能抑制红细胞的免疫反应，减少溶血，主要用于新生儿溶血病。还能活跃肝细胞酶系统，促进未结合胆红素与葡萄糖醛酸结合，但作用较弱，起效慢。对消除肝细胞肿胀、减

轻黄疸、延迟肝组织纤维化有一定作用，也可用于新生儿肝炎。可用泼尼松每次 2.5mg，每天 2～3 次，口服，或地塞米松 0.5～1mg/(kg·d)，静脉注入。疗程视病情而定，病情好转后逐渐减量，一般为 4～8 周。

❺ 供给足够的白蛋白以结合血浆中过多的游离胆红素。可输注白蛋白，每次 0.5～1g/kg，每天 1～2 次。也可输注血浆以提供白蛋白，常用新鲜冰冻血浆每次 10～15ml/kg，每天 1～2 次。

❻ 光照疗法：光疗以波长为 450～460nm 的光线作用最强。通常多采用蓝光（波长主峰为 425～475nm），包括单双面蓝光箱、蓝光毯、蓝光被，其他光源（如白光、绿光或蓝绿光）也有效，有人认为绿光（波长 510nm）比较安全，可减轻对 DNA 的损伤。白光则利于保暖，且对医务人员眼球刺激小。

光疗照射时间和剂量：光疗总瓦数为 200～400W，可按情况选择连续照射或间断照射。一般认为连续照射比间断照射好，连续照射一般需 48～72h 或更长，可根据胆红素下降情况确定。间歇照射法有的采用 4h 中照 1h，也有的照射 6～12h 后停止 2～4h 后再照。

光疗的护理：a. 保持合适的温度和湿度。光疗箱的温度应保持在 30℃左右，湿度为 50％。b. 注意液体的供给，防止脱水。光疗时水分损失可增加 2～3 倍，故液体量应每日增加 20～30ml/kg。可多喂糖水，脱水者则要静脉补液，并应监测尿量及尿比重。c. 定期监测灯管的光强度。记录灯管所使用的时间（h），定期测定荧光灯管的光强度，及时更换已衰退的灯管。d. 保护眼球和生殖器。眼罩覆盖以保护眼球；尿布覆盖会阴生殖器，使其免受光照并防止大小便污染箱床。e. 及时发现不良反应。注意有无呕吐、腹泻、皮疹、青紫、呼吸暂停或抽搐等情况，以便及时处理；要给患儿剪短指甲，以防两手舞动抓损皮肤；对烦躁不安者，可肌注苯巴比妥钠；光疗期间应定期检测血清胆红素的变化情况，光疗结束后仍需继续观察黄疸有无反跳现象。

❼ 溶血时红细胞和血红蛋白减少，出生前轻度溶血者脐带血血红蛋白＞140g/L；中度溶血者脐带血血红蛋白＜140g/L；重症则＜80g/L，常伴有胎儿水肿。出生后溶血继续进行，贫血较刚出

生时明显。部分 Rh 溶血病患儿在出生后 2～6 周发生明显贫血（血红蛋白＜80g/L），称晚期贫血，因 Rh 血型抗体在体内持久（超过 1～2 个月）存在，继续溶血则导致晚期贫血，即使早期症状较重做了交换输血的患儿仍可发生贫血（交换输血只能换出部分血型抗体），网织红细胞增高（＞6％），血涂片有核红细胞增多（10/100 个白细胞）。患红细胞增多症时，静脉血红细胞＞6×10^{12}/L，血红蛋白＞220g/L，血细胞比容＞65％。红细胞形态异常见于遗传性球形红细胞增多症、遗传性椭圆形红细胞增多症、遗传性口形红细胞增多症、婴儿固缩红细胞增多症。

❽ 检查母婴 ABO 和 Rh 血型，证实有血型不合。该病的原因主要是母子血型不合 [ABO 不合（85％）和（或）Rh 不合（14％）]，其他血型系统不合则少见。

ABO 不合多发生于 O 型血产妇所生的 A 型血或 B 型血的婴儿。因为 A、B 抗原因素在自然界广泛存在，O 型血妇女在孕前可能接受 A、B 血型物质的刺激，使机体产生抗 A、抗 B 的 IgG，并可通过胎盘进入胎儿血液循环，引起溶血。故约一半可发生在第一胎。

Rh 不合：主要为 Rh 阴性（dd）→Rh 阳性（dD）（DD），发病链有 6 个环节：血型不合→子血（Rh 阳性）进入母体（Rh 阴性）→其 D 抗原刺激免疫系统产生 D 抗体→如母亲再次妊娠，此抗体通过胎盘进入胎儿→足量抗体吸附于红细胞→激活补体和 K 细胞参与攻击红细胞发生溶血。以上任何一环中断则不发病，故血型不合者较多（约 1/4 的夫妇），其中真正发病率却不高（约占新生儿 10‰）。且 Rh 血型不合多不发生于第一胎。

❾ 反映肝细胞损伤的酶有转氨酶、异枸橼酸脱氢酶（ICD）、谷氨酸脱氢酶（GDH）、醇脱氢酶（ADH）、山梨醇脱氢酶（SDH）等；反映胆道梗阻的酶有碱性磷酸酶、γ-谷氨酰转肽酶（γ-GT）；反映肝纤维化的酶有单胺氧化酶（MAO）。转氨酶是目前临床上较普及的检测项目，主要有天冬氨酸氨基转移酶（AST）和丙氨酸氨基转移酶（ALT）。临床上采用转氨酶作为检测指标时，应考虑到它的局限性：a. 当肝细胞广泛坏死时，会出现血胆红素升高而酶活力下降的"酶-胆分离"现象；b. 明显溶血的标本可使酶活力增加；c. 新生儿刚出生数天内，其转氨酶，尤其是 AST 可能增加。胆红

素测定可区分溶血性黄疸、肝细胞性黄疸、肝后阻塞性黄疸。

⑩ 用于排除新生儿肺炎所致黄疸。

⑪ 用于排除肺炎支原体感染所致黄疸。

⑫ 用于排除败血症所致黄疸。

⑬ ^{99m}TC-亚胺基乙酸（IDA）衍生物肝胆显像具有重要价值，对先天性肝外胆道闭锁及新生儿肝炎的鉴别已为临床所肯定。24h内消化道未见放射性物质排泄者为胆道闭锁。而新生儿肝炎在80min内，最长3h消化道或胆囊内即出现放射性物质。

⑭ Rh溶血病：a. 患儿红细胞直接抗人球蛋白试验（Coomb's），阳性者可确诊。Rh溶血病直接法常为阳性。b. 抗体释放试验，了解为哪种Rh血型抗体。c. 游离抗体测定，将患儿血清与已知抗原标准红细胞做间接抗人球蛋白试验，阳性结果表明血型抗体存在，然后根据出现凝集的标准红细胞（CCDee、ccDEE、ccdee、ccdEe）间哪些抗原是共同的，而不凝集的标准红细胞缺少此种抗原，可推断出抗体的类型。d. 检查母体血清中有无血型抗体的存在。由于Rh血型抗体只能由人类红细胞引起，故母体内存在Rh血型抗体对新生儿Rh溶血病的诊断有相当重要的意义。

ABO溶血病。a. 婴儿血液三项试验（出生后3~4天内进行）：ABO溶血症患儿红细胞上的抗体（IgG）结合少，常为阴性，可采用改良法直接抗人球蛋白试验以提高阳性率。可采用改良法直接抗人球蛋白（Coomb's）试验、抗体释放试验和游离抗体试验。其中前两项试验阳性，则可以确诊，以抗体释放试验阳性率较高。若仅游离抗体试验阳性不能作为确诊依据。b. 产妇血清学检查（分娩后7~14天内进行）：测定血清中抗A（或抗B）IgG抗体；部分中和抗人球蛋白试验，抗体效价>1:64为阳性；溶血素试验，效价>1:8为阳性；胶体介质试验，其凝集价在1:512以上或胶体介质高于盐水介质凝集价2倍以上。以上任何一项阳性均为ABO溶血病的诊断参考。

⑮ 病毒的分离与培养有助于诊断治疗，但目前渐被操作更简单，特异性、敏感性更高的基因诊断所代替。血清学检查主要检测血清抗体或（和）抗原。

⑯ 碱化血液：在供给白蛋白的同时，应尽快碱化血液。如存在

酸中毒,应立即纠正酸中毒,即使无酸中毒的证据,最初两天亦应常规补碱,一般给予 5% 碳酸氢钠 5ml/kg,稀释后静脉滴注。

注:1. 新生儿黄疸的治疗原则 可概括为"一个目的,两个关键"。"一个目的"是指一切治疗的目的都是为了预防胆红素脑病,因为新生儿黄疸的主要危险是胆红素入脑。"两个关键":一是阻止胆红素入脑,二是降低胆红素浓度。两者互相配合,缺一不可。

2. 阻止胆红素入脑

a. 供给白蛋白或血浆。

b. 碱化血液。

c. 消除影响血脑屏障的病理因素,如控制感染,纠正水、电解质失衡,改善缺氧状态等。

3. 降低血清胆红素浓度

(1) 光照疗法 是降低血清未结合胆红素简单而有效的方法。

(2) 换血疗法 换血指征:a. 产前疑有新生儿溶血病,出生时脐带血血红蛋白<120g/L,伴水肿、肝脾大及充血性心力衰竭者;b. 脐血胆红素超过正常值,而血清未结合胆红素在 24h 内上升速度>85μmol/L,溶血进展迅速,周围血网织红细胞明显增高,有核红细胞占有核细胞的 15% 以上者;c. 早产儿及前一胎有严重黄疸者,血清总胆红素>342μmol/L 者需适当放宽换血指征,如足月儿且一般情况良好,未结合胆红素>427.5μmol/L 才考虑换血;d. 凡有早期胆红素脑病(核黄疸)症状者,则不论血清胆红素浓度高低都应考虑换血。

(3) 血液的选择

a. 在 Rh 血型不合时,应采用与母亲相同的 Rh 血型,而 ABO 血型方面则用与新生儿同型或 O 型血。在 Rh(抗 D)溶血病无 Rh 阴性血时,亦可用无抗 D 抗体的 Rh 阳性血。

b. ABO 血型不合溶血病者,采用 AB 型血浆加 O 型红细胞混合后的血液。

c. 对其他原因引起的高胆红素血症,可用与患儿血型相同的血或 O 型血。

d. 对伴有明显贫血和心力衰竭的患儿,可用血浆减半的浓缩血来纠正贫血及心力衰竭。

e. 应选用新鲜血，库存血储存时间不要超过 3 天，若储存较久，血中游离钾离子增高，可引起致命的高钾血症。

（4）换血的量及抗凝血药的选择　换血的量为新生儿血液总量的 1.5～2 倍（新生儿血容量为 80ml/kg 左右），最好用肝素抗凝（每 100ml 血加肝素 3～4mg）。换血后用鱼精蛋白中和肝素（鱼精蛋白 1mg 可以中和肝素 1mg），其用量相当于进入人体内的肝素量的一半（因另一半肝素已随血换出或被肝脏代谢）。肝素血的血糖水平很低，每换 100ml 血通过脐静脉给予 50％葡萄糖 5～10ml，防止发生低血糖症。

4. 减少胆红素形成　国外报道应用锡原卟啉（SnPP）与锡-中卟啉（SnMP）治疗高胆红素血症取得疗效。SnPP 是一种血红素氧合酶抑制药，可减少胆红素的形成，SnMP 抑制血红素氧合酶能力是 SnPPr 5～10 倍，副作用仅为 SnPP 的 1/10。方法为出生后 5.5h 用药 1 次，SnPP 0.5μmol/kg（0.25ml/kg），第 1 次用药后 24h 再给 0.75μmol/kg，如血清胆红素＞171μmol/kg（10mg/kg）者 24h 再给 0.75μmol/kg，可降低血清胆红素 20％。

5. 病因治疗　感染所致黄疸，应积极抗感染。新生儿肝炎：a. 补充脂溶性维生素 A、维生素 D、维生素 E、维生素 K，肌内注射；b. 肾上腺皮质激素，可消除肝细胞肿胀，减轻黄疸，对延迟肝组织纤维化有一定的作用；可用泼尼松 1～2mg/(kg·d) 或地塞米松 0.3～0.5mg/(kg·d)，病情好转后逐渐减量，疗程一般 4～8 周；c. 保护肝细胞：可用葡醛内酯、ATP、辅酶 A、泛癸利酮（辅酶 Q_{10}）。先天性胆道闭锁：早诊断，早期手术治疗。

十、新生儿溶血

（以新生儿 3kg 为例）

长 期 医 嘱	临 时 医 嘱
新生儿护理常规	三大常规、网织红细胞计数❽
一级护理	红细胞形态❾
母乳喂养❶	母子血型测定❿
吸氧	肝功能⓫
苯巴比妥　5mg po tid❷	红细胞直接抗人球蛋白试验

续表

长 期 医 嘱	临 时 医 嘱	
尼可刹米 100mg po tid❷	抗体释放试验⑫	
药用炭 1g po tid❸	游离抗体试验⑫	
或 琼脂 125mg po tid	肝、胆、胰、脾 B 超	
或 蒙脱石散 1g po tid	头颅 CT⑪	
泼尼松 2.5mg po tid❹	10%GS 15ml	iv gtt(3～
或 10%GS 30ml ｜iv gtt(3～5		5 滴/分)
氢化可的松 30mg ｜滴/分) qd	5%NaHCO₃ 15ml	qd⑨
白蛋白 3.0g iv gtt(3～5 滴/分) qd❺		
NS 20ml 前后冲管		
或 血浆 30ml iv gtt(3～5 滴/分)		
人血丙种球蛋白 1.5g iv gtt(3～5 滴/分) qd❻		
NS 20ml 前后冲管		
蓝光照射(波长为 450～460nm) 24h❼		

❶ 出生后尽早开奶可减少胆红素从肠道回吸收,进奶差的予以静脉补液,防止低血糖、酸中毒等。

❷～❺、❼、❽、⑩、⑫参见新生儿高胆红素血症。

❻ 静脉丙种球蛋白 (IVIG) 的治疗:大剂量的 IVIG 可通过阻断网状内皮系统 Fc 受体发挥作用,阻止抗原抗体反应,减轻溶血。

a. IVIG 在孕妇的应用:Rh 致敏或严重的 ABO 致敏,可单用 IVIG 400mg/kg,在孕 28 周前且无胎儿水肿时,每天 1 次,4～5 天为 1 个疗程,以后每 2～3 周重复 1 个疗程,直至分娩;亦可在血浆置换术后用 IVIG 400～500mg/kg,每天 1 次,连用 4 天。

b. IVIG 在胎儿的应用:在 B 超引导下,经母腹壁进入羊膜腔行胎儿脐静脉穿刺,将 IVIG 直接注射到胎儿体内,建议剂量:IVIG 200～480mg/kg。

c. IVIG 在新生儿的应用:500mg/kg,2h 内滴入,每天 1 次,连用 3 天,或 800～1000mg/kg,静滴 6～8h,每天 1 次,连用 3

天，要联合应用光疗等措施。

❾ 红细胞形态正常考虑为母乳性黄疸、血管外出血、肠肝循环增加、遗传或代谢性疾病、内分泌疾病。红细胞形态异常见于遗传性球形红细胞增多症、遗传性椭圆形红细胞增多症、遗传性口形红细胞增多症、婴儿固缩红细胞增多症。

⓫ 血清总胆红素和未结合胆红素明显增加。血清总胆红素足月儿＞221μmol/L（12.9mg/dl）、早产儿＞257μmol/L（15mg/dl），或每日上升超过85μmol/L（5mg/dl）。

⓭ 排除新生儿颅内出血、化脓性脑膜炎所致抽搐。

⓮ 碱化血液：在供给白蛋白的同时，应尽快碱化血液。如存在酸中毒，应立即纠正酸中毒，即使无酸中毒的证据，最初2天亦应常规补碱，一般给予5％碳酸氢钠5ml/kg，稀释后静脉滴注。

注：1. 新生儿溶血的治疗原则、阻止胆红素入脑、降低血清胆红素浓度、减少胆红素形成，参见新生儿高胆红素血症。

2. 其他药物治疗 如：a. 酶诱导剂；b. 减少胆红素的吸收；c. 肾上腺皮质激素。

十一、新生儿硬肿病（新生儿寒冷损伤综合征）

（以新生儿2.5kg为例）

长 期 医 嘱		临 时 医 嘱	
新生儿护理常规		三大常规	
一级护理		血生化全套❺	
母乳喂养		血气分析	
病重通知		血培养	
吸氧		床边心电图	
监测腋温、肛温❶		胸部正位片	
监测呼吸、心率、血压、尿量❷		2：1液　50ml iv gtt（1h滴完）	
置暖箱❸		10％GS　7.5ml	iv gtt（3～5滴/分）
10％GS　25ml	iv gtt（3～5滴/分）bid❹	5％NaHCO₃　7.5ml	qd❻
头孢唑肟钠　125mg			
5％GS　25ml	iv gtt（3～5滴/分）bid❶	10％GS　10ml	iv gtt（3～5滴/分）bid❼
青霉素钠　25万U		酚妥拉明　1mg	

续表

长 期 医 嘱	临 时 医 嘱	
	或 10%GS 10ml	iv gtt
	山莨菪碱 25mg	bid
	青霉素皮试	

❶ 体温常在35℃以下，严重者可在30℃以下。体温过低分产热良好与产热衰竭两种情况，明确区分有助于判断病情。产热良好者腋温＞肛温，大多病程短，硬肿面积小，属于轻型。产热衰竭者，腋温＜肛温，多为病程长，硬肿面积大，伴有多脏器功能衰竭，属于重型。

❷ 因易并发循环障碍导致休克及心力衰竭，严重者合并DIC、肺出血、肾功能衰竭，需监测呼吸、心率、血压、尿量，以及时发现并发症。

❸ 凡肛温＞30℃，且腋温高于肛温者，提示体温虽低，但棕色脂肪产热较好，此时可通过减少散热，使体温回升。将患儿置于已预热至中性温度的暖箱中，一般经6～12h恢复正常体温；当肛温＜30℃，多数患儿腋温低于肛温，提示体温很低，棕色脂肪被耗尽，虽少数患儿腋温高于肛温，但体温过低，靠棕色脂肪自身产热难以恢复正常体温，且易造成多器官损害，所以只要肛温＜30℃，一般均将患儿置于箱温比肛温高1～2℃的温箱中进行外加温。每小时提高箱温0.5～1℃（箱温不超过34℃），在12～24h内恢复正常体温；在肛温＞30℃，腋温低于肛温时，仍提示棕色脂肪不产热，此时也应采用外加温使体温回升，亦可采用恒温水浴法等快速复温措施。复温中应观察肛温及腋温的变化以随时调节暖箱温度。

❹ 大多数寒冷损伤综合征患儿往往在病前或病中伴有感染，如败血症、肺炎、腹泻等，可影响新生儿代谢或循环功能。特别是在严重感染时，根据药敏试验选用两种抗生素，若药敏试验结果未出来前可应用青霉素联合第三代头孢菌素。

❺ 注意观察电解质、血糖、尿素氮、肌酐等的变化，以防脱水所致的电解质紊乱、低血糖、肾功能衰竭。

❻ 纠正酸中毒，参见本章新生儿吸入综合征。

❼ 早期心率低者可给血管活性药多巴胺，每分钟 5～10μg/kg 静脉输注，或（和）酚妥拉明每次 0.3～0.5mg/kg；或山莨菪碱每次 0.5～1mg/kg。

注：1. 凝血功能检查　重症患儿可出现凝血机制障碍，表现为血小板减少（$<100\times10^9/L$），凝血酶原时间延长（新生儿≥20s，≥5 天的新生儿≥15s），出现 DIC 时凝血活酶时间延长（>45s），凝血酶时间延长（>25s），纤维蛋白原降低，3P 试验阳性。

2. 治疗原则　复温；热量及液体供给；控制感染；纠正器官功能紊乱。

3. 复温时应注意监护生命体征，测体温时以肛温为体温的平衡指标，腋-肛温差为产热指标，皮肤温度-环境温度差为散热指标。

4. 热量和液体供给　经静脉补充热量者应达到每天 210kJ/kg（50kcal/kg）；可进乳者应尽早喂哺，热量渐增至每天 419～502kJ/kg（100～120kcal/kg）。体温低时静注葡萄糖的速度宜慢，一般为每分钟 6～8mg/kg；体温恢复后可根据血糖检测结果加快输注速度。

5. 纠正器官功能紊乱

（1）有微循环障碍、休克者　应进行纠酸、扩容，可用 2∶1 液 15～20ml/kg，在 1h 内经静脉滴入；继用 1/3 或 1/4 张液 70～90ml/kg 缓慢滴入。

（2）肺出血　应及早气管内插管，进行正压通气治疗。

（3）急性肾功能衰竭　尿少或无尿者可给呋塞米（速尿），每次 1～2mg/kg，并严格限制液量。无效者加用多巴胺或氨茶碱静滴。注意防治高血钾。

（4）DIC　用肝素，首剂 1mg/kg，6h 后按 0.5～1mg/L 给药。病情好转后改为每 8h 1 次，逐渐停用，第二剂肝素后应给血浆 20～25ml。

十二、新生儿低血糖

（以新生儿 3kg 为例）

长 期 医 嘱	临 时 医 嘱
新生儿护理常规	三大常规
一级护理	血糖❸

续表

长 期 医 嘱	临 时 医 嘱
母乳喂养❶	血清胰岛素测定❹
0.5h、1h、2h、4h、6h、12h、24h、 48h 监测血糖（试纸法）❷	急诊生化全套
	肝、胆、胰、脾 B 超❺
	母子血型❻
	Coomb's 试验❻
	C 反应蛋白测定❼
	血培养❼
	血气分析❽
	血氨、血肉碱、酮体测定❽
	血乳酸、丙酮酸测定❽
	甲状腺激素测定❾
	血生长激素测定❾
	胰高血糖素测定❾
	血皮质醇测定❾
	血、尿氨基酸及有机酸分析
	10%GS 6ml iv(1ml/min)
	10%GS 500ml iv gtt❿ （微泵注入，24mg/min）
	或 氢化可的松 15mg iv qd
	或 泼尼松 3mg po tid
	或 胰高糖素 0.3mg im qd

❶ 低血糖患儿应及早喂养，可以早到出生后 1h，可用 10%葡萄糖 5～10ml/(kg·h)，2～3h 后可喂奶，同时监测血糖。

❷ 高危新生儿于出生后 0.5h、1h、2h、4h、6h、12h、24h、48h 用葡萄糖反应试纸条筛查或监测，以及早发现无症状性低血糖，监测应进行到血糖稳定在正常水平为止。

❸ 目前国内外多采用全血血糖＜2.2mmol/L（40mg/dl）作为低血糖的界限值。其确诊需依据化学法，最好用葡萄糖氧化酶法测定血清葡萄糖含量。采血后应立即测定，以免因在室温下放置过久

而使血糖下降。

❹ 对持续性低血糖患儿，要确定是否存在高胰岛素血症，可查血清胰岛素及血清胰岛素水平（μU/L）/血糖（mmol/L）（即 I/G）。

a. 血清胰岛素升高，I/G>0.3 则提示高胰岛素血症，还需进一步确定是暂时性高胰岛素血症还是持续性高胰岛素血症。暂时性高胰岛素血症可见于糖尿病母亲所生的婴儿、新生儿溶血病、围生期缺氧等。持续性高胰岛素血症可见于 Beckwith-Wiedemann 综合征、胰岛细胞失调综合征、胰岛细胞腺瘤等。

b. 血清胰岛素正常，I/G<0.3，应考虑内分泌疾病和遗传代谢性疾病，且应在使用皮质激素之前先查血气分析、血氨、乳酸/丙酮酸、酮体、肉碱、尿氨基酸过筛和血生长激素、甲状腺激素（T_3、T_4、TSH）、皮质醇等检查。若有证据则进一步行相应激素刺激试验，以及血、尿氨基酸、有机酸分析，以明确诊断。

❺ 用于排除功能性胰岛 B 细胞增生症、胰岛 B 细胞腺瘤、胰岛细胞增殖症。

❻ 用于排除新生儿溶血病所致低血糖。

❼ 用于排除感染所致低血糖。

❽ 用于排除氨基酸代谢异常、碳水化合物代谢异常、脂肪酸代谢异常性疾病。

❾ 用于排除先天性垂体功能减退症、生长激素缺乏、肾上腺皮质功能低下、甲状腺功能减退症、先天性胰高糖素缺乏。

❿ 对单纯葡萄糖不能纠正者可加用氢化可的松 5～10mg/(kg·min)，静脉注射；或泼尼松 1mg/(kg·min)，口服，共 3～5 天。仍不能维持正常血糖者，急症情况下加用胰高血糖素 0.1～0.3mg/kg（不超过 1mg），肌内注射，必要时 6h 后重复应用。

注：1. 不管有无症状，血糖值低于正常者均应给予治疗，并且在治疗期间应保持一定的环境温度以降低热能消耗，并监测血糖变化。

2. 无症状低血糖症　先进食，如血糖值不升高改为静脉输注葡萄糖，速度为 6～8mg/(kg·min)，4～6h 后根据血糖测定结果调节输注速度，稳定 24h 后停用。

3. 有症状低血糖症　应立即静脉推入 10% 葡萄糖 1～2ml/kg，每分钟 1ml 静注；后改为 8～10mg/(kg·min) 持续静脉滴注，根据血糖调整输糖速度。24h后溶液中应加生理需要量的氯化钠和氯化钾，每日各1～2mmol/kg。治疗期间每4～6h监测一次血糖，血糖值正常24h后逐渐减慢滴注速度，24～48h停用。极低体重早产儿对糖耐受性差，输注速度不宜超过8mg/(kg·min)，否则易导致高血糖症。

4. 持续或反复低血糖症 葡萄糖输注速度可提高至12～16mg/(kg·min)；高胰岛素血症引起的慢性反复性低血糖可用二氮嗪，5～20mg/(kg·d)，分3次口服，也可试用肾上腺素和生长激素。此外，应积极治疗原发病，如半乳糖血症患儿应完全停止乳类食品，代以不含乳糖的食品；糖原贮积症应昼夜喂奶；先天性果糖不耐受症患儿应限制蔗糖及水果汁的摄入；胰岛细胞增生症则需做胰腺次全切除。感染者应选用敏感抗生素，窒息缺氧、早产、新生儿硬肿症等患儿注意保暖、供氧、营养脑细胞及维持水电解质平衡。

十三、新生儿高血糖

（以新生儿3kg为例）

长 期 医 嘱	临 时 医 嘱
新生儿护理常规	三大常规
一级护理	血糖❷
母乳喂养	急诊生化全套❸
1h、3h、6h、12h、24h、48h 监测血糖（试纸法）❶	血气分析❸
	血培养❶
保温	C反应蛋白❶
吸氧	NS 30ml iv gtt（半小时内滴完）qd❺
	5%GS 100ml ┃ iv gtt（微泵注 10%NaCl 2ml ┃ 入，9～15mg/ 10%KCl 2ml ┃ min）qd❻

❶ 由于新生儿高血糖无特异临床表现，实验室检查是其主要诊断依据。有宫内窘迫、出生时窒息缺氧、感染败血症、寒冷刺激、母分娩前短时间内用过葡萄糖和糖皮质激素的新生儿应在出生后1h内测定血糖，常用微量血糖计检测，如发现异常，再做生化

测定以确诊，并应定期复查，如 3h、6h、12h、24h、48h 血糖，直至血糖正常，再连续 2 天每日 1 次监测血糖均正常后停测。

❷ 高血糖的诊断标准为随机血糖＞11.1mmol/L，空腹血糖＞7.0mmol/L（125mg/dl）。

❸ 持续性高血糖、尿酮体阳性应做生化和血气分析，及时纠正酮症酸中毒。

❹ 用于排除因感染所致血糖升高。

❺ 重症高血糖伴有烦渴脱水甚至惊厥时，应及时补充电解质溶液，如 0.9％氯化钠溶液，以迅速纠正脱水和高渗状态，降低血糖。

❻ 医源性高血糖应根据病情减少或暂时停止输注葡萄糖，严格控制输液速度，葡萄糖输注速度可调低至 3～5mg/(kg·min)，然后根据血糖测定值加以调整。

注：1. 持续性高血糖，尿酮体阳性应及时纠正酮症酸中毒，纠正酸中毒前应恢复血容量，以 10～20ml/kg 的生理盐水于 1～2h 内补给以扩容，可先以 10ml/kg 在 10～30min 内给予。当补充适当液量后酸中毒也会随之改善。碳酸氢钠不作为常规补充，因糖尿病酮症酸中毒与生酮增加和有机酸堆积有关而非碱藏丢失。补碱指征为严重酸中毒（pH＜7.1 或 HCO_3^- ＜12mmol/L），补碱时应以 1.4％碳酸氢钠缓慢滴注，当 HCO_3^- ＞12mmol/L 后即不必再补。

2. 不易控制的严重高血糖（空腹血糖＞14mmol/L），补充电解质溶液后仍未见好转，可试用胰岛素，以 1～3U/(kg·h) 的速度静脉滴注，并密切监测血糖，以防低血糖的发生。同时治疗原发病，如停用激素、控制感染、抗休克、复温保温、纠正缺氧等。

十四、新生儿坏死性小肠结肠炎

（以新生儿 3kg 为例）

长 期 医 嘱	临 时 医 嘱
新生儿护理常规	三大常规❹
一级护理	粪便潜血试验
禁食❶	血生化全套
胃肠减压❷	血气分析❺

续表

长 期 医 嘱	临 时 医 嘱
吸氧	C 反应蛋白测定⑥
书面病重通知	血培养⑦
监测体温、呼吸、心率、血压③	腹部平片(q4～6h)⑧
NS 10ml 氨苄西林 0.3g iv bid	新鲜冰冻血浆 30ml iv gtt (3～5 滴/分)
10%GS 25ml iv gtt(3～5 头孢唑肟钠 150mg 滴/分) bid	或 全血 30ml iv gtt 或 NS 30ml iv gtt
甲硝唑 20mg iv gtt bid	10%GS 7.5ml iv gtt (3～ 5%NaHCO₃ 7.5ml 5 滴/分)
	人血丙种球蛋白 1.25g iv gtt (3 滴/分) NS 10ml 前后冲管
	10%GS 150ml 10%NaCl 3ml iv gtt (3～ 10%KCl 3ml 5 滴/分) 维生素 B₆ 100mg

❶ 一般需立即禁食，可疑患儿 2～3 天、轻症患儿 10～14 天、重症患儿 14～20 天，至腹胀消失、肠鸣音恢复、粪便隐血试验阴性可试行经口喂养。先用 5% 葡萄糖液 3～5ml 试喂，如无呕吐、腹胀，可喂母乳或稀释牛奶，每次 3～5ml，以后渐增量（每次 2ml）。如进食后又出现腹胀、呕吐，则应再行禁食至症状消失。

❷ 禁食期间需常规胃肠减压。

❸ 重症患儿可有呼吸节律改变、呼吸暂停、心动过缓、体温不稳、血压下降。

❹ 血常规可见白细胞升高，血小板减少。

❺ 可见动脉血氧分压下降、酸中毒。

❻ 参见新生儿败血症。

❼ 尽量在应用抗生素前在严格消毒的条件下采血做血培养，同时应做厌氧菌培养，有较长时间用青霉素类和头孢菌素类抗生素

者应做 L 型细菌培养。以缺氧为主者，阳性菌可能为肠道继发感染的细菌，以感染为主者，阳性菌可能为出血坏死性小肠结肠炎的致病菌。

❽ 对本病诊断有重要意义。主要表现为麻痹性肠梗阻、肠壁间隔增宽、肠壁积气、门静脉充气征、部分肠袢固定征象（表明该段肠管病变严重）、腹水、气腹。肠壁积气、门静脉充气征为本病的特征性表现。

注：1. 对可疑者，不必等 X 线结果，应马上处理。治疗原则：禁食与胃肠减压；静脉补液；抗感染；对症处理；外科治疗。

2. 补液量为 120～150ml/(kg·d)，24h 均匀滴入，热量为 50～80kcal/(kg·d)，可从小剂量开始，逐渐增加。晚期患儿因可有休克、肠壁水肿、腹膜炎、腹水等致第三间隙失水，补液量可增至 200～300ml/(kg·d) 以维持血容量。体液恢复的标志是心率、血压、尿量恢复正常，酸中毒纠正。除了葡萄糖外，蛋白质则依靠输血浆或复方氨基酸溶液，还要注意微量元素及多种维生素的补充。

3. 抗感染 由缺氧缺血所致的坏死性小肠结肠炎，抗生素作用不大，由感染所致的坏死性小肠结肠炎，应根据血培养结果选用抗生素，一般用青霉素类及第三代头孢菌素，对厌氧菌可用甲硝唑。疗程 7～10 天，重症患儿疗程为 2～3 周。

4. 外科治疗 指征：a. 气腹；b. 广泛肠壁积气；c. 门静脉积气；d. 腹腔液增多；e. 肠管僵直固定，肠管坏死；f. 肠梗阻加重；g. 腹壁红肿，可触及固定性炎症肿块；h. 内科非手术治疗 12～48h 无效，临床进一步恶化，出现休克、顽固性酸中毒经 4h 矫治无效、大量血便或血小板进行性下降。

十五、新生儿出血病

（以新生儿 3kg 为例）

长 期 医 嘱	临 时 医 嘱
新生儿护理常规	三大常规❷
一级护理	血胆红素监测
母乳喂养❶	血气分析

续表

长 期 医 嘱	临 时 医 嘱
监测呼吸、心率	出血、凝血时间❸
病重通知	凝血酶原时间❸
心电、血压监护	部分凝血活酶时间❸
吸氧	血块退缩试验❹
维生素 K₁ 5mg im qd	纤维蛋白原测定❹
	测血维生素 K 含量❺
	头颅 B 超
	头颅 CT 检查
	头颅 MRI 检查
	新鲜冰冻血浆 30ml iv gtt
	或 新鲜全血 30ml iv gtt

❶ 胃肠道出血时应暂禁食。其余参见本章新生儿颅内出血。

❷ 无特殊原因的血红蛋白、血细胞比容进行性下降，要注意新生儿颅内出血。血小板正常，出血时间正常。

❸ 凝血时间、凝血酶原时间和部分凝血活酶时间延长，超过正常对照 2 倍以上者具有诊断意义。

❹ 血块退缩试验及纤维蛋白原正常。

❺ 直接测血中维生素 K 的含量，有条件的还可测凝血因子Ⅱ、Ⅶ、Ⅸ、Ⅹ的含量。

注：1. 患儿有出血现象时，应立即肌注或静脉注射维生素 K₁ 1～2mg，可迅速改善出血，疗程 3～5 天。严重者可输新鲜全血或血浆 10～20ml/kg，或补充凝血因子。

2. 一旦发生颅内出血，应采取积极的措施以控制出血，降低颅内压，避免病情发展引起中枢性呼吸衰竭、脑疝。

3. 消化道出血，在排除穿孔后，予以留置胃管，冷盐水洗胃，1mg 去甲肾上腺素加入 100ml 生理盐水中分次经胃管注入以止血。

4. 低血压时可用多巴胺进行治疗，输注速度为 5～10μg/(kg·min)。

5. 控制惊厥，参见本章新生儿颅内出血。

6. 脑水肿和颅内压增高者的治疗，参见本章新生儿颅内出血。

十六、新生儿低钙血症

(以新生儿 3kg 为例)

长 期 医 嘱	临 时 医 嘱
新生儿护理常规	三大常规
一级护理	血生化❷
母乳喂养❶	血糖❸
保温	头颅 CT❹
吸氧、吸痰	心电图❺
	5%GS　10ml ┃ iv gtt❻
	10%葡萄糖酸钙　5ml ┃ tid
	25%硫酸镁　1.2ml im❼
	10%GS　5ml ┃ iv
	地西泮　1.5mg ┃
	或 苯巴比妥钠　45mg iv
	或 10%水合氯醛　1.5ml 保留灌肠

❶ 因母乳中钙磷比例适当，利于肠道钙的吸收，故应尽量母乳喂养或应用钙磷比例适当的配方乳。

❷ 血清总钙＜1.75mmol/L（7mg/dl），血清游离钙＜0.9mmol/L（3.5mg/dl），血清磷＞2.6mmol/L（8mg/dl），碱性磷酸酶多正常。必要时还应检测母血钙、磷和 PTH 水平。另还应排除低血镁、低血钠、高血钠所致抽搐。

❸ 用于排除低血糖所致抽搐。

❹ 用于排除新生儿颅内出血、颅内感染所致抽搐。

❺ 心电图 QT 间期延长（早产儿＞0.2s，足月儿＞0.19s），提示低钙血症。

❻ 出现惊厥或其他明显神经肌肉兴奋症状时，应经静脉补充钙剂，可用 10%葡萄糖酸钙，每次 2ml/kg，以 5%葡萄糖液稀释 1 倍缓慢静注（1ml/min），避免注入过快引起循环衰竭和呕吐等不良反应。必要时可间隔 6～8h 再给药 1 次。元素钙总量为每日 25～35mg/kg（10%葡萄糖酸钙含元素钙量为 9mg/ml），最大剂量每天 50～60mg/kg。在静脉注射钙剂过程中，必须注意保持心率＞80

次/分，否则应暂停，同时应避免药液外溢至血管外引起组织坏死。若症状在短期内不能缓解，应同时给予镇静药。惊厥停止后改为口服钙维持，可用碳酸钙每天 0.3～0.6g，或葡萄糖酸钙每天2～3g。对病程较长的低钙血症可口服钙盐 2～4 周，维持血钙为2～2.3mmol/L（8.0～9.0mg/dl）。惊厥控制后可口服钙剂，以降低血磷，恢复血钙浓度。

❼ 使用钙剂后，惊厥仍不能控制，可能是低钙血症同时伴有低镁血症（血镁<0.6mmol/L）者，应同时给予镁盐治疗，可深部肌注25%硫酸镁 0.4ml/(kg·d)，或 2.5%硫酸镁每次 2～4ml/kg 静滴，每天 2 次；惊厥停止后改用 10%硫酸镁口服。

注：暂时性先天性特发性甲状旁腺功能不全，为良性自限性疾病，其母（亲）甲状旁腺功能是正常的。除用钙剂治疗外，尚需用适量的维生素 D（每天 1 万～2.5 万 U）治疗数月；或 1,25-(OH)$_2$D$_3$（二氢速固醇）每天 0.05～0.1mg。治疗过程中应定期监测血钙水平，调整维生素 D 的剂量。

十七、新生儿巨细胞病毒感染

（以新生儿 2kg 为例）

长 期 医 嘱		临 时 医 嘱
新生儿护理常规		三大常规
一级护理		尿液找巨细胞包涵体×3 天❶
母乳喂养❶		血清 CMV-IgG❺
保温❷		血清 CMV-IgM、IgA❻
10%GS 25ml 更昔洛韦 10mg	iv gtt(5 滴/分) bid❸	尿 CMV-DNA(PCR 法)❼
		胸部正位片
10%GS 50ml 10%NaCl 1ml 10%KCl 1ml ATP 10mg CoA 50U	iv gtt(5 滴/分) qd	肝功能
		心功能
		肾功能
		肝、胆、胰、脾 B 超

❶ 新生儿患病期间应继续母乳喂养，因为母乳中含丰富的 IgA。同时保证患儿热量的摄入，可避免体重减轻、机体抵抗力下

降。不能经口喂养的，可静脉输液或静脉补充营养液，避免出现脱水及由此引起患儿身体衰弱，使病情加重。

❷ 保温十分重要，将早产儿置于暖箱或远红外保暖床，调节温度至中性温度，防止体温不升或低体温。

❸ 更昔洛韦剂量为每日 5～10mg/kg，每 12h 1 次，静脉滴注，疗程 6 周。用药期间注意定期检查血常规、肝功能、眼底，因长期应用更昔洛韦可引起中性粒细胞减少、血小板减少、肝功能损害和脉络膜视网膜炎，还可能影响精子的生成。出生时已有症状的巨细胞病毒（CMV）感染者即使进行治疗也不足以预防其神经系统后遗症。

❹ 脱落细胞检查：取新鲜晨尿或脑脊液沉渣做涂片，瑞氏染色、姬姆萨染色做光镜检查，受感染的细胞变大，核内有嗜酸性巨细胞包涵体，直径 8～10μm，占核中央区的大部分，似猫头鹰眼。本法特异性高，但阳性率低，有时需多次采样才获阳性结果。

❺ IgG 阳性，可能为来自母体的抗体，只有恢复期血清中 CMV-IgG 抗体较急性期增高 4 倍以上，才能确定 CMV 感染。

❻ IgM、IgA 抗体不能通过胎盘，血清中检出 CMV-IgM、IgA 抗体，可确定为 CMV 近期活动性感染。若脐血中检出这两种抗体对诊断先天性 CMV 感染有价值。

❼ 此方法较尿脱落细胞和血清抗体检测具有快速、重复性好、特异性强及敏感性高的特点。

注：1. 也可从唾液、脑脊液中进行脱落细胞检查。

2. 有条件的还可直接从尿、唾液、脑脊液中分离病毒，婴儿尿中排毒量大，易于收集，排毒时间长达数月至数年。

3. 单克隆抗体免疫荧光法可从受检的组织或细胞中检测到 CMV 感染后产生的早期抗原。该方法有较高的敏感性和特异性。

十八、先天性弓形虫感染

（以新生儿 2kg 为例）

长 期 医 嘱	临 时 医 嘱
新生儿护理常规	三大常规
一级护理	血液涂片找弓形虫❶

续表

长 期 医 嘱	临 时 医 嘱
母乳喂养	血清弓形虫 IgG、IgM 检测❺
保温❶	弓形虫 DNA 检测（PCR 法）❻
磺胺嘧啶　50mg po qid❷	弓形虫循环抗原检测❼
乙胺嘧啶　2mg po bid ❷	头颅 CT 检查
叶酸　5mg po tid❷	胸部正位片
螺旋霉素　100mg po tid❸	肝功能、肾功能
	心功能
	肝、胆、胰、脾 B 超
	腰椎穿刺
	脑脊液常规
	脑脊液生化
	脑脊液涂片找弓形虫
	去枕平卧 6h

❶ 参见新生儿巨细胞病毒感染。

❷ 口服磺胺嘧啶每天 50～100mg/kg，分 4 次服用。乙胺嘧啶每天 1～2mg/kg，分 2 次，2～4 天后剂量减半。疗程 4～6 周，用 3～4 个疗程，每个疗程间隔 1 个月。两药合用效果好，但可引起骨髓抑制和叶酸缺乏，用药期间应定期观察血象，并服用叶酸 5mg，每天 3 次。

❸ 螺旋霉素在胎盘组织中浓度高，不影响胎儿，适用于弓形虫感染的孕妇及先天性弓形虫病。在磺胺嘧啶、乙胺嘧啶治疗的间歇期间改用螺旋霉素，每天 100mg/kg，分 2～4 次服用，用药 1 年。

❹ 取患儿血液、骨髓液或脑脊液沉淀涂片、瑞氏染色、姬姆萨染色直接找原虫。本法特异性高，但阳性率低，有时需多次采样才获阳性结果。

❺ 抗体检测采用染色试验、间接荧光抗体试验以及酶联免疫吸附试验（ELISA）。对受累畸形围生儿和近期感染儿可检出特异性 IgE 抗体、IgA 抗体和 IgM 抗体，而慢性感染者仅检出 IgG 抗体。新生儿脐血检测到弓形虫特异性 IgM，提示有先天性弓形虫感

染。出生 12 个月后仍存在弓形虫 IgG 者提示感染。

❻ 应用弓形虫特异性 DNA 探针技术及聚合酶链反应（PCR）技术可提高阳性诊断率，并可用于产前诊断。

❼ 对感染早期、急性期有诊断价值。

注：1. 抗原检测常用双抗体 ELISA 法、生物素-亲和素 ELISA 法、葡萄球菌 A 蛋白斑点结合法等。

2. 有条件的还可用易感动物（鼠、兔）接种或组织细胞培养、分离病原体。

3. 有人建议对严重感染伴明显炎症的患儿加用激素治疗，对亚临床型或可能感染者联合应用 1 个疗程的磺胺嘧啶与乙胺嘧啶（21 天），对孕期染色试验检查抗体而结果高度提示弓形虫感染的母亲所生健康儿预防性应用螺旋霉素（单一用药）。

十九、新生儿衣原体感染

（以新生儿 2.5kg 为例）

长 期 医 嘱	临 时 医 嘱
新生儿护理常规	三大常规
一级护理	眼下穹隆、下睑结膜刮片找衣原体包涵体❷
母乳喂养	
保温	沙眼衣原体抗原检测❸
吸氧、吸痰　prn	沙眼衣原体 DNA 检测（PCR 法）❹
红霉素　42.5mg po tid❶	沙眼衣原体特异性 IgG 抗体检测❺
或 阿奇霉素　25mg po qd	胸部正位片❻
	0.1%利福平眼药水　1 支　滴双眼
	10%磺胺醋酰钠眼药水　1 支 滴双眼

❶ 首选红霉素，每天 50mg/kg，分 3～4 次口服，疗程 10～14 天。阿奇霉素较红霉素吸收好，易进入细胞内，每天 10mg/kg，1 次服用，连服 3 天。

❷ 因沙眼衣原体存在于结膜的上皮细胞内，故标本应取自眼下穹隆和下睑结膜的刮片，而非脓性分泌物，刮片用吉姆萨染色或

碘染色可找到胞浆内包涵体。

③ 用直接荧光抗体法或酶联免疫法检测沙眼衣原体抗原，敏感性及特异性均高，可达 95% 以上，可用于衣原体结膜炎的快速诊断。

④ PCR 检测对沙眼衣原体的 DNA 有较高的敏感性。

⑤ 血清学检查沙眼衣原体感染对诊断无帮助，因为沙眼衣原体感染时机体多不产生 IgM。特异性 IgG 抗体可通过胎盘，故需第二次复查，抗体滴度升高 4 倍以上才有诊断价值。

⑥ 胸部 X 线表现较临床症状为重，表现为肺透亮度增高，双肺不同程度的间质和（或）肺泡广泛浸润，支气管周围炎及散在分布的局灶性肺不张，罕见胸腔积液，常持续数周至数月。

注：1. 包涵体结膜炎局部与全身用药同时进行。磺胺异噁唑 150mg/(kg·d)，红霉素 40mg/(kg·d)，分 4 次口服，10～14 天为 1 个疗程；0.1% 利福平眼药水 1 支，滴双眼，10% 磺胺醋酰钠眼药水 1 支，滴双眼。

2. 宫颈分泌物衣原体检查阳性者，夫妇双方同时治疗。口服红霉素 250～500mg，每 6h 1 次，共 7 天，预防率达 90% 以上。

二十、新生儿持续性肺动脉高压

（以新生儿 3kg 为例）

长 期 医 嘱	临 时 医 嘱	
新生儿护理常规	血常规、血生化	
一级护理	胸部正位片⑥	
暂禁食	血气分析⑦	
监测体温、呼吸、心率、血压①	心脏彩超⑧	
吸痰①	心电图⑨	
吸氧②	高氧试验⑩	
气管插管	经皮监测导管前、后血氧差异试验⑪	
机械通气（常频）③		
一氧化氮吸入④	血培养	
10%GS 25ml 头孢唑肟钠 150mg	iv gtt(5滴/分) bid⑤	10%GS 7.5ml 5%NaHCO₃ 7.5ml	iv gtt(5滴/分) qd⑫

续表

长 期 医 嘱	临 时 医 嘱
	5％白蛋白 2.5g　iv gtt qd[8]
	或 新鲜冰冻血浆　30ml iv gtt qd
	10％GS　50ml 多巴胺　5mg	iv（泵入，15μg/min）[9]
	10％GS　50ml 多巴酚丁胺　5mg	iv（泵入，15μg/min）[10]

❶ 轻微干预、过多干预可加重低氧血症，因此持续监护生命体征是减少干预的必要手段。有吸痰指征时，才进行气管内吸痰。

❷ 头罩吸入 100％浓度的氧。

❸ 机械通气的目的是维持 $PaCO_2$ 在一个临界水平，使肺血管阻力及肺动脉压力下降，氧合得到改善。近年来主张用较保守的高通气法，使 PaO_2 维持在 10.6～13.3kPa（80～100mmHg）或 $TcSO_2$ 97％～99％，$PaCO_2$ 维持在 3.3～4.7kPa（25～35mmHg），pH 保持在 7.45～7.55。如无肺实质性疾病，可用低压、缩短吸气时间的通气方式，呼吸频率 60～120 次/分，PIP 20～25cmH$_2$O，PEEP 2～4cmH$_2$O，吸气时间 0.2～0.4s，气流量 20～30L/min。如有肺实质性疾病应根据肺原发病做相应调整，可用稍低频率、较长吸气时间通气。

❹ 一氧化氮（NO）吸入疗法：NO 为内皮细胞衍化舒张因子，是维持血管处于低阻力的重要因素。吸入的 NO 经肺泡弥散到肺血管平滑肌细胞后，活化局部鸟苷酸环化酶使 cGMP 增加，cGMP 是导致血管平滑肌松弛的重要媒介，可引起肺血管扩张。一般使用剂量为 5～80μl/L，基础研究及临床使用吸入 NO 的浓度多为 20μl/L。

❺ 常规使用光谱抗生素，如血培养阳性者可根据药敏结果选用抗生素。

❻ 胸部 X 线片可见肺血管影减少。如继发于肺炎、新生儿吸入综合征、肺透明膜病、肺发育不良和先天性膈疝等，胸部 X 线片上则出现相应改变。

❼ 新生儿持续性肺动脉高压（PPHN）通常 $PaO_2 < 6.0$kPa

（45mmHg），如在动脉导管水平有右向左的分流时，导管前和导管后至少相差 2kPa（15mmHg）。仅有卵圆孔水平的右向左分流，则无明显差异。在没有肺实质性病变时，机体内常存在代谢性酸中毒，很少有呼吸性酸中毒。持续性酸中毒既是 PPHN 临终前的表现，也是机体存在其他疾病导致的结果，尤其是不可控制的败血症。

❽ 心脏超声检查既可排除先天性心脏病，亦可进行肺动脉血流动力学评估，近年来已广泛应用于 PPHN 的诊断。观察卵圆孔或开放的动脉导管水平有无右向左分流，以多普勒超声测定左肺动脉或右肺动脉平均血流速度，流速降低提示肺血管阻力增加，有肺动脉高压。还可以根据三尖瓣反流速度计算肺动脉压力。

❾ 心电图有不同的改变，可以正常，典型的可表现为电轴右偏，右心房和右心室肥大。继发于窒息的 PPHN，可有心肌缺血表现。

❿ 高氧试验：吸入 100% 氧 10min 观察，如为肺实质性疾病则 PaO_2 有所改善，发绀减轻，而 PPHN 或先天性心脏病则无改善或很少改善。

⓫ 经皮监测导管前、后动脉支配区域的血氧亦可估计导管水平右向左分流的倾向。即使用了血管扩张药其结果也是可靠的，即使有严重的低氧血症也不会影响经皮监测氧值与动脉 PaO_2 之间的关系。

⓬ 碱化血液扩张肺血管：近年来主张静脉用碳酸氢钠以达到碱化血液扩张肺动脉、降低肺动脉压力的目的，可避免因高通气所致的不良反应。

⓭ 如出现血容量不足，应补充含胶体的溶液，如 5% 白蛋白、新鲜冰冻血浆或浓缩红细胞。

⓮ 正性肌力药：其应用目的是维持体循环压力高于肺循环压力，减少或逆转右向左分流。常用多巴胺及多巴酚丁胺，剂量为 $3\sim5\mu g/(kg \cdot min)$，静脉滴注，剂量不宜过大。

注：1. PPHN 的治疗主要分两大部分：首先是原发病的治疗，如胎粪吸入综合征（MAS）、呼吸窘迫综合征（RDS）等肺部疾病；二是通过血管扩张药和机械通气，降低肺动脉压，以及使用扩容药和（或）加强心肌收缩力的药物，纠正低血压并维持体循环压力，达到扩张肺动脉、提高血氧分压、改善患儿缺氧状态的目的。包括

人工呼吸机高通气、碱性药物应用、血管扩张药应用、表面活性物质替代、高频通气、NO 吸入及体外膜性人工肺。

2. 高频震荡通气（HFOV） 是指通气频率高于正常呼吸频率 4 倍以上，而潮气量接近或低于解剖死腔量的机械通气方式。高频通气可改善肺的血液氧合作用，是治疗 PPHN 常规机械通气的补充和发展。

3. 体外膜性人工肺（ECMO） 是一种通过使用模型人工肺，长期、部分的体外循环式呼吸辅助方法。其治疗过程是从患儿静脉引出部分缺氧的血液，通过模型人工肺进行氧合及排出 CO_2 后，氧饱和度增高的血液通过热交换器加热至接近人体温度之后回流至患儿体内。本疗法对有不可逆病变的新生儿不宜使用。一般接受 ECMO 治疗的新生儿在 34 周以上，体重≥2000g，没有凝血和出血机制障碍，没有严重的颅内出血，使用机械通气治疗≤10～14 天，肺部疾病为可逆性，没有严重的心脏损害。其并发症主要为凝血机制障碍、脑室管膜下出血、侧脑室出血。

4. 血管扩张药

a. 妥拉唑啉：是 α-受体阻滞药，可直接扩张外周血管。首次量 1mg/kg，10min 内静注，以后以 1～2mg/(kg·h) 维持，约 50% 的患儿用药后有全身性低血压、胃肠道出血及暂时性肾功能不良，故应用时应予以扩容或配伍血管活性药（如多巴胺或多巴酚丁胺等）。鉴于妥拉唑啉可使肺动脉压和体循环压同时下降，其压力差较前无改变甚或加大，目前临床已很少应用。

b. 硫酸镁：镁为钙的拮抗药，通过作用于前列腺素的代谢，抑制儿茶酚胺的释放，减少血管收缩对平滑肌造成的不良影响。剂量为 200mg/kg，30min 缓慢输入静脉，然后以 20～50mg/(kg·h) 静脉滴注。治疗时应监测血浓度，有效血浓度为 2.88～5.67mmol/L。副作用为可造成低血压和低血钙。

c. 利马前列素（前列腺素 E_1）：前列腺素 E_1（PGE_1）对 PPHN 无效。PGI_2、PGD_2 都是血管扩张药，治疗效果差异较大，PGI_2 主要作用与 NO 相似，具有选择性扩张肺血管的作用，肺血管阻力下降，而全身血压保持正常，氧合得到改善，因此该药可替代 NO 治疗 PPHN。剂量为 5～40μg(kg·min)。

无论使用哪种血管扩张药进行治疗，都必须严密监测血压，如发生低血压，应立即使用白蛋白、血浆、红细胞、全血和多巴胺等加以纠正。

二十一、新生儿腹泻

（以新生儿 3kg 为例）

长期医嘱	临时医嘱
新生儿护理常规	三大常规
一级护理	粪涂片镜检❻
母乳喂养❶	轮状病毒抗原检测❻
监测体温、呼吸、心率	血生化急诊全套❼
口腔护理❷	血气分析❼
臀部护理❸	心电图❼
保温	粪培养＋药物敏感试验
床边隔离	血培养＋药物敏感试验
10%GS　25ml 头孢唑肟钠　150mg	iv gtt(3～5 滴/分) bid❹	2∶1 液　60ml iv gtt（半小时内滴完）qd❺
NS　10ml 氨苄西林　0.3g	iv bid❹	3∶2∶1 液　300ml iv gtt（6 滴/分）qd❺
蒙脱石散　1g po tid❺	生理维持液　200ml iv gtt（3 滴/分）qd

❶ 轻症患儿仅减少喂奶次数及奶量即可。如急性期患儿不能耐受奶汁者，可先禁食8～12h，使消化道有适当的休息以利其功能恢复。但禁食时间不宜太长，以免影响营养摄入。然后开始喂奶，最好选择母乳，如得不到母乳可用新生儿配方奶粉，稀释至1∶1或2∶1（奶粉∶水），奶量从少到多，从淡到浓。对腹泻较重患儿，增加奶量和浓度不宜过快。禁食及入量不足期间由静脉补充液体或部分静脉营养液，此外，还应注意补充B族维生素和维生素C。

❷ 注意口腔卫生，预防二重感染。若出现鹅口疮，给予4%碳酸氢钠清洗，外涂或口服制霉菌素。

❸ 保持臀部干燥，若出现尿布皮炎，应及时给予锌氧油或紫

草油或莫匹罗星（百多邦）外敷，以防尿布皮炎引发败血症。

❹ 针对病原或药敏试验结果慎重选用抗生素，一般可选用氨苄西林、头孢唑林、阿莫西林、庆大霉素、多黏菌素、新霉素等口服，头孢唑林可口服或注射。病情重或对上述药物耐药者，可选用阿莫西林/克拉维酸钾、头孢他啶、头孢哌酮、头孢噻肟、头孢呋辛、头孢曲松等药物静脉滴注。避免长期用药，以免发生肠道菌群失调或二重感染。

❺ 肠黏膜保护剂的应用：其作用为吸附病原体和毒素，维持肠细胞的吸收和分泌功能，与肠道黏液糖蛋白相互作用，增强其屏障作用，以阻止病原微生物的侵入。

❻ 疑有轮状病毒肠炎时，可做粪便涂片电镜检查或酶联免疫吸附试验（ELISA）。同时，应用 PCR 技术进行病原学检测已得到广泛应用。如怀疑真菌感染，粪便镜检可见真菌孢子和菌丝。

❼ 新生儿腹泻可致电解质紊乱或酸碱失衡，但常缺乏典型的临床表现，故应检测血气、血生化或心电图，观察低钾表现，以及时发现并纠正。

❽ 扩容阶段：对中、重度脱水用 2∶1 等张液（NS∶1.4% $NaHCO_3$）20ml/kg，于 30～60min 内静脉快速滴注，以迅速增加血容量，改善循环和肾功能。有条件者可输血浆 10ml/kg。扩容液量从总补液量中扣除。

❾ 对腹泻引起的等渗性脱水给 1/2 张含钠液，低渗性和高渗性脱水分别给 2/3 张和 1/3 张含钠液。如判定脱水性质有困难，可先按等渗性脱水处理。再根据治疗后的反应随时进行调整。

注：1. 新生儿腹泻分为感染性腹泻及非感染性腹泻。

（1）感染性腹泻应及时找出病原菌，针对病原或药敏试验结果慎重选用抗生素，其余参见❹。病毒性肠炎不必使用抗生素。因病毒感染可使乳糖酶减少，可暂以乳糖配方奶替代母乳或牛乳，以减轻症状和缩短病程。真菌性肠炎应停用抗生素，给予制霉菌素，每次12.5 万～25 万 U，每天 2～3 次口服，或克霉唑 20～30mg/(kg·d)，分 3 次口服。疑有全身性真菌感染时，可选用酮康唑 3～5mg/(kg·d)，分 3 次口服，或咪康唑 10～30mg/(kg·d)，分 3 次口服或静脉注射。也可选用氟康唑静脉注射。

（2）新生儿非感染性腹泻主要是由于喂养不当或饮食失调所致。此外，个别小儿对牛奶或某些食物成分过敏，喂食该食物后可致过敏性腹泻。

A. 新生儿乳糖不耐受症

a. 调整饮食：新生儿乳糖不耐受症患儿，如腹泻次数≤4 次/天，大便糊状，不影响生长发育者，不一定需要特殊治疗。腹泻次数＞4 次/天，体重增加缓慢者在喂养方面需要加以调整。因母乳是婴儿最好的食物选择，应尽可能利用母乳喂养，可先暂停母乳 2～3 天，以无或少乳糖食品替代（包括酸乳、无乳糖婴儿配方奶粉或鲜牛奶和豆乳），如腹泻明显好转，临床可明确诊断，以后再开始喂以母乳，从每天 1 次开始，逐渐增加，以不出现腹泻为适宜的维持次数。

b. 乳糖酶治疗：在乳类中加入乳糖酶，将乳汁中的乳糖分解后再喂给患儿。母乳喂养者可于每次喂母乳后立即喂服乳糖酶，剂量则依缺乏程度确定。

B. 继发性双糖不耐受症

a. 调整饮食：停止喂给乳类，轻症者可改喂酸牛奶，或提早增加谷类辅食，如米糊、米汁、麦片等，相应减少乳类食品，轻症病例可以好转。还应限制葡萄糖、蔗糖饮食。也可改为以黄豆为基础的配方奶喂养。

b. 乳糖酶治疗：同乳糖不耐受症。

c. 支持治疗：病情严重者，应先用全肠外（或部分）营养，待肠道充分休息或恢复功能后，再给予配方奶或谷类膳食，同时应注意维生素和微量元素的供给。

C. 牛奶蛋白不耐受症：停用牛乳及一切代乳品，尽量采用母乳喂养。也可试用水解蛋白乳、氨基酸奶或大豆蛋白配方奶代替牛乳。或用精制的要素饮食，需注意尽早补充其他动物蛋白、维生素、矿物质及其他必要的营养元素。有明显营养不良和吸收障碍者应酌情采用静脉高营养或输血（血浆）等措施。

2. 纠正水电解质紊乱

（1）体液总量

a. 累积损失量：按脱水程度而定。轻度脱水丢失体重的 5% 以下，中度脱水 5%～9%，重度脱水 10% 以上。补充累积损失量的液体中钠、水比例随脱水性质而定。

b. 生理需要量：新生儿生理需要量水为 100～120ml/(kg·d)。电解质 Na^+ 足月儿为 2～3mmol/(kg·d)，早产儿为 3～4mmol/(kg·d)。出生后 1～2 天不必补 K^+，以后为 1～2mmol/(kg·d)。

c. 继续损失量：按每天实际从粪、尿和呕吐物排出的量计算，用组成成分相似的液体补充。在实际补液时，要分别计算，混合使用。新生儿体表面积大，生理需要量相对较多，消化道的水循环快，腹泻时大便的异常损失量也相对较多。胎龄和日龄越小，需要量也相对越多。早产儿皮下脂肪少，按体征判定脱水程度不甚准确，观察前后体重的变化更为准确（见表3-2）。

表3-2　第 1 天补液总量

脱水程度	24h补液总量/(ml/kg)
轻度	120～150
中度	150～200
重度	200～250

（2）补液性质　等渗脱水补 1/2 张液，低渗脱水补 2/3 张液，高渗脱水补 1/3 张液。

（3）补液速度　液体总量的一半，以 8～10ml/(kg·h) 的速度静脉滴注，约需 8h，另一半以 5～6ml/(kg·h) 的速度静脉滴注。

（4）纠正酸中毒　轻度酸中毒不需另加碱性药物。中、重度酸中毒可酌情以 1.4% 碳酸氢钠液代替 2:1 等张液 20ml/kg 进行扩容，兼有扩容和加快纠正酸中毒的作用。所需补充的碳酸氢钠量 (mmol)＝[24－测得的 HCO_3^- (mmol/L)] ×0.3×体重 (kg)，或每千克体重给予 5% 碳酸氢钠 (0.6mmol/L) 1ml，或 1.4% 碳酸氢钠 (0.17mmol/L) 3ml，均可提高 HCO_3^- 约 1mmol/L。一般先给半量，再根据临床及血气分析决定是否继续补充及具体用量。

（5）钾的补充　有尿后补钾，可给氯化钾 1.5～3mmol/(kg·d)，用 10% 的氯化钾 1～2ml/(kg·d)，稀释成 0.15%～0.2% 的浓度加入输注液内。停止输液后口服补钾，每天 3～4mmol/kg，连续 4～5 天。钾系细胞内电解质，滴入后约需 15h 才与细胞内液平衡，因此静滴时间不应少于 6～8h，切不可直接从静脉推入，可致心脏骤停而死亡。治疗期间需监测血钾和心电图，随时调整剂量。

3. 微生态调节制剂的应用　目的在于恢复肠道正常菌群，重建肠道天然生物屏障保护作用。常用双歧杆菌、嗜乳酸杆菌等。代表药物有妈咪爱、双歧杆菌活菌制剂（丽珠肠乐）、金双歧、培菲康等。

二十二、新生儿惊厥

（以新生儿 3kg 为例）

长　期　医　嘱	临　时　医　嘱
新生儿护理常规	血常规、凝血酶原时间监测③
一级护理	血胆红素监测④
暂禁食①	血糖、血电解质监测⑤
病重通知	血气分析
监测体温、呼吸、心率	C 反应蛋白⑥
心电、血压监护	头颅 B 超
吸氧	头颅 CT
保温	头颅 MRI
测量头围变化②	脑电图
	腰穿
	苯巴比妥钠　45mg iv⑦
	或 苯妥英钠　45mg iv
	或 10%水合氯醛　1.5ml　保留灌肠
	或 地西泮　1.5mg iv

❶ 重症者需暂停母乳喂养，保持安静。轻症者应避免抱起喂奶，可用滴管或鼻饲，但要在惊厥停止时使用。

❷ 连续观测头围，可反映脑室体积的变化。

❸ 无特殊原因的血红蛋白、血小板、血细胞比容进行性下降，凝血酶原时间延长，要注意新生儿颅内出血所致惊厥。

❹ 胆红素水平逐渐升高应注意新生儿颅内出血。间接胆红素升高要注意胆红素脑病所致惊厥。

❺ 其异常提示相应的代谢紊乱，如低血糖、低血钙、低血镁、

低血钠、高血钠所致惊厥。

⑥ 外周血白细胞总数升高。C 反应蛋白阳性多提示感染所致惊厥，如脑膜炎、脑炎、败血症、破伤风等。

⑦ 控制惊厥。首选苯巴比妥，首次给以负荷量 15～20mg/kg，肌内注射或静脉缓慢注射，若惊厥仍未控制，可每隔 10～15min 再给 5mg/kg，直至惊厥停止，总量可达 30mg/kg。惊厥控制后，12～24h 开始给予维持量，每天 5mg/kg，分 2 次静脉或肌内注射，2～3 天后改为口服维持。

应用苯巴比妥不能控制惊厥时，可选用苯妥英钠，负荷量为 15～20mg/kg，静脉缓注，一般主张将负荷量分 2 次，间隔 20～30min 缓慢注射，6～12h 可给予维持量，每天 3～4mg/kg，分 2～3 次给予。

地西泮除用于治疗新生儿破伤风外，一般不宜作为新生儿一线抗惊厥药，仅用于苯巴比妥及苯妥英钠治疗无效的持续性惊厥，每次每千克体重 0.3～0.5mg，缓慢静脉注射。地西泮止惊效果快，但维持时间短，因此可于 15～20min 后重复使用，1 天内可应用 3～4 次，或每小时 0.3mg/kg 连续静脉滴注。此外，还可直肠给药，剂量为每次 0.6mg/kg。

水合氯醛可作为抗惊厥的辅助药物。

抗惊厥治疗原则上选择一种药物，剂量要足，或两种药交替使用。止惊药有引起呼吸抑制的可能，使用后应密切观察呼吸和心率变化。

注：1. 新生儿惊厥应迅速找出病因并给予治疗，首先是针对可能存在的代谢紊乱，如低血糖、低血钙、低血镁、低血钠等立即进行处理，感染者抗感染治疗，缺氧缺血性脑病、颅内出血、胆红素脑病者应积极进行相应治疗，有些病因一经消除，惊厥即停止。

2. 有脑水肿和颅内压增高的可选用地塞米松，每天 0.5～1mg/kg，分 4 次静脉推注，也可慎用 20% 甘露醇，每次 0.25～0.5g/kg，静脉注射，间隔时间视病情而定。

3. 抗惊厥是否需用维持量或维持用药期限，视病因消除或惊厥控制情况而定。一般用至惊厥停止、神经系统检查正常、脑电图癫痫波消失，则可停药。反复惊厥者，维持治疗可持续数周至惊厥的潜在可能性降低为止。

第四章　遗传代谢性疾病

一、苯丙酮尿症

（以 1 个月 4kg 为例）

长期医嘱	临时医嘱
儿科护理常规	血常规、尿常规、粪常规
二级护理	血苯丙氨酸浓度测定
低苯丙氨酸奶粉　100g/d[1]	血酪氨酸测定[3]
血苯丙氨酸浓度测定　q(3~7)d[2]	苯丙氨酸＋四氢生物蝶呤负荷试验[4]
	尿蝶呤分析[5]
	红细胞二氢蝶呤还原酶活性测定[6]
	患儿血 DNA 测定
	父母血 DNA 测定

[1] 该病主要是饮食治疗。适应证是经典苯丙酮尿症（PKU）以及血苯丙氨酸（PA）高于 1.22mmol/L 的患儿，1 岁内的患儿可采用低苯丙氨酸或无苯丙氨酸特殊奶粉喂养，在保证基本蛋白需要的情况下以低蛋白饮食为主，以维持血苯丙氨酸浓度在 0.12~0.6mmol/L。一般 2 个月以内的患儿所需蛋白为 50~70mg/(kg·d)，3~6 个月的患儿 40mg/(kg·d)，2 岁的患儿 25~30mg/(kg·d)，4 岁以上的患儿 10~30mg/(kg·d)。治疗期间应定期复查 PA 浓度，一般饮食控制应持续在青春期后。

[2] 正常人苯丙氨酸浓度 0.06~0.18mmol/L，PKU 患儿其浓度往往在 1.2mmol/L 以上。

[3] 血酪氨酸正常或减低，其原因主要是该病患儿肝细胞缺乏苯丙氨酸羟化酶（PAH），不能将苯丙氨酸转化成酪氨酸。

❹ 苯丙氨酸＋四氢生物蝶呤负荷试验：目的主要是区分类型。在基础血苯丙氨酸浓度较高情况下，直接给予口服四氢生物蝶呤片20mg/kg，在服前及服后 2h、4h、6h、8h、24h 分别测定苯丙氨酸，基础血苯丙氨酸＜600μmol/L 者可做苯丙氨酸＋四氢生物蝶呤负荷试验，即让患儿口服苯丙氨酸（100mg/kg），服后 3h 再口服四氢生物蝶呤，服苯丙氨酸前及服后 1h、2h、3h，服四氢生物蝶呤后 2h、4h、6h、8h、24h 分别测定苯丙氨酸。服四氢生物蝶呤后无明显下降者考虑为苯丙氨酸羟化酶缺乏性 PKU 或高苯丙氨酸血症（HPA）；服后下降至正常为四氢生物蝶呤合成酶缺乏症。

❺ 测定尿液中生物蝶呤和新蝶呤的含量，其目的也是鉴别各型 PKU，PAH 缺乏患儿尿排出蝶呤量增高，新蝶呤/生物蝶呤比值正常；二氢蝶呤还原酶（DHPR）缺乏患儿尿蝶呤排出量也增多，但四氢生物蝶呤减少；6-丙酮酸氢蝶呤合成酶（6-PTS）缺乏者则新蝶呤/生物蝶呤比值增高，新蝶呤排出量增加；鸟苷三磷酸环化水合酶（GTP-CH）缺乏者则蝶呤总排出量减少。

❻ PAH 仅存在于肝脏中，难以检测。DHPR 活性可在外周红细胞中测定。

注：1. 本病为常染色体隐性遗传病，为氨基酸代谢异常所致。该病大体分两型：典型苯丙酮尿症和 BH4 缺乏型苯丙酮尿症。该病的典型表现为中重度智力低下，可有肌张力异常、惊厥、震颤等神经系统症状，色素减少，尿液有特殊鼠尿味。

2. 本病出生时可完全正常，1 岁时症状明显，怀疑该病者应做初筛试验：尿三氯化铁试验和尿 2,4-二硝基苯肼试验，若呈阳性者，需进一步做确诊试验——苯丙氨酸浓度测定，有条件者应行蝶呤分析。

3. 饮食控制越早越好，应严格管理饮食，应限制高蛋白食物如肉、奶制品、干果，淀粉类食物（如面包、玉米和豆制品）也应限制，主要通过低蛋白食物如水果、非淀粉类蔬菜和其他特制低蛋白食物提供热量。

4. 有条件者可通过药品制剂补充适量酪氨酸、必需氨基酸、维生素和微量元素。

5. 该病预防措施主要是避免近亲结婚，严格实施新生儿筛查，对有家族史者可进行产前基因诊断。

二、肝豆状核变性

(以 6 岁 20kg 为例)

长 期 医 嘱	临 时 医 嘱
儿科护理常规	血常规、尿常规、粪常规
二级护理	肝功能[4]
低铜饮食[1]	血尿素氮、肌酐测定
青霉胺[2]　　200mg po bid	血清铜蓝蛋白[5]、铜氧化酶测定
维生素 B6　10mg po tid	24h 尿铜测定[6]
硫酸锌[3]　　300mg po tid	PT、KPTT
维生素 C　100mg po tid	脑电图
10%GS　250ml　　｜iv gtt 促肝细胞生长素　20mg｜qd	头颅 CT 或 MRI 检查[7]
	肝胆 B 超
	长骨 X 线摄片[8]
	眼科会诊[9]
	血 DNA 微卫星多态性标记检查
	白蛋白[10]　　10g iv gtt

❶ 每日铜摄入<1mg，少食动物内脏、鱼虾、海鲜、坚果、巧克力等。

❷ 剂量为 20mg/(kg·d)，分 2~3 次餐前半小时口服，其副作用为药物疹、血小板降低、蛋白尿、系统性红斑狼疮 (SLE)、肺出血肾炎综合征 (Goodpasture 综合征) 等，服用时拮抗维生素 B6，故应同时口服维生素 B6。该药与青霉素存在交叉过敏反应，青霉素过敏者对该药也可能过敏，应给予注意。

❸ 锌可减少铜的吸收，常用硫酸锌或醋酸锌，剂量为 50mg/(kg·d)，分 2~3 次服。可与青霉胺同用，同用时青霉胺剂量应减少为 7~10mg/(kg·d)，轻症可只用锌剂。

❹ 该病多在肝脏、肾脏、脑、眼角膜形成铜沉积，影响肝功能、肾功能，甚至导致肝硬化，故应注意护肝治疗。

❺ 正常值为 200~400mg/L，小于 2 个月的婴儿可略低，该病患儿血清铜蓝蛋白多<200mg/L，但有 5% 的患儿并不低。

⑥ 正常患儿＜40μg/24h。

⑦ 85%的患儿脑室、脑干、小脑萎缩，皮层白质萎缩，基底节低密度改变。

⑧ 该病可有关节疼痛，双下肢弯曲变形，X线有骨质疏松，关节间隙变窄，赘生改变。

⑨ 裂隙灯检查有无 K-F 环。

⑩ 伴见腹水或低蛋白血症时可输注白蛋白 0.5～1g/(kg·d)，每天 1 次，注意使用前后需冲管。

注：1. 该病为原发性铜代谢缺陷病，为常染色体隐性遗传，铜沉积于肝脏、肾脏、脑、眼角膜等部位，临床分为无症状期、肝损害期、肝外症状期三个阶段。该病可伴见溶血性贫血、锥体外系症状、眼角膜 K-F 环、肝肾损害、关节病变等，少数可伴甲状腺功能减退，对有本病家族史、近亲结婚、原因不明肝病、溶血性贫血、肾脏病变，以及难以解释的精神经症状者应及时进行基因 DNA 筛查。

2. 对于铜含量也可行血清铜含量测定、离体培养皮肤成纤维细胞内铜含量测定、同位素铜负荷测定、肝穿刺铜含量测定等多种方法。

3. 本病治疗越早越好，需终生无间断治疗，以暴发性肝功能衰竭起病者或对药物治疗无反应的晚期肝硬化者可行肝移植。可用青霉胺排铜，若因毒性作用难以应用青霉胺时，可用 TETA 0.5～2g/d，分 2～4 次餐前服，疗程 1～2 年，但该药昂贵。若并发锥体外系症状时，可用左旋多巴、苯海索（安坦）等对症处理。

4. 疗效检测

a. 24h 尿铜及尿锌测定：尿铜＜125μg/24h，尿锌＞2mg/24h 说明有效，初治 2～3 年内半年复查 1 次，稳定后 1 年查 1 次。

b. 血浆中非铜蓝蛋白铜测定：非铜蓝蛋白铜（μg/dl）＝血浆铜－血铜蓝蛋白铜。其目标＜25μg/dl。

三、糖原贮积症

（以 6 岁 20kg 为例）

长 期 医 嘱	临 时 医 嘱
儿科护理常规	血常规、尿常规、粪常规

续表

长 期 医 嘱	临 时 医 嘱
二级护理	空腹血糖测定[2]
高蛋白、高碳水化合物、低脂肪饮食[1]	肝功能、肾功能[3]
	血乳酸测定[4]
	血脂系列测定[5]
	血小板及血小板活性测定[6]
	肾上腺素试验[7]
	葡萄糖耐量试验[8]
	肝、脾、双肾 B 超
	肝组织活检[9]

[1] 本病应以高蛋白、高碳水化合物、低脂肪饮食为主，避免食用含半乳糖、果糖的食物，餐次增加，新生儿及小婴儿可喂葡萄糖水，每 $1\sim2h$ 1 次，8 个月后可用玉米淀粉替代，每 $4\sim6h$ 口服 $1\sim2g/kg$。

[2] 本病易发生低血糖，故应检测空腹血糖的变化。

[3] 糖原在肝、肾及肌肉组织中堆积，易造成肝脏、肾脏损害。

[4] 由于糖异生、糖酵解增生亢进，血中的丙酮酸及乳酸大量堆积，导致高乳酸血症及酸中毒，故应检测乳酸。

[5] 糖代谢紊乱也可造成脂肪代谢紊乱，本病往往会有血脂增高。

[6] 本病常伴随血小板黏附、聚集功能不良，从而导致鼻出血等症状。

[7] 肾上腺素试验：肾上腺素 0.2ml 皮下注射，注射后 10min、20min、30min、40min、50min、60min 分别检测血糖变化，正常人血糖在注射肾上腺素后会上升 $40\%\sim60\%$，本病注射后不能使血糖升高，血糖曲线呈平坦形。

[8] 葡萄糖耐量试验（OGTT）：口服葡萄糖 25g，在服前及服后 30min、60min、90min、120min 检测血糖变化。本病 OGTT 呈轻度糖尿病曲线。

[9] 糖代谢检查有助于诊断该病，但个体变异较大，其确诊还需依赖肝组织活检糖原定量为准。

注：1. 糖原贮积症为先天性酶缺陷导致糖代谢障碍而引起，大量糖原贮积于肝、肾及肌肉组织中，正常糖代谢受到影响，不能维持正常的血糖水平，临床以低血糖、高脂血症、肝肿大及生长发育迟滞为主要特点。

2. 根据所缺乏酶的不同，临床分为 12 型。临床常见的为 Ⅰa 型，由葡萄糖-6-磷酸酶缺乏所致。

3. Ⅰ、Ⅲ、Ⅳ、Ⅵ、Ⅸ型以肝脏病变为主，Ⅱ、Ⅴ、Ⅶ型以肌肉受损为主，除部分磷酸化酶缺陷（Ⅵ型）为 X 连锁隐性遗传外，其他各型均为常染色体隐性遗传。

4. Ⅰa 型糖原贮积病常伴有高尿酸血症，临床以体格发育障碍、低血糖、肝脏增大为主要特点，随着年龄增大低血糖症状可渐减少，但随访仍属必要。Ⅰb 型糖原贮积症与 Ⅰa 型糖原贮积症症状相似，但易并发粒细胞减少而更易感染。

5. Ⅷ型预后较好，一般无需要特殊治疗，Ⅱ、Ⅳ、Ⅶ型至今仍无特效治疗方法，其他型通过饮食替代疗法可以改善低血糖等症状。

四、黏多糖病

（以 1 岁 10kg 为例）

长 期 医 嘱	临 时 医 嘱
儿科护理常规	血常规、尿常规、粪常规
一级护理	心功能、肝功能
普食	心脏彩超[1]
	长骨 X 线摄片[2]
	胸腰椎 X 线摄片[2]
	肋骨 X 线摄片[2]
	掌骨、指骨、趾骨 X 线摄片[2]
	尿黏多糖筛查[3]
	耳鼻喉科会诊[4]
	眼科会诊[5]
	白细胞或纤维母细胞培养测定各种酶[6]
	基因诊断

❶ 本病可影响到心血管系统，导致冠状动脉狭窄，心瓣膜、心内膜增厚，心肌僵硬甚至心力衰竭，心脏彩超动态观察心血管系统变化。

❷ 本病临床特点主要以骨骼畸形为主，可涉及颅骨、肋骨、四肢长骨、胸腰椎等骨性组织及相关关节，呈多发性骨发育不良。

❸ 尿黏多糖筛查可先行定性试验，如甲苯胺蓝呈色法或酸性白蛋白分度法；阳性者可行 24h 黏多糖定量检测。

❹ 可并发耳聋。

❺ 可并发眼部病变，角膜浑浊，Ⅰs 型、Ⅱ型、Ⅲ型可能有视网膜色素病变，Ⅰs 型可发生青光眼。

❻ Ⅰh 型可通过白细胞或纤维母细胞培养测定 $\alpha\text{-}L\text{-}$艾杜糖苷酸酶。

注：1. 本病为一组遗传性溶酶体贮积症，由于多种降解黏多糖所需的溶酶体酶缺陷致黏多糖贮积，并大量从尿中排出，共分为Ⅰ～Ⅶ型，除 MPSⅡ型为 X 连锁隐性遗传外，其余均属常染色体隐性遗传，临床以丑陋面容、骨骼异常及运动受限、肝脾肿大、智能低下为主要特征。

2. 大多 1 岁发病，呈进行性，可累及多脏器，轻重不一，临床以Ⅰh 型最多见也最重，该型为 $\alpha\text{-}L\text{-}$艾杜糖苷酸酶缺陷所致。

3. 本病无有效治疗方法，必要时可输大剂量血浆补充酶，目前的治疗措施是骨髓干细胞移植。

4. 酶替代疗法、基因治疗目前仍在探索中。

五、唐氏综合征（21-三体综合征）

（以 6 岁 20kg 为例）

长 期 医 嘱	临 时 医 嘱
儿科护理常规	血常规、尿常规、粪常规
二级护理	血 FT_3、FT_4、TSH❶ 测定
普食	智商测定❷
维生素 B_6　10mg po tid	心脏彩超❸
叶酸　5mg po tid	消化道造影❹
体能、智能训练	外周血细胞染色体核型分析❺

续表

长 期 医 嘱	临 时 医 嘱
	分子细胞遗传学检查❻
	高危孕妇单联筛查(二聚体抑制素 A)❼
	高危孕妇三联筛查(甲胎蛋白、雌三醇、绒毛膜促性腺激素)❼
	羊水细胞染色体核型分析❽
	眼科会诊❾

❶ 本病应与先天性甲状腺功能减低症相鉴别,部分患儿可伴甲状腺功能减退。

❷ 智力明显低下,IQ 通常在 25～50。

❸ 50%的患儿伴见心内膜垫缺失、房缺等先天性心脏病。

❹ 明确有无伴见十二指肠闭锁、直肠闭锁、先天性巨结肠等先天性消化道畸形。

❺ 外周血细胞染色体核型分析是确诊该病的关键检测手段,该病患儿第 21 号染色体比正常人多一条,标准型染色体核型为 47, XX (XY),＋21;嵌合型染色体核型为 46, XX(XY)/47, XX(XY),＋21;易位型染色体核型大多为 D/G 易位,D 组中以 14 号染色体为主,如 46, XX(XY)－14,＋t(14q21q),少数为 15 号染色体,其次为 G/G 易位。

❻ 采用 FISH 技术,以 21 号染色体做探针,与外周血中淋巴细胞或羊水细胞进行 FISH 杂交分析。

❼ 唐氏综合征高危孕妇在孕早期(孕 11～13 周)二聚体抑制素 A 已经明显升高,方法敏感而特异,检出率 48%,假阳性率 4%。三联筛查可对孕 15～21 周的孕妇进行检测,甲胎蛋白 (AFP)、雌三醇 (FE$_3$) 降低,绒毛膜促性腺激素 (HCG) 升高。

❽ 产前筛查怀疑该病者,可行该项检查以明确诊断。

❾ 主要是检查视力及眼底,常见晶状体浑浊、斜视、眼球震颤等。

注:1. 该病又称 Down 综合征或先天愚型,根据染色体核型可分为标准型、嵌合型和易位型三型,临床以标准型占绝大多数。

2. 临床表现的严重程度取决于正常细胞核型所占百分比，以特殊面容（眼距增宽、眼裂短、鼻梁塌陷、小耳、舌伸出口外、颈短、颈蹼等）、智能低下、体格发育迟缓（身材矮小、出牙迟、囟门大）及畸形（手指短、小指内弯、通贯手、草鞋脚）为主要特点。

3. 本病尚无有效治疗方法，主要是加强体能、智能训练，鼓励心理行为治疗；矫正先天畸形。可试用谷氨酸、维生素 B_6、叶酸等以改善小儿精神活动。

4. 患儿免疫功能低下，易于并发各种感染，白血病的发病率也颇高，故应积极防治感染。

六、先天性卵巢发育不全综合征

（以 6 岁 20kg 为例）

长 期 医 嘱	临 时 医 嘱
儿科护理常规	血常规、尿常规、粪常规
二级护理	GH 测定❶
普食	LH、FSH、E_2 测定❺
基因重组人生长激素❶　　2IU ih qd	心功能、肾功能
司坦唑醇（康力龙）❷　　2mg po qd	血 FT_3、FT_4、TSH 测定❻
炔雌醇❸　　6.25μg po qd	双肾、子宫、卵巢、双附件 B 超❼
	腕骨 X 线摄片❼
	心脏彩超❼
	外周血细胞染色体核型分析❽
	耳鼻喉科会诊❾
	妇科会诊

❶ 生长激素治疗主要改善身材矮小症状，临床剂量 0.1IU/(kg·d)，每日睡前 1h 皮下注射。个别患儿可有皮肤局部红肿，3～5 天可自然消失；偶有水钠潴留；用 3 个月后可有亚临床甲状腺功能减低，此时应注意补充甲状腺片 20～40mg。该药效果受初治年龄及骨龄、用药剂量及疗程、遗传靶升高、雌激素替代治疗的时间及是否联用类固醇同化类激素治疗等多种因素的影响。

❷ 属蛋白同化类固醇制剂，6 岁以下 1mg/d，6 岁以上 2mg/d，

可在青春前期骨骺尚未融合前使用，用前需测定骨龄落后于实际年龄至少2年方可使用，半年为1个疗程，每半年复查骨龄，过快时应停止治疗。该药有肝功能损害、胃肠道反应及水钠潴留等副作用。

❸ 属雌激素替代疗法，该治疗能诱导第二性征的发育及人工周期，改善其心理状态，预防骨质疏松。临床可用炔雌醇 6.25～12.5μg，口服，每天1次；或结合雌激素 0.625mg，每天1次等。该疗法注意事项：a. 性激素促进骨骺愈合、限制骨骼生长，故青春期前忌用，12岁后方可使用；b. 诱导患儿性发育应遵循个体化原则。

❹ 生长激素（GH）测定：采用药物激发试验后测定生长激素峰值，正常值>10μg/L，而该病常小于此值。具体测定方法有三种。

a. 可乐定生长激素激发试验：空腹口服可乐定 4μg/kg，服前及服后 30min、60min、90min 抽血测生长激素。该试验可有嗜睡、恶心、呕吐及偶尔血压下降等不良反应。

b. 左旋多巴生长激素激发试验：空腹口服左旋多巴 10mg/kg，服前及服后 30min、60min、90min 抽血测生长激素。该试验也有嗜睡、恶心、呕吐及偶尔血压下降等不良反应。

c. 胰岛素生长激素激发试验：正规胰岛素 0.05～0.1IU/kg 加入生理盐水 2ml 中静脉注射，服前及服后 30min、60min、90min 抽血测生长激素。该试验应注意低血糖反应，故应同时监测血糖变化，当血糖下降幅度>基础值的 50% 或血糖绝对值低于 2.2mmol/L 时为有效刺激。

临床一般以一种口服试验加一种静脉试验联合检测。必要时也可进一步检测胰岛素样生长因子（IGF-1）。做胰岛素诱发低血糖激发试验时，疑有 ACTH 缺乏者或有低血糖发作史者，给正规胰岛素 0.05U/kg，一般注射后 15～45min 血糖最低，如血糖下降至 2.2mmol/L 或比基础值下降 50% 为有效刺激。

可乐定和左旋多巴试验方法相同，服用后部分患儿可出现嗜睡、恶心、呕吐，可乐定偶尔会引起血压下降等不良反应；精氨酸注射后偶尔有恶心、呕吐、注射处疼痛等反应。一般认为在试验过程中，GH 的峰值<10μg/L 即为分泌功能不正常。GH 峰值<5μg/L 为 GH 完全缺乏；GH 峰值 5～10μg/L 为 GH 部分缺乏。

❺ 卵泡雌激素（FSH）青春前期 0.6～3.4U/L；黄体生成素

(LH) 青春前期 0.6～1.7U/L，雌二醇（E_2）青春前期＜91.77pmol/L（25pg/ml）。该病雌激素水平均降低。

❻ 10％～30％的患儿可伴见自身免疫性甲状腺炎，临床应监测自身免疫性甲状腺功能。

❼ 该病有短掌骨、马德隆畸形、肘外翻等畸形，需 X 线明确；另外，该病可伴见二尖瓣和主动脉瓣狭窄等心脏畸形，应行心脏彩超；该病可有肾旋转、马蹄肾、异位肾、肾积水等肾脏畸形，需进行 B 超检查，必要时行 CT 检查；妇科 B 超可见幼稚型卵巢或卵巢萎缩成条索状、子宫发育不良等。

❽ 外周血细胞染色体核型分析是确诊先天性卵巢发育不全综合征（TS）的关键检测手段。可发现患儿仅有一条 X 染色体，标准型核型：45，XO；嵌合型：46，XX/45，XO；结构变异型：46，Xdel（Xp）或 46，Xdel（Xp），即一条 X 染色体的短臂或长臂缺失；46，Xi（Xq）即一条 X 染色体的短臂缺失而形成了等长臂 X 染色体。近年来分子细胞遗传学检查提供了更为精确的检测手段。

❾ 50％～90％的患儿有听力损害，故应行听力筛查。

注：1. 该病又称特纳（Turner）综合征，是 X 染色体完全或部分缺失所致，临床可见单体型、嵌合型及结构变异型三种染色体核型，以身材明显矮小、特殊体型、性发育呈幼稚型及（或）原发性闭经为特征。

2. 本病治疗原则应包括改善成年身高、促进性征发育、辅助生殖技术、社会心理治疗及相关疾病的防治，早期诊断、早期治疗至关重要。

3. 对于高危产妇应提倡产前诊断，可行常规超声检查，孕妇外周血三/四联筛查（α-FP，HCG，抑素 A，游离 E_3）及羊水细胞染色体核型分析。

七、先天性睾丸发育不全综合征

（以 6 岁 20kg 为例）

长 期 医 嘱	临 时 医 嘱
儿科护理常规	血常规、尿常规、粪常规
二级护理	LH、FSH、T 测定❷

续表

长 期 医 嘱	临 时 医 嘱
普食	心功能、肾功能
庚酸睾酮①　　50mg im q3w	双肾、输精管、睾丸 B 超③
	外周血细胞染色体核型分析④
	男科会诊⑤

❶ 本病主要行雄激素替代疗法。临床常用雄激素多选长效制剂，如庚酸睾酮 50mg，肌内注射，每 3 周 1 次开始，每 6～9 个月增加 50mg，直至达到成人剂量（每 3 周 250mg）。年龄大的患儿开始剂量及递增剂量可适当加大。注意事项：当患儿年龄达 11～12 岁时方可开始行此疗法；本药只能促进患儿男性化及恢复性功能，但不能恢复成年后的生育能力。

❷ 青春期 FSH、LH 增高。血睾酮（T）水平降低。T 的正常值为 0.2～0.7nmol/L（0.0025～0.2ng/ml）。

❸ B 超检查睾丸呈条索状，无精子产生，故患儿无生殖功能。

❹ 外周血细胞染色体核型分析为该病的确诊手段，常见的染色体核型为 47，XXY；48，XXXY；47，XXY/46，XY（XX）；47，XXY/48XXXY 等类型。

❺ 患儿外表呈男性，具有男性外生殖器、腋毛。阴毛及脂肪分布呈女性型，阴茎短小，睾丸极小而硬，或为隐睾，至青春期可有乳房发育，呈女性型。

注：1. 该病又称 Klinefelter 综合征，是 X 染色体增加一条所致，临床以男性性腺发育不良、身材瘦长、性情体态趋于女性化为特征。

2. 本病治疗原则应以早期教育、促进患儿身心健康及雄激素替代治疗为主。

3. 该病应重视产前诊断，可行羊水细胞或胎儿绒毛细胞染色体核型分析。

第五章　免疫性疾病

一、免疫缺陷病

（一）X连锁无丙种球蛋白血症（XLA）

（以1岁10kg为例）

长　期　医　嘱	临　时　医　嘱
儿科护理常规	血常规[2]、尿常规、粪常规
二级护理	血沉[3]
混合喂养	网织红细胞[4]
丙种球蛋白　4g iv gtt q3w[1]	体液免疫功能检测[5]
	外周血T细胞绝对计数[6]
	T细胞亚群计数[7]
	B淋巴细胞计数[8]
	血蛋白电泳[9]
	ASO[10]
	血生化全套
	Btk基因突变检测[11]
	胸部、鼻咽部X线摄片[12]

[1] 宜早进行丙种球蛋白（IVIG）治疗，以免发生感染导致不可逆性器质性损害。每次400mg/kg，每3～4周1次。但用量宜个体化，以血清IgG浓度上升到1000mg/dl为度。

[2] 血常规可见不同程度的贫血。

[3] 血沉一般正常。

[4] 当出现自身免疫溶血性贫血时，网织红细胞增高。

[5] 体液免疫功能检测提示IgG、IgA 、IgM、IgE明显下降。

[6] 外周血T细胞绝对计数正常。

[7] T细胞亚群测定：可见CD4/CD8比值倒置。

[8] B淋巴细胞计数：使用抗μ链单抗可测定前B细胞的数量。

XLA 患儿成熟 B 细胞（$CD19^+$）＜2％，多数患儿＜0.5％甚至缺如。即使患儿血清 IgG 水平高于预计值，外周血 B 细胞数量也是明显降低的，这是 XLA 的显著特征之一。

⑨ 血蛋白电泳示丙种球蛋白比例极低。

⑩ 常见 ASO 滴度降低，往往提示抗体缺陷。

⑪ *Btk* 基因的突变分析是 XLA 的确诊试验。

⑫ 胸部 X 线摄片缺乏胸腺影者，则提示 T 细胞功能缺陷。鼻咽部 X 线检查显示缺乏腺样体组织。

注：1. 患儿应得到特别的护理，包括预防和治疗感染，应有适当的隔离措施，注重营养，加强家庭宣教以增强父母和患儿对抗疾病的信心等。应鼓励治疗后的患儿尽可能参加正常生活。一旦发现感染灶应及时治疗，有时需用长期抗感染药物预防性给药。下呼吸道慢性感染者，应定期做肺功能试验。

2. 早期诊断和常规使用 IVIG 替代治疗使本病的预后大为改观，均能健康存活。凡未接受正规 IVIG 治疗者，大约 50％以上伴发慢性肺部感染，且常有阻塞性肺部疾病或肺源性心脏病，患儿很少能度过幼儿期。伴发慢性播散性肠道病毒感染者也不少见。另有约 2％的病例因伴发淋巴网状组织恶性肿瘤而死亡。

（二）婴儿暂时性低丙种球蛋白血症

（以 1 岁 10kg 为例）

长 期 医 嘱	临 时 医 嘱
儿科护理常规	血常规、尿常规、粪常规
二级护理	C 反应蛋白
混合喂养	体液免疫功能检测①
	外周血 T 细胞绝对计数②
	T 细胞亚群计数
	B 淋巴细胞计数③
	血生化全套
	淋巴结活检④
	胸部 X 线摄片
	心电图
	丙种球蛋白　4g iv gtt qd⑤

❶ 一种或多种免疫球蛋白低于同龄组水平 2～3 个标准差或血清 IgG 低于 2.5g/L。

❷ T 细胞绝对计数正常。

❸ B 淋巴细胞数量正常。

❹ 淋巴结活检虽缺少成熟浆细胞，但有浆细胞样淋巴细胞。

❺ 反复及严重感染者可考虑静脉滴注 IVIG，剂量同前，但不必持续给予替代疗法。

注：1. 当有感染存在时应及早应用广谱抗生素，应根据病原学及药物敏感试验选择药物。

2. 加强支持疗法，加强护理及合理喂养。

3. 本症为自限性疾病，预后较好，一般 2～3 岁以后，患儿免疫球蛋白水平达到正常，免疫功能恢复正常，不再复发，也无持久的免疫系统异常。

（三）选择性 IgA 缺陷

（以 1 岁 10kg 为例）

长 期 医 嘱	临 时 医 嘱
儿科护理常规	血常规、尿常规、粪常规
二级护理	血沉
混合喂养	ASO
	血抗核抗体、抗 DNA 抗体测定❶
	血抗 IgA 抗体测定❷
	体液免疫功能检测❸
	唾液分泌型 IgA 测定❹
	外周血 T 细胞绝对计数
	T 细胞亚群、B 淋巴细胞计数
	血生化全套
	胸部 X 线摄片
	去除 IgA 的丙种球蛋白 4g iv gtt qd❺

❶ 约 40% 的患儿血清中可测到自身抗体。

❷ 本症患儿接触血浆 IgA 或 γ 球蛋白后，会产生抗 IgA 抗体，以后如再输血或接触球蛋白便引起过敏反应。

❸ 血清 IgA<0.05g/L，甚至测不出，IgG、IgM 正常或升高，

甚至可 2 倍于正常值。

④ 重症患儿唾液中未能测到分泌型 IgA。

⑤ 免疫球蛋白使用前需检测 IgA 抗体，如滴度升高，则需慎用。需要用免疫球蛋白时，最好用去除 IgA 的免疫球蛋白。

注：1. 积极控制感染并治疗各种并发症。

2. 无症状者无需治疗。

3. 严重腹泻患儿可给予人初乳或牛的初乳制剂，以补充 SIgA。

4. 禁忌输含 IgA 的新鲜血和丙种球蛋白制剂，以免发生过敏反应。当患儿需要输血时，只能输注经多次洗涤的红细胞或取自 IgA 缺陷者的血或血制品。

（四）先天性胸腺发育不全（DiGeorge 综合征，DGS）

（以 1 岁 10kg 为例）

长 期 医 嘱	临 时 医 嘱
儿科护理常规	血常规、尿常规、粪常规
二级护理	体液免疫功能检测②
低磷饮食	外周血 T 细胞绝对计数③
碳酸钙 D₃ 咀嚼片　1 片 po qd①	T 细胞亚群计数
或 葡萄糖酸钙　0.5g po tid	B 淋巴细胞计数④
	血生化全套⑤
	甲状旁腺素⑥
	心电图
	超声心动图⑦
	胸部 X 线摄片（正、侧位片）⑧
	头颅 MRI 检查⑨
	丙种球蛋白　4g iv gtt qd⑩
	骨髓移植⑪
	或 胸腺移植⑪

❶ 针对低钙血症应相应补钙。

❷ 血清免疫球蛋白水平多无变化，显著低下者多为重症患儿。

❸ 不完全性 DGS：T 淋巴细胞增殖反应正常，TH 细胞功能明显降低。完全性 DGS：随着年龄增长，T 细胞数量上升但并不能改

善其增殖反应。

❹ 不完全性 DGS：B 细胞数量正常或增多。完全性 DGS：B 细胞数量增多。

❺ 血生化全套可提示低钙血症、高磷血症。

❻ 甲状旁腺素低下或缺乏。

❼ 超声心动图示大多数患儿伴有左心室流出道畸形，其他损害有右心室流出道畸形，包括肺动脉闭锁、法洛四联症及右心室流出道和肺动脉管狭窄等。

❽ 胸部 X 线摄片可能提示无胸腺影，但这并不完全代表 T 细胞能力异常。X 线可见心脏和大血管异常，如右位动脉弓、肺动脉扩张、心脏扩大等。

❾ 头颅 MRI 检查可发现部分病例小脑蚓部和后颅凹变小及前角附近小囊肿形成。

❿ 严重感染者可考虑使用 IVIG。

⓫ 不完全性 DGS 不需要考虑免疫重建治疗。但对完全性 DGS 患儿（对丝裂原刺激无增殖反应），则应尽早考虑做 MHC 配型骨髓移植或胸腺移植。

注：1. 手术治疗 心脏畸形通常是 DGS 最严重及威胁生命的因素，应对患儿进行尽可能积极的治疗，包括手术治疗。其他畸形的矫正也可择其进行，手术时若需输血，应事先进行 X 线照射，以防移植物抗宿主病。

2. 积极控制感染 本症患儿感染时必须考虑细菌、病毒、卡氏肺囊虫等混合感染，应根据病原学检查选择抗生素。

3. 发生低钙惊厥者，应即刻使用药物止惊和静脉注射离子钙。

4. 先天性心脏病的严重程度是判定 DGS 预后的主要指标。其他预后因素包括免疫缺陷及低甲状旁腺功能状况。

（五）严重联合免疫缺陷病 （SCID）

（以 1 岁 10kg 为例）

长 期 医 嘱	临 时 医 嘱
儿科护理常规	血常规、尿常规、粪常规
一级护理	血清蛋白电泳、血生化全套

长 期 医 嘱	临 时 医 嘱
置无菌室	体液免疫功能检测②
或 隔离室	外周血 T 细胞绝对计数③
转移因子　1 支 ih(腋下) qd①	T 细胞亚群计数
	B 淋巴细胞计数(CD19)④
	NK 细胞计数(CD56/16)⑤
	乙肝两对半
	血巨细胞病毒、EB 病毒抗体检测
	血培养＋药敏试验
	淋巴结活检
	骨髓穿刺涂片
	骨髓活检
	HLA 配型
	胸部、鼻咽部 X 线摄片⑥
	免疫球蛋白　4g iv gtt qd⑦
	胸腺移植或骨髓移植⑧

❶ 可应用免疫制剂，如转移因子治疗。

❷ 血清中各类免疫球蛋白显著低下，IgG 水平多低于 2.0g/L，IgA、IgM 也降低。可同时存在部分 IgG 亚类缺乏。

❸ 可见 T 细胞计数明显减少。

❹ 可见 B 淋巴细胞数量减少。

❺ 可见 NK 细胞数减少。

❻ 胸部及鼻咽部 X 线检查缺乏胸腺及腺样体影像。

❼ 严重感染患儿可定期输注免疫球蛋白。

❽ 有条件者可行胸腺移植或骨髓移植，这是免疫重建的最好方法，但之前应做 HLA 配型。

注：1. 加强护理，针对各种严重感染采取有效措施。根据细菌敏感试验应用有效抗生素。病毒或真菌感染时给予相应的抗病毒药及抗真菌药。复方磺胺甲噁唑可预防卡氏肺囊虫肺炎。

2. 不宜输注新鲜全血、血浆或其他血液制品，以防患儿发生移植物抗宿主病（GVHD），因此，血制品在输注前必须通过 25Gy 的辐射照射。所用血制品应来源于巨细胞病毒抗体阴性的供者。

3. 应避免注射活疫苗和卡介苗，否则会导致全身严重感染。应在患儿成功接受移植后 1 年，并已停止免疫抑制治疗时恢复免疫接种。

二、风湿热

（以 6 岁 20kg 为例）

长 期 医 嘱	临 时 医 嘱
儿科护理常规	血常规❻、尿常规、粪常规
一级护理	红细胞沉降率（血沉）❼
清淡饮食❶	C 反应蛋白❽
卧床休息❷	ASO❾
NS　200ml 青霉素　360 万 U ｜ iv gtt bid❸	咽拭子培养❿
	血清蛋白电泳⓫
阿司匹林　500mg po qid❹	体液免疫功能检测⓬
泼尼松　10mg po qid❺	全套血生化检查
	抗心肌抗体⓭
	心电图
	超声心动图
	青霉素皮试

❶ 应给予容易消化，富有蛋白质、糖类及维生素 C 的饮食，宜少量多餐。有充血性心力衰竭者可适当限制盐及水分。应用皮质激素的患儿亦应适当限制食盐。

❷ 在急性期如发热、关节肿痛者，应卧床休息至急性症状消失。心脏炎并发心力衰竭者应绝对卧床休息，休息时间：一般无明显心脏受累者大约需 1 个月；心脏受累者需 2～3 个月；心脏扩大伴有心力衰竭者，约需 6 个月方可逐渐恢复正常活动。

❸ 控制链球菌感染：用大剂量青霉素（480～960）万 U/d 静滴。青霉素过敏者可改用其他有效抗生素，如红霉素 30mg/(kg·d)，分 3～4 次口服，服用 10 天，以彻底清除链球菌感染。

④ 抗风湿药常用的有阿司匹林及肾上腺皮质激素。多发性关节炎者首选阿司匹林，剂量为 80~100mg/(kg·d)，每日用量不超过 3g，分次口服，如效果不明显或出现中毒反应，宜测血清阿司匹林水平，宜调节剂量将阿司匹林水平保持在 20~25mg/dl，避免中毒反应。开始剂量用至体温下降，关节症状消失，血沉、C 反应蛋白及白细胞下降至正常，大约 2 周减为原量的 3/4，再用 2 周左右，后逐渐减量至完全停药。单纯关节炎者用药 4~6 周，有轻度心脏炎者用药 12 周。阿司匹林可抑制凝血酶原的合成，影响血小板的黏附作用，故可发生出血倾向，如鼻咽及胃肠道出血。如有耳鸣、听力障碍应减量，发生酸中毒及精神症状应停药。饭后服阿司匹林可减少恶心、呕吐等胃肠道刺激症状。如仍不能耐受可改用肠溶片。阿司匹林与抗酸药合用则疗效降低。阿司匹林可引起肝细胞损害、转氨酶升高等中毒性肝炎表现。

⑤ 心脏炎患儿应早期使用糖皮质激素治疗，剂量为 2mg/(kg·d)，最大剂量为 60mg/d，分 3~4 次口服，持续 2~3 周，以后缓慢减量，至 8~12 周完全停药。应用泼尼松可出现不良反应，如患儿肥胖、满月脸、多毛、痤疮等，停药后均逐渐消失。其他不良反应尚有高血压、糖尿病、精神异常、惊厥、消化性溃疡、骨质疏松、感染扩散及发育迟缓等。为防止出现肾上腺皮质功能不全，停用泼尼松时需缓慢渐停。

⑥ 血常规检查可有轻度贫血、白细胞增加及核左移现象。

⑦ 红细胞沉降率加速，而有心力衰竭时则加速不明显。

⑧ C 反应蛋白呈阳性反应，且较血沉的加速出现早，但消失亦较慢，一般不受心力衰竭的影响。

⑨ ASO 滴定度增高。在溶血性链球菌感染后 2 周左右，血清中出现 ASO，以后逐渐升高，至 4~6 周达到高峰，8~10 周逐渐恢复正常。75%~80% 的风湿热患儿 ASO 阳性。20% 的患儿 ASO 不升高，其中可能包括部分隐匿性心脏病和舞蹈病患儿。ASO 下降较慢，血沉正常后 5~6 个月仍可持续增高。

⑩ 咽拭子培养有时可培养出 A 族 β 溶血性链球菌，但有些风湿热患儿，特别是在抗生素药物治疗后，咽拭子培养可呈阴性。

⑪ 血清蛋白电泳分析示白蛋白降低，α_2 球蛋白及 γ 球蛋白增

加，黏蛋白也可增加。

⑫ 体液免疫功能检测示急性期 IgA 增高，亚急性或慢性期则为 IgG 增高。

⑬ 55％风湿性心脏炎患儿抗心肌抗体阳性，无明显风湿热活动的慢性瓣膜病患儿 20％～30％阳性，链球菌感染后亦可呈阳性。

注：1. 舞蹈病的治疗　主要采取对症治疗及支持疗法。居住环境宜安静，加强护理工作，预防外伤，避免环境刺激。轻症可用苯巴比妥、地西泮等镇静药。水杨酸及肾上腺皮质激素疗效不显著。用氟哌啶醇 1mg 加同量苯海索，每天 2 次，可较快控制舞蹈动作，并减少氟哌啶醇的副作用，效果较好。

2. 心力衰竭的治疗　严重心脏炎、心脏扩大者易发生心力衰竭，除用肾上腺皮质激素治疗外，应加用地高辛或静注毛花苷 C 及速效利尿药如呋塞米等（详见心力衰竭）。

3. 慢性心瓣膜病的治疗　除临床上仍表现活动性者需给抗风湿药物外，对无风湿活动者，治疗时主要考虑以下几个方面：a. 控制活动量；b. 洋地黄长期治疗；c. 扁桃体摘除，如有慢性扁桃体炎，于风湿热控制后可摘除扁桃体，但在术前 2～3 天及术后 1～2 周注射青霉素，防止发生感染性心内膜炎，在拔牙前后也应如此治疗；d. 心瓣膜严重损害时，可做瓣膜成形术或置换术，从而恢复瓣膜的正常功能。

4. 复发的预防　患风湿热者，如发生上呼吸道链球菌感染，则风湿热复发的危险性很大，不管有无明显症状，均可引起复发，即使积极治疗有症状的感染，预防还可能失败，关键在于持续的预防措施。

a. 肌注苄星青霉素 G 120 万 U，每 4 周肌注 1 次。

b. 或口服青霉素 V，每日 2 次，每次 25 万 U，但依从性不够，可用于复发性低的患儿。

c. 对青霉素过敏者可口服红霉素，剂量 25mg/(kg·d)，分次口服，每月口服 1 周。预防期限不得少于 5 年，有心脏炎者应延长至 10 年或至青春期后，有严重风湿性心脏病者，宜做终身药物预防。

d. 风湿热或风湿性心脏病患儿，当拔牙或行其他手术时，手术前后应给予抗生素静脉滴注，以预防细菌性心内膜炎。

三、幼年型类风湿关节炎

（以 6 岁 20kg 为例）

长 期 医 嘱	临 时 医 嘱
儿科护理常规	血常规❺、尿常规、粪常规
二级护理	类风湿因子❼
清淡饮食	血沉❽
卧床休息❶	C 反应蛋白❾
阿司匹林　400mg po qid❷	关节滑膜液检查❿
或 萘普生　200mg po bid	体液免疫功能检测⓫
或 布洛芬　200mg po qid	全套血生化检查
或 双氯芬酸钠 20mg po tid	抗核抗体⓬
金诺芬(瑞得)　4mg po qd❸	关节 X 线检查
或 青霉胺　100mg po bid	CT 或 MRI 检查⓭
或 羟氯喹　100mg po qd	腕部超声波检查⓮
或 柳氮磺吡啶　200mg po qd	
泼尼松　4mg po qod❹	
甲氨蝶呤　8mg po qw❺	
或 环孢素　50mg po bid	

❶ 急性发作期宜卧床休息，必要时加用夹板或支架固定炎症关节，以减少肌肉挛缩，防止畸形。

❷ 非甾体类抗炎药，如阿司匹林，推荐剂量为每天 80mg/kg，分 4 次口服，但对年长儿及体重较大的儿童，每日总量不超过 3.6g。保持血浓度为 200～300mg/L，待病情缓解后逐渐减量，以最低有效量长期维持，可持续数年。治疗过程中应注意有无阿司匹林不良反应，如胃肠道刺激症状、耳鸣、出汗、易激惹、换气过度等，严重者可出现呼吸性碱中毒和代谢性酸中毒，还可有支气管痉挛、荨麻疹及肝功能异常等。因此，在用药过程中应定期复查肝功能，长期用药者还应监测尿常规，注意有无肾脏功能损害。或萘普生每日 15～20mg/kg，分 2 次口服。或布洛芬每日 30～40mg/kg，分 4 次口服。或双氯芬酸钠每日 0.5～3mg/kg，分 3～4 次口服。

❸ 缓解病情的抗风湿药：本类药物作用缓慢，且毒性较大，故适用于长期病情未能得到控，已有关节骨质破坏者。如金诺芬（瑞得）每日 0.1～0.2mg/kg，一次顿服，最大剂量不超过 9mg/d。用药期间应注意定期复查血、尿常规及肾功能。或青霉胺，每日剂量为 10mg/kg，最大剂量不超过 750mg/d，分 2 次口服。或羟氯喹，剂量为每日 5～6mg/kg，最大剂量不超过 200mg/d，一次顿服。长期服药应监测视力及定期复查血常规，注意有无白细胞减少。或柳氮磺吡啶，每日剂量为 50mg/kg，最大剂量不超过 2g/d。开始时为避免过敏反应宜从小剂量 10mg/(kg·d) 开始，1～2 周加至足量。用药过程中注意定期复查血常规。

❹ 使用激素的适应证。

a. 多关节型：对非甾体类抗炎药物和缓解病情的抗风湿药物未能控制的严重患儿加用小剂量泼尼松 [0.1～0.2mg/(kg·d)]，隔日顿服。

b. 全身型：若发热和关节炎未能为足量非甾体类抗炎药物所控制，可加服泼尼松，每日 0.5～1mg/kg（≤40mg/d），1 次顿服或分次服用。一旦体温得到控制即逐渐减量至停药。合并心包炎者，则需大剂量泼尼松治疗，剂量为每日 2mg/kg，宜分 3～4 次口服，待控制后逐渐减量至停药，或用甲泼尼龙冲击治疗，每剂 10～30mg/kg，每日 1 剂，连续 3 天，或隔日 1 剂，共 3 剂。

c. 少关节型：一般不主张激素全身治疗，对单个关节（如膝关节）大量积液的患儿，除用其他药物全身治疗外，可在关节腔内抽液后，注入醋酸氢化可的松或地塞米松，以缓解疼痛，防止渗液，并有利于恢复关节功能。

d. 虹膜睫状体炎：轻者可用扩瞳剂激素类眼药水滴眼，对严重影响视力者，除局部注射激素外，需加用泼尼松，先每日口服，继以隔日顿服。虹膜睫状体炎一般对泼尼松很敏感，无需服用大剂量，一些患儿 2～4mg/d 即能见效。

❺ 免疫抑制药，如甲氨蝶呤，剂量为每周 10mg/m²，口服，如口服效果不好或出现恶心、呕吐及转氨酶升高，可改为皮下注射，对治疗关节型患儿安全有效。或环孢素，剂量为每日 3～5mg/kg，分 2 次服用。在应用免疫抑制药时应注意定期复查血常

规和肝功能。

❻ 血常规示在活动期大多有中等低色素、正常红细胞性贫血，白细胞数常增多，特别是全身型患儿，白细胞总数高达（30～50）×10^9/L，并有核左移，血小板增高，特别是病情加剧者。

❼ 类风湿因子阳性率低，仅见于年龄较大、起病较晚、多关节受累并有骨质破坏的患儿。

❽ 活动期血沉明显增快。

❾ C反应蛋白大多增高。

❿ 关节滑膜液检查可见白细胞总数达（5～80）×10^9/L，分类以中性多形核白细胞为主，蛋白增高，糖降低，补体正常或降低。

⓫ 活动期血清免疫球蛋白 IgG、IgA、IgM 增高，严重病例可见到明显的高丙种球蛋白血症，随着病情改善而降至正常。全身型患儿可检测出循环免疫复合物。

⓬ 国外报道，本病的抗核抗体阳性率为 40%。

⓭ 关节 X 线检查早期表现为关节附近软组织肿胀、骨质稀疏和骨膜炎。后期可出现关节面破坏和软骨间隙变窄。

⓮ CT 扫描可早期发现骶髂关节病变、颞下颌关节病变及足部病变。MRI 能协助我们观察到未出现骨侵蚀前软骨的损害。

⓯ 腕部超声波检查可帮助鉴别关节积液是腱鞘炎还是腱鞘囊肿。

注：1. 本病的治疗目的在于控制临床症状，抑制关节炎症，维持关节功能和预防关节畸形，应尽早采取综合疗法。在整个治疗过程中体育疗法和物理疗法都很重要，特别是对因病情活动，关节疼痛而被迫卧床的患儿。在急性期，要进行温水浴，因为温水治疗能减轻疼痛。加强锻炼以防止肌肉萎缩和关节挛缩。但活动锻炼应循序渐进，先被动活动，然后主动活动。要避免过度疲劳而加重关节疼痛。

心理治疗甚为重要。应克服患儿因慢性疾病或残废造成的自卑心理，鼓励他们参加正常的活动和上学，以增强他们的自信心，使其身心得以健康成长。

2. 美国风湿病学会 1989 年修订的诊断标准如下。

（1）发病年龄在 16 岁以下。

（2）一个或几个关节发炎，表现为关节肿胀或积液，以及具备下列 2 种以上体征，如关节活动受限、活动时疼痛或触痛及关节局部温度升高。

（3）病程在 6 周以上。

（4）根据起病最初 6 个月的临床表现确定临床类型。

a. 多关节型：受累关节 5 个或 5 个以上。

b. 少关节型：受累关节 4 个或 4 个以下。

c. 全身型：间歇发热，类风湿皮疹，关节炎，肝脾及淋巴结肿大，浆膜炎。

d. 除外其他疾病。

3. 矫正手术 为减少粘连性腱鞘炎和腕背肌腱破裂的危险，可进行腱鞘切除术。滑膜肥厚、关节疼痛而致关节活动受限者可行滑膜切除术，以改善关节活动功能。对严重髋关节及膝关节受累的患儿，至青春后期，骨骼生长发育停止后，可行关节置换术。

四、川崎病

（以 6 岁 20kg 为例）

长期医嘱	临时医嘱
儿科护理常规	血常规[6]、尿常规、粪常规
二级护理	血沉[7]
清淡饮食	ASO[8]
丙种球蛋白　　40g iv gtt qd[1]	C 反应蛋白[9]
阿司匹林　　500mg po tid[2]	体液免疫功能检测[10]
双嘧达莫　　25mg po tid[3]	血清蛋白电泳[11]
5%GS　　100ml 甲泼尼龙　　600mg ┤iv gtt qd[4]	全套血生化检查
	胸部 X 线摄片[12]
5%GS　　100ml 尿激酶　　40 万 U ┤iv gtt qd[5]	心电图[13]
	超声心动图[14]
或 5%GS　　100ml 链激酶　　20 万 U ┤iv gtt qd	冠状动脉造影[15]

❶ 早期静脉输入丙种球蛋白加口服阿司匹林可降低川崎病冠状动脉瘤的发生率，必须在发病后 10 天之内用药。一般用法为单剂静脉滴注丙种球蛋白 2g/kg，10～12h 输完，同时口服阿司匹林 30～

$100mg/(kg \cdot d)$，分 3～4 次，连续服 14 天，后减至 $5mg/(kg \cdot d)$，顿服。应用 IVIG 的患儿 11 个月内不宜进行麻疹、风疹、腮腺炎等疫苗的预防注射。

❷ 早期口服阿司匹林可减轻急性炎症过程，服用方法和剂量同❶，可起到抗血小板聚集的作用。该药用至血沉、血小板恢复正常，如无冠状动脉异常，一般在发病后 6～8 周停药。对遗留冠状动脉瘤慢性期患儿，需长期服用抗凝血药并密切随访。

❸ 抗血小板聚集除阿司匹林外，可加用双嘧达莫（潘生丁），每日 3～5mg/kg。

❹ 皮质激素有较强的抗炎作用，为治疗血管炎的一线药物，一般情况下不应用此类药物，如合并全心炎，无法得到大剂量丙种球蛋白，以及对 IVIG 治疗没反应且病情难以控制时，可考虑与阿司匹林和双嘧达莫合并使用。常选用泼尼松 $1～2mg/(kg \cdot d)$，热退后逐渐减量，用药 2～4 周。病情重者可用甲泼尼龙冲击治疗，剂量 $15～30mg/(kg \cdot d)$，静脉滴注，连用 3 天，然后改为泼尼松口服，$2mg/(kg \cdot d)$，复查 CRP 正常后，泼尼松改为 $1mg/(kg \cdot d)$，2 周内逐渐减量至停药。

❺ 对心肌梗死及形成血栓的患儿采用静脉或导管经皮穿刺动脉内给药，促使冠脉再通，心肌再灌注。静脉溶栓 1h 内输入尿激酶 20000U/kg，继之以每小时 3000～4000U/kg 的速度输入。冠状动脉给药 1h 内输入尿激酶 10000U/kg。也可用链激酶，静脉溶栓 1h 内输入链激酶 10000U/kg，半小时后可再用一次。溶栓治疗中应监测凝血时间及纤维蛋白原含量，如凝血时间较正常延长 1 倍，或纤维蛋白原低于 100mg/dl，即有发生出血的危险。

❻ 白细胞总数及中性粒细胞百分数增高，核左移，轻度贫血，血小板早期正常，第 2～3 周增多。

❼ 血沉明显增快，第 1h 可达 100mm 以上。

❽ ASO 滴度正常。

❾ C 反应蛋白明显增高。

❿ 体液免疫功能检测：血清 IgG、IgM、IgA、IgE 和血循环免疫复合物增高，总补体和 C3 正常或增高。

⓫ 血清蛋白电泳显示球蛋白升高，尤以 α_2 球蛋白增多显著。

⑫ 胸部 X 线摄片可示肺部纹理增多、模糊或有片状阴影,心影可扩大。

⑬ 心电图可见多种改变,以 ST 段和 T 波异常多见,也可显示 P-R 和 Q-T 间期延长、异常 Q 波及心律失常。早期示非特异性 ST-T 变化;心包炎时可有广泛 ST 段抬高和低电压;心肌梗死时可见 ST 段明显抬高、T 波倒置及异常 Q 波。

⑭ 超声心动图:可见心包积液、心室扩大、二尖瓣关闭不全及冠状动脉扩张(直径>3mm,≤4mm 为轻度;4~7mm 为中度)或形成动脉瘤(≥8mm)。

⑮ 冠状动脉造影:超声波检查有多发性冠状动脉瘤,或心电图有心肌缺血表现者,应进行冠状动脉造影,以观察冠状动脉病变程度,指导治疗。

注:1. 根据日本 MCLS 研究委员会 1980 年对 217 例死亡病例的总结,在病理形态学上,中等动脉尤其冠状动脉病变最严重。本病血管炎变可分为 4 期。

(1) I 期 1~2 周,其特点为:a. 小动脉、小静脉和微血管及其周围的发炎;b. 中等和大动脉及其周围的发炎;c. 淋巴细胞和其他白细胞的浸润及局部水肿。

(2) II 期 2~4 周,其特点为:a. 小血管的发炎减轻;b. 以中等动脉的炎变为主,多见冠状动脉全血管炎,形成动脉瘤和血栓;c. 大动脉全血管性炎变少见;d. 单核细胞浸润或坏死性变化较著。

(3) III 期 4~7 周,其特点为:a. 小血管及微血管炎消退;b. 中等动脉发生肉芽肿。

(4) IV 期 约 7 周或更久,血管的急性炎变大多消失,代之以冠状动脉的血栓形成、狭窄、梗阻、内膜增厚、动脉瘤以及瘢痕形成。关于动脉病变的分布,可分为:a. 脏器外的中等或大动脉,多侵犯冠状动脉;腋、髂动脉及颈、胸、腹部其他动脉;b. 脏器内动脉,涉及心、肾、肺、胃肠、皮、肝、脾、生殖腺、唾液腺和脑等全身器官。

2. 日本 MCLS 研究委员会(1984 年)提出此病诊断标准应具备以下 6 条主要临床症状中的 5 条:a. 不明原因的发热,持续 5 天或更久;b. 双侧结膜充血;c. 口腔及咽部黏膜弥漫充血,唇发红及干裂,并呈杨梅舌;d. 发病初期手足硬肿和掌跖发红,以及恢复期指（趾）端出现膜状脱皮；e. 躯干部多形红斑，但无水疱及结痂；f. 颈淋巴结的非化脓性肿胀，其直径达 1.5cm 或更大。但如二维超声心动图或冠状动脉造影查出冠状动脉瘤或扩张，则 4 条主要症状阳性即可确诊。

3. 外科治疗

（1）对冠状动脉狭窄者可应用气囊导管及冠状动脉支架术。

（2）冠状动脉旁路移植术的适应证为左主干高度闭塞；多支高度闭塞；左前降支近端高度闭塞。

（3）对严重二尖瓣关闭不全者，内科治疗无效，可行瓣膜成形术或瓣膜置换术。

4. 发生心源性休克、心力衰竭及心律失常应给予相应治疗。

五、干燥综合征

（以 6 岁 20kg 为例）

长 期 医 嘱	临 时 医 嘱
儿科护理常规	血常规❶、尿常规、粪常规
二级护理	血沉❺
清淡饮食	体液免疫功能检测❻
泼尼松　10mg po tid❶	自身免疫功能检测❼
环磷酰胺　15mg po tid❷	类风湿因子❽
或 硫唑嘌呤　20mg po bid	循环免疫复合物❾
双氯芬酸(扶他林)　15mg po tid❸	抗甲状腺抗体❿
	抗腮腺导管抗体⓫
	血 β_2 微球蛋白⓬
	血 γ 球蛋白检测⓭
	腮腺造影⓮
	唇黏膜活检⓯
	同位素造影⓰
	人工眼泪⓱

❶ 肾上腺皮质激素主要用于内脏损害，如肾脏、神经系统受累及血管炎者，可用泼尼松，$1\sim2mg/(kg \cdot d)$。

❷ 必要时可联合应用免疫抑制药，如环磷酰胺 $[2\sim3mg/$

(kg·d)，分次口服] 或硫唑嘌呤 [2mg/(kg·d)，分次口服] 等。

❸ 有关节症状者可服非甾体抗炎药，如双氯芬酸 [2～3mg/(kg·d)，分次口服]。

❹ 可有轻度贫血。部分患儿有白细胞降低和血小板降低。

❺ 血沉明显增快。

❻ 体液免疫功能检测示免疫球蛋白 IgG、IgM、IgA 均可增高，以 IgG 最为明显。

❼ 患儿血清中存在多种自身抗体，抗核抗体阳性率为 50%～80%，以抗 SSA 和 SSB 抗体为主，尤其是后者有较高的诊断特异性。

❽ 90% 的患儿类风湿因子阳性。

❾ 约 80% 的患儿循环免疫复合物增高。

❿ 约半数以上的患儿可测到抗甲状腺抗体。

⓫ 约半数以上的患儿可测到抗腮腺导管抗体。

⓬ 在疾病活动期血清中 β_2 微球蛋白增高。

⓭ 95% 的患儿有高 γ 球蛋白血症。

⓮ 在口干燥综合征患儿中行腮腺造影可发现，在有腮腺病变时导管及小腺体有破坏现象。

⓯ 唇黏膜活检其腺体组织中可见淋巴细胞浸润，≥50 个淋巴细胞团聚成堆者称为灶。≥1 个灶性淋巴细胞浸润为异常。

⓰ 同位素造影：唾液腺功能低下时其摄取及排泌均低于正常。

⓱ 眼干可用人工眼泪。

注：1. 本病目前尚无根治方法，主要是替代或局部治疗及全身治疗。

2. 局部治疗主要是针对干燥症状的治疗。口干可适当饮水，注意口腔卫生，每日刷牙 2 次。有龋齿者要及时修补。

六、变应性鼻炎

（以 6 岁 20kg 为例）

长 期 医 嘱	临 时 医 嘱
儿科护理常规	血常规、尿常规、粪常规
二级护理	鼻腔检查❼
清淡饮食	鼻黏膜拭子涂片检查❽

续表

长 期 医 嘱	临 时 医 嘱
酮替芬　1mg po bid[1]	血清 IgE 检测[9]
或 西替利嗪　5mg po qd	鼻部 CT 检查[10]
或 氯雷他定　5mg po qd	变应原检查[11]
孟鲁司特钠　5mg po qn[2]	脱敏疗法[12]
5%麻黄碱滴鼻剂　1 滴 滴鼻 bid[3]	手术治疗[13]
或 左卡巴斯汀喷剂　2 掀 喷鼻 bid[4]	封闭疗法[14]
或 4%色甘酸钠　1 滴 滴鼻 bid[5]	
或 丙酸倍氯米松喷鼻剂　1 掀 bid[6]	
或 布地奈德喷鼻剂　1 掀 bid	
或 丙酸氟替卡松鼻喷剂　1 掀 qd	
或 糠酸莫米松　1 掀 qd	

❶ 抗组胺药能有效控制鼻痒、喷嚏和鼻流涕症状，对鼻塞的疗效未见认可。可选用酮替芬 [剂量为 0.08～0.12mg/(kg·d)，分 2 次服]；或西替利嗪（2 岁以上儿童，每次 5mg，每日 1 次；12 岁以上儿童，每次 10mg，每日 1 次）；或氯雷他定（体重 30kg 以上的患儿每天 1 次，每次 10mg；30kg 以下患儿每天 1 次，每次 5mg）。

❷ 白三烯受体拮抗药疗效较佳，如孟鲁司特钠（顺尔宁），剂量为：2～5 岁服咀嚼片 1 片（4mg）；6～14 岁服咀嚼片 1 片（5mg）；15 岁以上者服普通片 1 片（10mg）；均为每天 1 次，睡前服。

❸ 血管收缩药主要用于缓解鼻塞，常用 0.5%麻黄碱滴鼻剂，严重者加入 0.5%醋酸可的松或 2%色甘酸钠。麻黄碱系拟交感神经药，仅为短期使用，长期应用可因血管舒张导致鼻塞进行性加重，需完全停药，可用生理盐水滴鼻液替代。

❹ 抗组胺喷鼻药，如左卡巴斯汀喷剂是局部应用的强效抗组胺药，无明显不良反应，偶见暂时轻微的鼻刺激痛和灼热感。小儿剂量：每鼻孔喷 2 掀，每天 2 次。

❺ 肥大细胞膜稳定药：常用 4%色甘酸钠滴鼻剂，对季节性鼻炎和常年性鼻炎均有效。

❻ 皮质激素喷鼻剂：如丙酸倍氯米松：每掀为 50μg，小儿一

般每天 2 次，每次每侧鼻孔 1 掀，每天 200μg，2～3 周后症状改善，改为每天清晨 1 次，以后可隔天 1 次或 1 周 2 次；或布地奈德喷鼻剂，6 岁以上儿童每天清晨每侧鼻孔喷 1～2 掀（每掀 64μg），或早晚各 1 次；或丙酸氟替卡松鼻喷剂，12 岁以上儿童，每侧鼻孔喷入 2 掀，每掀 50μg，每天清晨 1 次或每天 2 次，4～11 岁小儿每侧鼻孔各 1 掀，每天 1 次；或糠酸莫米松为最近推出的皮质激素喷鼻剂，适用于季节性或常年性鼻炎，3～11 岁小儿，每侧鼻孔 1 掀，每掀 50μg，每天 1 次。

❼ 鼻腔检查：可见鼻黏膜呈程度不等的苍白水肿，轻者仅为局限性灰蓝色，附有清亮的黏液分泌物，重者可呈茸状，甚至形成息肉。

❽ 鼻黏膜拭子涂片检查：用光镜行嗜酸性粒细胞分类计数，若超过 5% 则有诊断意义。近年来发现嗜酸性粒细胞增多并非变应性鼻炎的特征，即使是本病患儿，其鼻分泌物嗜酸性粒细胞的检出率也不一定很高，若为阴性也不能排除本病。因此目前认为此法仅作为诊断的参考指标，而不能作为明确诊断的依据。

❾ 儿童特别是 1 岁以下者，总 IgE 稍有升高则提示很可能有变态反应性或寄生虫感染，而特异性 IgE 的检测则对明确病因有益。

❿ 鼻部 CT 检查有助于排除慢性鼻窦炎，但不宜作为常规检查。

⓫ 特异性变应原检查分两大类。

a. 体内检查：鼻黏膜激发试验；皮肤试验；被动转移试验；口服激发与基础饮食以检测对食物过敏者。

b. 体外试验：测定总 IgE 与特异性 IgE；组胺释放试验；嗜碱性粒细胞脱颗粒试验。

⓬ 脱敏疗法对已明确变应原而在日常生活中难以避免接触的患儿可采用脱敏疗法。适应证：药物治疗无效；气道高反应性增高；伴哮喘。

⓭ 顽固性鼻炎可考虑进行手术治疗（但仅作为辅助疗法），其目的是解除鼻内机械性堵塞，以保证通气引流。手术治疗包括纠正鼻中隔畸形、摘除鼻息肉、冷冻、激光或电灼肥厚的下鼻甲等。还有翼管神经封闭、药物注射（复方奎宁等）、电灼术及切断术等，其近期疗效较好，但远期效果尚不明确。但是，手术切除不是本病

的根治方法，因为它不能改变变态反应症状，对并发鼻窦炎久治不愈时可考虑行内镜手术。

⑭ 封闭疗法具有调整中枢神经系统的功能。用0.5%普鲁卡因注射于下鼻甲或鼻丘，隔天1次，每次1～2ml，10～20次为1个疗程；或静脉注射，每次10ml，每天1次，5～7天为1个疗程。小儿剂量酌情减少；普鲁卡因应用前需做皮试。

注：1. 21世纪初，世界卫生组织编写的《过敏性鼻炎的处理及其对哮喘的影响》（ARIA）推荐的阶梯式治疗方案如下。

a. 轻度间歇性鼻炎：口服抗组胺药（H_1受体拮抗药）。

b. 中、重度间歇性鼻炎：鼻内喷入丙酸倍氯米松（300～400μg/d），根据需要1周后可加H_1受体拮抗药和（或）短疗程口服皮质激素。

c. 轻度持续鼻炎：口服H_1受体拮抗药或鼻内喷入丙酸倍氯米松（100～200μg/d）。

d. 中、重度持续鼻炎：鼻内喷入丙酸倍氯米松（300～400μg/d），若症状严重，则口服H_1受体拮抗药和（或）在治疗开始时短疗程口服皮质激素。

2. 曾有人局部注射皮质激素，如曲安奈德鼻甲黏膜注射，亦可肌内注射，属长效皮质激素，其作用维持4周以上，国内外报道对变应性鼻炎和血管运动性鼻炎总有效率达90%以上，全年性变应性鼻炎若长期应用则会发生全身不良反应，近年用得较少，用于季节性变应性鼻炎较为合适。

3. 局部应用胆碱能毒蕈碱受体拮抗药，常选用异丙托溴铵，局部应用可使鼻分泌物明显减少，很少吸收，无全身不良反应。

七、过敏性紫癜

（以6岁20kg为例）

长 期 医 嘱	临 时 医 嘱
儿科护理常规	血常规⑧、尿常规
二级护理	粪常规＋隐血试验⑨
清淡饮食①	出血、凝血时间⑩

续表

长 期 医 嘱	临 时 医 嘱
或 流质饮食	血沉[⑪]
或 暂禁食	ASO[⑫]
卧床休息[❷]	C反应蛋白[⑬]
5%GS　100ml ⎫ iv gtt bid[❸] 西咪替丁　0.2g ⎭	体液免疫功能检测[⑭]
	全套血生化检查
5%GS　100ml ⎫ iv gtt qd 葡萄糖酸钙　10ml ⎭	毛细血管脆性试验[⑮]
	咽拭子培养
阿司匹林　100mg po qd[❹]	腹部B超[⑯]
或 双嘧达莫　25mg po tid	
5%GS　100ml ⎫ iv gtt qd[❺] 肝素钠　2500U ⎭	
或 5%GS　100ml ⎫ iv gtt qd 　尿激酶　50000U ⎭	
泼尼松　10mg po tid[❻]	
或 5%GS　100ml ⎫ iv gtt qd 　甲泼尼龙　40mg ⎭	
维生素C　0.1g po tid[❼]	

❶ 饮食应清淡，尽量避免摄入海鲜及高蛋白饮食，伴消化道出血者应禁食，至腹痛停止、粪便隐血试验转阴后，从流食、半流食、少渣软饭逐渐过渡到普食，禁食时间超过1周者适当辅以静脉营养治疗。

❷ 急性发作期应卧床休息。

❸ 有荨麻疹或血管神经性水肿时，应用抗组胺药和钙剂；近年来又提出H_2受体阻滞药西咪替丁20～40mg/(kg·d)，分2次加入葡萄糖液中静脉滴注，1～2周后改为口服，15～20mg/(kg·d)，分3次口服，继续应用1～2周。

❹ 抗血小板聚集药物：阿司匹林3～5mg/(kg·d)，或每日25～50mg，每天1次；或双嘧达莫3～5mg/(kg·d)，分次服用。

❺ 本病可有纤维蛋白原沉积、血小板沉积及血管内凝血的表

现，故近年来有使用肝素的报道。协和医院儿科报道使用小剂量肝素钠预防过敏性紫癜肾炎，剂量为 120～150U/kg，加入葡萄糖液中静脉滴注，每日 1 次，连续 5 天；也有人推荐使用尿激酶 2500U/kg。

⑥ 单独皮肤或关节病变时，无须使用肾上腺皮质激素。以下几种情况是应用肾上腺皮质激素的指征：

a. 有严重消化道病变，如消化道出血时，可服泼尼松 1～2mg/(kg·d)，分次口服，或用地塞米松、甲泼尼龙静脉滴注，症状缓解后即可停用；

b. 表现为肾病综合征者，可用泼尼松 1～2mg/(kg·d)，不短于 8 周；

c. 急进性肾炎可用甲泼尼龙冲击治疗，剂量为 15～30mg/kg 加入葡萄糖液中静滴，连用 3 天为 1 个疗程，间隔数日后可再用，重复 2～3 个疗程。激素治疗无效者，可加用免疫抑制药，如环磷酰胺等。

⑦ 维生素 C 可改善毛细血管壁的通透性。

⑧ 血常规示白细胞正常或增加，中性粒细胞和嗜酸性粒细胞可增高；除非严重出血，一般无贫血。血小板计数正常甚至升高。

⑨ 有消化道症状者，大便隐血试验可阳性。

⑩ 出血、凝血时间正常。

⑪ 血沉可轻度增快。

⑫ ASO 可呈阳性，咽拭子培养可见 β 溶血性链球菌。

⑬ C 反应蛋白可增高。

⑭ 约半数患儿急性期时其血清 IgA、IgM 升高，C3、C4 正常或升高。

⑮ 部分患儿毛细血管脆性试验阳性。

⑯ 对有消化道症状者可进行腹部 B 超检查，有利于肠套叠的早期诊断。

注：1. 1990 年美国风湿病学会制订的过敏性紫癜新的诊断标准如下。

（1）可触性紫癜。

（2）发病年龄＜20 岁。

（3）急性腹痛。

（4）组织切片显示小静脉和小动脉周围有中性粒细胞浸润。

上述 4 条标准中，符合 2 条或 2 条以上者可诊断为过敏性紫癜。本标准的敏感性为 87.1%，特异性为 87.7%。非典型病例，尤其在皮疹出现前出现其他系统症状时，易误诊。需与特发性血小板减少性紫癜、风湿性关节炎、败血症、其他肾脏疾病和外科急腹症等进行鉴别。

2. 疑难病例难以确诊者，可行皮肤活检。肾脏症状较重和迁延者可行肾脏穿刺病理活检以了解病情并给予相应治疗。国际小儿肾脏病研究组（ISKDC）将紫癜病变分为以下 6 型。

（1）Ⅰ型　轻微肾小球异常。

（2）Ⅱ型　单纯系膜增生病变：a）局灶性；b）弥漫性。

（3）Ⅲ型　局灶 a）和弥漫 b）系膜增生伴新月体形成（<50% 的肾小球受累）。

（4）Ⅳ型　局灶 a）和弥漫 b）系膜增生伴新月体形成（50%～75% 的肾小球受累）。

（5）Ⅴ型　局灶 a）和弥漫 b）系膜增生伴新月体形成（>75% 的肾小球受累）。

（6）Ⅵ型　假性系膜毛细血管性肾小球肾炎。

3. 对有肾功能衰竭时，可采用血浆置换及透析治疗。

4. 对严重病例可用大剂量丙种球蛋白冲击治疗，剂量为 400mg/(kg·d)，静脉滴注，连用 2～3 天。对急进性肾炎可进行血浆置换疗法。

八、过敏症

（以 6 岁 20kg 为例）

长 期 医 嘱	临 时 医 嘱	
儿科护理常规	血常规、尿常规、粪常规	
一级护理	IgE 检测	
清淡饮食	血生化全套	
病重通知[1]	肾上腺素（1∶1000）　0.2ml ih st![3]	
头低足高位[2]	特布他林（博利康尼）　2.5mg 雾化吸入 prn[4]	
吸氧　prn	5%GS　100ml	iv gtt qd×1d[5]
	甲泼尼龙　20mg	

长 期 医 嘱	临 时 医 嘱	
	山莨菪碱　6mg iv qd×1d❶	
	苯海拉明　20mg im qd×1d❼	
	或 异丙嗪　2.5mg im q6h×1d	
	5%GS　250ml	
	10%NaCl　15ml	iv gtt qd×1d❽
	5%NaHCO₃　20ml	

❶ 过敏症又称为过敏性休克或严重过敏反应，它是临床免疫学方面最紧急的事件，常是突发的、涉及多个靶器官的严重临床症状，故对重症者应下病重通知。

❷ 伴低血压者应采取头低足高位。

❸ 肾上腺素起效快速，是过敏症急救的首选药物。皮下注射 1:1000肾上腺素，剂量 0.01ml/kg，最大量 0.3ml，如需再用，应间隔 15～30min。

❹ 有支气管痉挛时，可用支气管扩张药雾化吸入，如特布他林等。

❺ 同时可用激素抑制免疫反应，如甲泼尼龙 1～2mg/(kg·d)。

❻ 抗胆碱能药能解除血管痉挛，活跃微循环，并能兴奋呼吸中枢，解除支气管痉挛，减少呼吸道分泌物，解除肺血管痉挛，降低心前后负荷，改善肺循环。首选山莨菪碱，剂量为每次 0.3～0.5mg/kg，静脉注射，15～25min 1 次，直到面色红润、循环改善为止。

❼ 抗过敏药可选用苯海拉明肌注，每次 20mg，每天 1 次；或异丙嗪，剂量为每次 0.125mg/kg，每 4～6h 1 次。

❽ 如病情较重可尽快静脉输液，补充从血管溢入组织间的液体，以治疗休克和纠正酸中毒，这也是急救中非常重要的一个环节。常先使用平衡盐溶液以扩容。

注：1. 过敏症引起的死亡可发生于几分钟内，因此迅速处理极为重要，开始治疗越晚，病死率越高。开始治疗的关键是维持呼吸道通畅和维持有效的血液循环。

2. 经初步处理患儿有所好转后，应迅速送至有条件的地方继续治疗。如症状持续或加重，应就地采取其他措施，根据情况，立即请有关科室会诊，一起参与抢救。

九、婴儿湿疹

（以 1 岁 10kg 为例）

长 期 医 嘱	临 时 医 嘱
儿科护理常规	血常规、尿常规、粪常规
二级护理	1％硼酸溶液　100ml 分次湿敷患处❹
清淡饮食❶	或 0.1％呋喃西林溶液　100ml 分次湿敷
氯苯那敏　1mg po tid❷	或 NS　100ml 分次湿敷
或 异丙嗪　5mg po bid	炉甘石洗剂　100ml 分次涂患处 tid❹
泼尼松　5mg po bid❸	氟轻松软膏　1 支(10g)分次涂患处❹
	或 氢化可的松霜　1 支 分次涂患处
	或 丙酸倍氯米松软膏　1 支 分次涂患处
	或 糠酸莫米松软膏　1 支 分次涂患处
	1％氯霉素氧化锌油　100ml 分次涂患处❼
	青霉素钠　25 万 U im bid❺（皮试）

❶ 避免食入过敏性食物，以清淡饮食为主，如有哺乳的母亲应酌情忌食可疑过敏性食物，如牛奶、牛肉、羊肉等。

❷ 2 岁以内婴幼儿宜选用的抗组胺类药物，如氯苯那敏（每次 0.1mg/kg，每天 3 次）或异丙嗪（每次 0.5～1mg/kg，每天 2 次）等单一或轮流内服，有较好的止痒和抗过敏效果，并有不同程度的镇静作用。

❸ 泛发急性湿疹采用其他疗法效果不佳者，可短期口服泼尼松 [剂量为 1mg/(kg·d)，分 2～3 次]，病情好转后逐渐减量，有明显的抗炎止痒作用，但停药后易复发，不能根治，且长期应用后有依赖性和各种不良反应，故应酌情慎用。

❹ 急性期的局部治疗：采用 1％～3％硼酸溶液或 0.1％呋喃西林溶液或生理盐水等开放式冷湿敷，每次 15～20min，每天 2～3 次，湿敷面积不超过体表面积的 1/3，以防患儿着凉或药物吸收。一般湿敷 2～3 天即可见效，湿敷后外用 40％氧化锌油。

⑤ 皮损以红肿、丘疹为主，无渗出时，除用溶液清洗外，可外用炉甘石洗剂以收湿敛疮。

⑥ 亚急性期可短期外用少量皮质类固醇霜剂，如氟轻松软膏、氢化可的松霜、丙酸倍氯米松软膏、糠酸莫米松软膏等。

⑦ 继发局部皮肤感染者，可外用1%氯霉素氧化锌油。

⑧ 继发局部或附近淋巴结感染时加用抗生素，如青霉素钠（每次2.5万 U/kg，每天2次，肌注）。

十、系统性红斑狼疮（SLE）

（以 6 岁 20kg 为例）

长 期 医 嘱	临 时 医 嘱
儿科护理常规	血常规⑥、尿常规⑦、粪常规
二级护理	血沉、C反应蛋白
清淡饮食	体液免疫功能检测⑧
双氯芬酸　15mg po tid①	自身免疫功能检测⑨
或 萘普生　100mg po tid	类风湿因子⑩
或 吲哚美辛　15mg po tid	循环免疫复合物⑪
羟氯喹　50mg po bid②	血生化全套⑫
泼尼松　10mg po tid③	血狼疮细胞检测⑬
碳酸钙 D_3 咀嚼片　0.3g po qd	血 Coomb's 试验⑭
或 葡萄糖酸钙　0.5g po tid	网织红细胞⑮
5%GS　150ml ⎫ iv gtt qd④	梅毒血清试验⑯
环磷酰胺　0.2g ⎭	PPD 试验
或 甲氨蝶呤　2.5mg po bid	胸部 X 线摄片
或 硫唑嘌呤　20mg po bid	心电图
或 霉酚酸酯　250mg po bid	眼科检查⑰
人血丙种球蛋白　8g iv gtt qd⑤	

① 对轻症狼疮患儿，表现为发热、乏力、皮疹、肌痛、关节痛等症状时，可仅用非甾体类抗炎药，如双氯芬酸［扶他林，2～3mg/(kg·d)］或萘普生［10～15mg/(kg·d)］或吲哚美辛［1～3mg/(kg·d)］。但本类药物易致肝功能损害，同时还可引起肾小

球滤过率降低，血肌酐上升，诱发间质性肾炎，故合并肾脏损害者不宜使用。阿司匹林可致肝酶升高和延长凝血时间，不利于血小板减少患儿，故不宜使用。布洛芬用于 SLE 患儿可引起无菌性脑膜炎，也不宜使用。

一般认为 SLE 使用较为安全的非激素抗炎药有水杨酰、水杨酸、胆碱水杨酸镁和舒林酸等，但尚未见用于儿童的报道。

❷ 羟氯喹对控制皮肤损害、光敏感及关节症状有较好的效果，如与肾上腺皮质激素同时用可减少肾上腺皮质激素的剂量。剂量为 $5\sim6.5mg/(kg\cdot d)$，可 1 次或分 2 次服用。用药 $1\sim2$ 个月疗效达到高峰。由于本药有蓄积作用，易沉积于视网膜的色素上皮细胞，引起视网膜变性而造成失明，因此，开始服用和以后每 $4\sim6$ 个月，进行全面眼科检查。

❸ 小儿 SLE 一般均有主要脏器受累，如肾脏和中枢神经系统，而且病情变化快。因此，绝大多数患儿均需以肾上腺皮质激素作为首选药物。对于发热、口腔炎、关节炎及胸膜积液等的泼尼松剂量为 $0.5\sim1mg/(kg\cdot d)$，分次口服。对于狼疮肾炎、急性溶血性贫血及中枢神经系统症状等严重病例：开始剂量宜大 $1.5\sim2mg/(kg\cdot d)$，分 $3\sim4$ 次服。维持用药至临床症状缓解，化验检查（血沉、白细胞、血小板、网织红细胞、补体及尿蛋白）基本正常，一般为 $2\sim4$ 个月，最少不能少于 4 周逐渐减量，减量要缓慢，初期每次可减 $5\sim10mg$，以后每 2 周减 $2.5\sim5mg$，待病情稳定后以最小剂量而能维持血清学检查正常且无临床症状，然后以此剂量长期维持达 2 年以上。在长期用药治疗过程中应注意激素的副作用。

❹ 免疫抑制药对本病的活动控制不如激素迅速，因此，不提倡作为治疗本病的单一或首选药物。主要用于泼尼松耐药病例和协同泼尼松治疗严重病例，也可用于激素产生严重副作用的病例。如环磷酰胺（CTX）对各类狼疮均有效，特别是对严重肾损害如弥漫增殖性肾炎、中枢神经系统和肺损害，早期与激素联合使用是降低病死率和提高生命质量的关键。CTX 静脉冲击治疗是减少肾纤维化、稳定肾功能和防止肾功能衰竭的一种有效方法。其剂量为 $0.8\sim1g/m^2$，每月 1 次，连用 $6\sim8$ 次。首次剂量为 $0.8g/m^2$，如无不良反应，第 2 个月可增至 $1g/m^2$。第 8 次后改为每 3 个月 1 次，

维持 1～3 年。同时泼尼松减量至 0.5～0.25mg/(kg·d) 维持治疗。但要注意此药的骨髓抑制和膀胱毒性、远期性腺抑制和致癌作用。甲氨蝶呤（MTX）与硫唑嘌呤可分别与激素联合应用，MTX 的剂量为 5～10mg/m²，每周 1 次顿服，或硫唑嘌呤 1～2.5mg/(kg·d)，对控制狼疮的活动及减少激素用量具有较好的作用。或霉酚酸酯 20～40mg/(kg·d)，分次服用。

⑤ 静脉滴注大剂量丙种球蛋白对 SLE 有一定的治疗作用。因价格昂贵，故主要用于：a. 重症 SLE；b. 常规剂量的激素和（或）免疫抑制药治疗无效；c. 作为联合治疗的一部分；d. 并发严重感染；e. 顽固性血小板减少的长期治疗。方法为：400mg/(kg·d)，连用 2～5 天，以后酌情每月 1 次；或 1g/(kg·d)，1 天内滴入。

⑥ 血常规可见不同程度的贫血，一般为正色素正细胞性贫血，白细胞减少，血小板减少。

⑦ 肾脏损害时尿常规可见蛋白尿、血尿、管型尿。

⑧ 体液免疫功能检测可见补体 CH50、C3、C4 降低是 SLE 病情活动的指标之一。活动期 IgG、IgA 和 IgM 均增高，尤以 IgG 为著，非活动期患儿增多不明显或不增高，有大量蛋白尿且病期长的患儿，血中 IgG 值可降低。

⑨ 自身免疫功能检测提示 ANA 阳性，效价常＞1：80。抗 ds-DNA 抗体阳性，此抗体特异性高，被认为是 SLE 的标记性抗体，同时也是病情活动的指标之一。抗 ENA 抗体：其中抗 Sm 抗体是 SLE 的标记性抗体，与疾病活动性无关。其他抗 RNP 抗体、抗 SSA 抗体和抗 SSB 抗体均可阳性，但特异性不高。

⑩ 类风湿因子可阳性，但滴度不高。

⑪ 循环免疫复合物检测可阳性。

⑫ 生化结果提示血浆白蛋白降低。

⑬ 活动期可检测到狼疮细胞。

⑭ 血 Coomb's 试验阳性。

⑮ 网织红细胞增高。

⑯ 梅毒血清试验可呈假阳性。

⑰ 并发结核感染者，PPD 试验阳性。

⑱ 眼底检查可见棉絮状斑。

注：1. 儿童 SLE 发病急、进展快，开始时即可表现为多系统多脏器同时受累，如不积极治疗，其预后远比成人严重。特别是病情缓解后易复发，并有不能预料的恶化。部分患儿发病时可能病情很轻，但在治疗过程中可加重。大多数患儿病情维持轻度活动，间断有病情加重，器官相继受累。在病情恶化时可致死亡，因此需要及时处理，并进行强有力的治疗。

2. 治疗的目的在于力争短期内抑制自身免疫反应和炎症，恢复和维持损伤脏器的功能和预防组织损害，消除感染及其诱因以及促使免疫调节功能恢复。同时应维持儿童和青少年时期正常生长和发育的需要。应注意：a. 主要器官或系统损伤的诊断和功能评价，特别是肾脏和神经系统的损伤；b. 确定治疗方案应强调个体化和对症治疗相结合的原则；c. 注意治疗并发症和治疗给儿童生长发育过程中带来的健康问题。

3. 急性期应卧床休息，加强营养，避免日光暴晒。缓解期适当休息，应逐步恢复日常活动及学习，避免过度疲劳，要及时发现和治疗继发感染，避免使用加重病情的药物，如青霉素和磺胺药可促使患儿光过敏；肼屈嗪、普鲁卡因胺、甲基多巴、氯丙嗪和某些抗癫痫药等可诱发抗核抗体产生。

4. 在严重患儿，如狼疮危象、急性溶血性贫血、严重的增殖性肾炎及中枢神经系统症状可用甲泼尼龙冲击疗法，剂量为 $15 \sim 30 \text{mg}/(\text{kg} \cdot \text{d})$，最大剂量不超过 1g，每天 1 次，连续 3 天为 1 个疗程，然后改为泼尼松口服。一般用 $1 \sim 2$ 个疗程即可改善病情，但对狼疮脑病无明显疗效。注意监测血压和心率。

5. 观察疾病活动度的症状和体征为皮疹加重、关节肿痛和大量脱发，实验室指标为血沉加快，白细胞和（或）血小板减少，溶血性贫血和补体降低。而抗核抗体、抗 Sm、RNP、SS-A、SS-B 抗体只是 SLE 的诊断指标，而不是观察疾病活动度和疗效判断的指标。

6. 儿童 SLE 的预后与疾病的活动程度、肾脏损害的类型和进展情况、临床血管炎的表现以及多系统受累的情况有关。弥漫增殖性狼疮肾炎（Ⅳ 型）和持续中枢神经系统病变预后最差。

第六章 传染性疾病

一、麻疹

（以 6 岁 20kg 为例）

长 期 医 嘱	临 时 医 嘱
儿科护理常规	血常规、尿常规、粪常规
二级护理	血麻疹病毒抗体 IgM 检测❶
半流质饮食	心功能、肝功能＋电解质
呼吸道隔离	胸部 X 线（正侧位）片❷
口腔护理	常规心电图
维生素 C 0.1g po tid	腰椎穿刺、脑脊液检查❸
复合维生素 B 1 片 po tid	传染病报告

❶ 在皮疹出现后 1～2 天内即可用酶联免疫检测法检出特异性 IgM 抗体，从而做到早期诊断。也可行呼吸道分泌物涂片免疫荧光方法检测麻疹病毒抗原，可作出特异性诊断。

❷ 麻疹最易合并肺炎，咳嗽加重者应及时行胸部 X 线片检查，以明确有无该并发症。

❸ 麻疹还可并发脑炎，若出现意识障碍、惊厥等症状，应行腰椎穿刺进行脑脊液检查，脑脊液中的蛋白和淋巴细胞可增多。

注：1. 麻疹急性期宜卧床休息，保持室内空气清新，进食清淡易消化食物，注意补充水分，防止吹风受凉。

2. 本病无特殊治疗方法，虽为病毒感染，但利巴韦林效果有限。退热药的应用应慎重，否则不利于麻疹的正常透发，高热者可配合物理降温，补充水分。既往有热性惊厥病史者可适当应用小剂量退热药，必要时用少量镇静药以防止热性惊厥。

3. 应注意并发肺炎、脑炎、急性喉炎的情况。此时可参照肺炎、喉炎及病毒性脑炎等相关章节治疗。

4.对重症并有肺炎、脑炎者可试用人血丙种球蛋白及糖皮质激素，但价值有限。

二、水痘

(以 6 岁 20kg 为例)

长 期 医 嘱	临 时 医 嘱
儿科护理常规	血常规、尿常规、粪常规
二级护理	疱疹液涂片检查❶
半流质饮食	水痘抗体测定
呼吸道隔离	心功能、肝功能
皮肤护理❶	胸部 X 线（正侧位）片❸
维生素 C 0.1g po tid	脑电图
复合维生素 B 1 片 po tid	腰椎穿刺、脑脊液常规、生化检查❷
板蓝根冲剂 1 包 po tid	传染病报告
阿昔洛韦片❷ 400mg po qid	
干扰素❸ 100 万 U im qd	

❶ 水痘瘙痒，患儿易抓破疱疹引起继发感染，故应做好皮肤护理，双手应注意清洁，剪短指甲，同时可口服异丙嗪、苯海拉明等抗组胺药或炉甘石洗剂外涂；继发皮肤感染者可选用红霉素软膏或百多邦外涂。

❷ 抗病毒治疗：阿昔洛韦片［80mg/(kg·d)］对免疫健全的水痘患儿有益且无毒性，但只有在水痘发病后 24h 内开始应用才有效。对 13 岁或更大儿童和年龄为 12 个月或 12 个月以上并且过去有慢性皮肤或肺部疾病、正在接受短期或间歇性或吸入性肾上腺皮质激素制剂、接受长期的水杨酸制剂治疗或可能是家庭中续发的儿童，可口服阿昔洛韦（ACV）每次 20mg/kg，最大剂量每次 800mg，每天 4 次，共用 5 天。治疗越早开始越好，一般应在皮疹出现后 48h 以内开始。对重症或有并发症或免疫受损的患儿应静脉给药，美国推荐的剂量为 30mg/(kg·d)，每 8h 1 次静滴，每次输入时间应在 1h 以上。

❸ 抗病毒也可用干扰素 5 万 U/(kg·d)，肌注，疗程 3～5 天。

❹ 水痘患儿可刮取水痘疱疹液涂片并细胞染色，如见多核巨细胞，则可能有水痘-带状疱疹病毒感染。

❺ 怀疑并发肺炎者应行胸部 X 线片检查。

❻ 怀疑并发脑炎者应行腰椎穿刺、脑脊液检查。

注：1. 水痘患儿若有使用糖皮质激素或免疫抑制药的基础疾病（如肾病）时，激素应减量至生理需要量或逐渐停用，待水痘痊愈后再恢复至原剂量。

2. 退热药应避免使用阿司匹林，以免增加瑞氏综合征发病的危险性，退热可选用对乙酰氨基酚或布洛芬制剂。

3. 该病并发肺炎、脑炎、心肌炎时可参照肺炎、脑炎及病毒性心肌炎等内容。

三、流行性腮腺炎

（以 6 岁 20kg 为例）

长 期 医 嘱	临 时 医 嘱
儿科护理常规	血常规、尿常规、粪常规
二级护理	血淀粉酶＋脂肪酶测定❸
半流质饮食❶	尿淀粉酶测定
呼吸道隔离	腮腺炎病毒抗体测定
口腔护理	腹部 B 超❹
复合维生素 B　1 片 po tid	头颅 CT❺
板蓝根冲剂　1 包 po tid	腰椎穿刺、脑脊液常规、生化检查
利巴韦林❷　100mg po tid	传染病报告
	青黛散❻　醋调外涂

❶ 流行性腮腺炎腮部肿痛明显，进食较硬或酸性食物时疼痛更加明显，故应以半流质饮食为主。

❷ 利巴韦林 10～15mg/(kg·d)，分 2～3 次口服，疗程 5～7 天，重症者可加入 5% 葡萄糖中静滴，也可予以干扰素，5 万 U/(kg·d)，肌注。

❸ 该病本身可有血、尿淀粉酶轻中度升高，若升高明显应注意与其并发症急性胰腺炎鉴别，若脂肪酶也升高，提示并发急性胰腺炎。

❹ 腹部 B 超检查有助于判断有无胰腺炎并发症。

❺ 若出现头痛、呕吐甚至意识障碍，应进一步行头颅 CT 及脑脊液检查，以明确有无并发脑炎。

❻ 腮腺肿痛明显时可配合外治法，可用青黛散或紫金锭或如意金黄散，醋调后外敷。

注：1. 流行性腮腺炎无特殊治疗药物，主要是对症处理。局部也可用透热、红外线等理疗方法。

2. 并发睾丸炎时，可用棉花及丁字带将睾丸托起，局部冷敷以减轻疼痛。重症病例可短期应用氢化可的松，5mg/(kg·d)，静点。

3. 并发胰腺炎时，应禁食，静脉输液并加用抗生素。脑膜脑炎患儿主要采用对症治疗，伴有颅内压增高者，可用脱水疗法，具体见胰腺炎、脑炎等相关内容。

四、传染性单核细胞增多症

(以 6 岁 20kg 为例)

长期医嘱	临时医嘱
儿科护理常规	血常规❹、尿常规、粪常规
二级护理	外周血涂片找异型淋巴细胞❺
半流质饮食	心功能、肝功能、肾功能
卧床休息❶	EB 病毒抗体测定❻
口腔护理	血清嗜异凝集反应❼
维生素 B_1　1 片 po tid	EB 病毒 DNA 检测❽
维生素 C　0.1g po tid	巨细胞病毒抗体测定❾
阿昔洛韦片❷　200mg po tid	腹部 B 超
干扰素❸　100 万 U im qd	胸部正位片
	常规心电图

❶ 本病多有肝脾大，约半数患儿有轻度脾大且有疼痛及压痛，

偶可发生脾破裂，故急性期特别是出现肝炎症状者应卧床休息。

❷ 阿昔洛韦 20～30mg/(kg·d)，分 3～4 次静滴或口服，疗程 7 天。该药具有抑制病毒复制及减少病毒从患儿口腔部排出，但对改善症状和缩短病程无明显作用。也可用阿糖腺苷，10mg/(kg·d)，加入 5%葡萄糖中静滴，1 周后减量 5mg/(kg·d)，2 周为 1 个疗程。

❸ 干扰素可抑制病毒繁殖，剂量 5 万 U/(kg·d)，肌注，可有发热、寒战、肌肉疼痛、乏力等副作用，注意该药溶解后应立即应用。

❹ 本病第 1 周可出现末梢血白细胞减少或增多。典型血象改变是白细胞及淋巴细胞总数增加，淋巴细胞总数高于 5.0×10^9/L，其中非典型性淋巴细胞增多达 1.0×10^9/L 以上，见于病程第 2 周；血小板计数常减少。

❺ 细胞分类淋巴细胞可占 50%以上，10%以上为异型淋巴细胞时有诊断意义。

❻ EB 病毒抗体有多种，衣壳抗原抗体（VCA-IgM）出现于本病的急性期，多在 1～2 个月后消失，是新近感染的标志；抗早期抗原抗体（EA-IgG）是近期感染病毒复制活跃的标志，在病后 2 周以上出现高峰，一般维持 2 个月至 3 年。临床检测以上 2 种抗体也有诊断价值。

❼ 患儿血清中出现嗜异性抗体，1∶40 以上即为阳性反应，1∶80 以上更具有价值，起病 5 天后即可呈阳性反应，但有迟至病程 4 周后才显阳性者。一般在疾病的第 2～3 周达高峰，可持续 2～5 个月，该检测结果阳性时应做牛红细胞或豚鼠肾细胞吸附试验。患儿的嗜异凝集素可被牛红细胞所吸附，而不被豚鼠肾细胞吸附。

❽ 采用聚合酶链反应（PCR）检测，可发现患儿血清中含有高浓度 EB 病毒 DNA，提示存在病毒血症。

❾ 巨细胞病毒感染也可引起类单核细胞增多症，故应注意鉴别。

注：1. 本病一般不需要特殊治疗，主要采取退热、止痛、镇静、止咳及保肝等对症处理。

2. 并发细菌感染时，可使用青霉素或红霉素。应用氨苄西林发生皮疹者可达 95%，通常在用药 1 周后出现，可能和本病的免疫异常有关，故宜忌用，但青霉素则无此并发症。

3. 对严重患儿如为持续高热、伴有咽喉部梗阻或脾脏肿痛症状者，宜短期应用肾上腺皮质激素泼尼松，可减轻症状，病程 3～7 天。并发心肌炎、严重肝炎、溶血性贫血或因血小板减少性紫癜并有出血时，激素应用可延至 2 周，剂量为 1mg/(kg·d)，每日最大剂量不超过 60mg，第 2 周逐渐减量而停用。但对一般病例，激素并非必要。

4. 脾破裂时应立即输血，并做手术治疗。

五、脊髓灰质炎

（以 6 岁 20kg 为例）

长 期 医 嘱	临 时 医 嘱
儿科护理常规	血常规、尿常规、粪常规
一级护理	血沉
半流质饮食	腰椎穿刺、脑脊液常规、生化检查❺
床边隔离❶	血清脊髓灰质炎病毒抗体测定❼
卧床休息❷	粪、咽部分泌物标本病毒分离❻
维生素 C　0.1g po tid	传染病报告
维生素 B₁　1 片 po tid	胸部 X 线（正位）片
地巴唑❸ 4mg po qd	常规心电图
加兰他敏❹　1mg im qd	
维生素 B₁₂❸　25～100μg im qod	

❶ 本病主要通过粪-口传播，对疑似或确诊病例均应及时隔离，自起病日起至少隔离 40 天，密切接触者医学观察 20 天。

❷ 在本病前驱期和瘫痪前期，必须卧床休息至热退后 1 周；瘫痪期也应卧床，但肢体应处于功能体位，以免发生垂腕、垂足等现象，同时长期卧床时应注意预防褥疮。

❸ 地巴唑属于促进神经传导药物，0.1～0.2mg/(kg·d)，每日 1 次，疗程 10 天，偶有头痛、出汗等副作用。

❹ 瘫痪未再进展时可加用加兰他敏，剂量为 0.05～0.1mg/(kg·d)，应从小剂量开始，每日或隔日肌注，1 个月为 1 个疗程，

连续或间歇用 2~3 个疗程。

❺ 临床也可用维生素 B_1、维生素 B_{12} 以促进神经细胞代谢。维生素 B_{12} 剂量 25~100μg，每天或隔天肌注 1 次。

❻ 脑脊液于瘫痪前期出现异常，特点为白细胞数增加，为 (50~500)×10^6/L，早期以中性粒细胞为主，但蛋白增加不明显，呈细胞-蛋白分离现象。瘫痪第 3 周，白细胞数多恢复正常，但蛋白升高，4~6 周恢复。

❼ 采用 ELISA 法，血清及（或）脑脊液中特异性 IgM 抗体的检出，血清或脑脊液中 IgG 抗体或中和抗体滴度在恢复期显著（4 倍或更多）升高时均可确定诊断，第 1~2 周即可出现阳性。

❽ 约起病 1 周内即可从患儿鼻咽部分泌物分离出病毒；约数周内可从粪便中分离出病毒，但脑脊液中很难分离出病毒。

注：1. 本病临床分为 4 期。

（1）前驱期　以发热、咳嗽等呼吸道感染症状为主。

（2）瘫痪前期　再次发热，以肢体和颈背部肌肉疼痛为主要特点。

（3）瘫痪期　出现肢体瘫痪，可有呼吸障碍、顽固性便秘、尿潴留等。

（4）恢复期　在瘫痪 1~2 周后逐渐开始。

2. 本病尚无特异性抗病毒治疗药物，因此其治疗以支持治疗和对症治疗为主。

瘫痪前期肌肉疼痛明显，对疼痛的肢体局部可使用湿热敷，静滴高渗葡萄糖和维生素 C 可能对神经细胞水肿有一定疗效。

3. 瘫痪期最重要的治疗是针对呼吸道和呼吸方面问题的处理。出现呼吸肌麻痹时，应当在缺氧出现之前开始机械通气。轻症脑干型病例，对呼吸道分泌物聚积可用体位引流或吸引等方法，但对重症患儿必须做气管插管或气管切开，进行机械通气，及时清理呼吸道分泌物。对有尿潴留者应留置导尿管，便秘者可灌肠，吞咽困难者应予以鼻饲。

4. 恢复期应当根据病情采取综合性康复治疗措施，包括功能练习、理疗、针灸、推拿等，有肢体畸形的可予以手术矫正。

5. 合并肺炎、心肌炎者按相关情况处理。

六、猩红热

(以 6 岁 20kg 为例)

长 期 医 嘱	临 时 医 嘱
儿科护理常规	血常规、尿常规、粪常规
二级护理	咽拭子培养＋药物敏感试验
半流质饮食	血培养＋药物敏感试验
呼吸道隔离❶	常规心电图
口腔护理	胸部 X 线(正位)片
复合维生素 B 1 片 po tid	青霉素皮试
维生素 C 0.1g po tid	传染病报告
青霉素❷ 40 万 U im bid	

❶ 患儿需自出疹起隔离 1 周。

❷ 普通型猩红热青霉素剂量:2 万～4 万 U/(kg·d),肌注,每日 2 次,注意疗程要足,一般需 7～10 日;中毒型猩红热应加大剂量,20 万～40 万 U/(kg·d),分 2～3 次加入生理盐水中静滴。青霉素过敏者可选用红霉素类、克林霉素类或一代头孢菌素类抗生素。

注:1. 猩红热为 A 组 β 溶血性链球菌感染所致,临床以发热、咽峡炎、全身弥漫鲜红皮疹和疹后脱屑为特点,可有风湿病、肾小球肾炎及关节炎等免疫性并发症。

2. 本病应注意动态观察患儿尿常规、心电图的变化情况。

七、病毒性肝炎

(以 6 岁 20kg 为例)

(一) 急性病毒性肝炎

长 期 医 嘱	临 时 医 嘱
儿科护理常规	血常规、尿常规、粪常规
一级护理	血抗 HAV IgM 抗体❸
清淡饮食	乙肝三对❹
床边隔离	HBV DNA 检测❺

续表

长 期 医 嘱			临 时 医 嘱
维生素 C　0.1g po tid			肝功能❻
复合维生素 B　1 片 po tid			HCV RNA 检测❼
茵栀黄注射液❶　10ml	iv gtt		丁型肝炎抗原抗体检测
5%GS　250ml	qd		戊型肝炎抗原抗体检测
葡醛内酯❷　0.1g	iv gtt		肝、胆、胰、脾 B 超
5%GS　250ml	qd		传染病报告

❶ 多用于甲型黄疸型肝炎，茵栀黄注射液退黄剂量为 5～10ml 加入 5%～10%葡萄糖 50～100ml 中，每天 1 次或 2 次静滴。

❷ 对于肝功能损害者，可予以葡醛内酯保肝治疗，剂量为每天 0.05～0.1g，静滴；口服 5 岁以下者 0.05g，每天 3 次；5 岁以上者 0.1g，每天 3 次，也可用其他保肝药（如能量合剂等）护肝治疗，但护肝药不宜太多，以免加重肝脏代谢负担。

❸ 血抗 HAV-IgM 抗体是甲型病毒性肝炎的确诊指标，也可查 HAV RNA 确诊。

❹ 乙肝三对是确诊乙型病毒性肝炎的指标：HBsAg 阳性提示现有乙型肝炎病毒感染，抗-HBs 提示既往疫苗接种或感染而产生免疫性抗体；HBeAg、HBcAg 阳性表明存在病毒复制，传染性强；抗-HBe 提示病毒复制处于低水平；抗-HBc 提示既往有感染或现在低水平感染。临床"大三阳"即 HBsAg、HBeAg、HBcAb 均阳性，提示病毒复制，传染性强。

❺ 正常人<10^3copy/ml，若增高则提示病毒正在复制，并具传染性；是反映乙肝病毒复制状况及传染性的最佳指标，可用于观察药物疗效，指导用药。

❻ 肝功能：ALT/AST 均升高，甲型肝炎患儿酶升高较乙型肝炎更明显；ALT 在黄疸出现前 3 周即可升高，黄疸消退后 2～4 周才逐渐恢复正常；若 ALT 反而下降、白蛋白降低、白蛋白/球蛋白比例倒置、AST/ALT 比值>3∶1 常提示病情重。碱性磷酸酶升高多提示梗阻性黄疸。

❼ HCV RNA 增高提示病毒正在复制，为丙型肝炎感染的确

切标志。

注：1. 本病急性期应注意休息，清淡饮食，不能进食者静脉补液并用护肝药进行治疗。

2. 若出现呕吐等胃肠道症状时，可予以能量支持治疗及对症处理，同时也起到了护肝作用。

（二）慢性病毒性肝炎

长　期　医　嘱	临　时　医　嘱
儿科护理常规	血常规、尿常规、粪常规
一级护理	肝功能[3]
高蛋白、低脂肪饮食	乙肝三对
床边隔离	HBV DNA 检测
维生素 C　0.1g po tid	HCV RNA 检测
复合维生素 B　1 片 po tid	丁型肝炎抗原抗体检测
甘草酸二铵[1]　60mg iv gtt 10%GS　250ml　qd	血凝血酶原时间测定[4]
	甲胎蛋白（AFP）测定[5]
胸腺素[2]　20mg im qd	免疫全套测定
	肝、胆、胰、脾 B 超
	肝穿刺[6]
	α-干扰素[7]　200 万 U im

❶ 甘草酸二铵（甘利欣）有较强的抗炎、保护肝细胞、改善肝功能作用，剂量每次 3mg/kg，每天 1 次，加入 10% 葡萄糖中缓慢静脉滴注。该药可致低血钾、高血钠，用后应注意监测电解质变化；护肝药也可用甘草酸单铵（强力宁）防止肝脂肪变性及肝纤维化，剂量 0.8～1.6g/kg，每天 1 次，静滴；若 ALT 升高明显者可加用联苯双酯降酶，剂量 0.5～1mg/kg，每天 3 次，口服，但易反跳；另外也可用葡醛内酯（肝泰乐）、ATP、辅酶 A、泛癸利酮（辅酶 Q_{10}）等护肝治疗，但护肝药不宜太多。

❷ 可配合应用免疫调节药，常用胸腺素，剂量 1mg/kg，每天 1 次，肌注或皮下注射，疗程 2～3 个月。也可用白细胞介素-2，剂量 500～1000U，肌注，疗程 1～2 个月。

❸ 肝功能损害持续达半年以上者为慢性肝炎，尤以慢性乙型

病毒性肝炎多见。

❹ 活动期凝血酶原时间可延长，凝血因子减少，若凝血酶原小于 40％或凝血酶原时间延长 1 倍以上多提示肝损害严重。

❺ 采用化学发光法的正常值：0～25μg/L；孕妇＜500μg/L。肝炎、肝硬化时可升高，但一般＜300μg/L；＞400μg/L 应注意肝癌的可能。

❻ 慢性肝炎经正规治疗后病情无改善者或诊断有疑问者必要时可行肝穿刺活检明确病理。

❼ 慢性乙型病毒性肝炎或慢性丙型肝炎，若肝功能反复异常，病毒持续复制者，可加用抗病毒药，临床以 α-干扰素效果较好，剂量为 5 万～10 万 U/(kg·d)，1 周 3 次，肌注或皮下注射，疗程 3～6 个月，注意首剂时可能发生流感样综合征，剂量过大或疗程过长可有脱发、粒细胞减少、血小板减少、贫血等副作用，应注意监测血象变化。另外，也可选下列药物之一：拉米夫定片，幼儿50mg，儿童 100mg，每天 1 次，口服，用 6 个月；更昔洛韦，5～7.5mg/(kg·d)，加入 10％葡萄糖 250ml 中静滴，每天 1 次，用 3 个月；膦甲酸钠，20～30mg/(kg·d)，加入 10％葡萄糖 250ml 中静滴，每天 1 次，用 3～6 个月。但该类药物儿科用药经验仍需继续探索，应注意血象及肝、肾功能变化。

注：1. 慢性肝炎可由乙型肝炎病毒、丙型肝炎病毒、丁型肝炎病毒感染引起，应注意休息，进食应注意营养，多吃富含碳水化合物、蛋白质、维生素的食品，应控制脂肪摄入。

2. 乙型病毒性肝炎可通过母婴传播，故应行孕妇产前检查。对于病毒携带孕妇产前 3 个月应每月注射一针乙肝免疫球蛋白 200～400U，且婴儿一出生即联合进行主动免疫（乙肝疫苗）及被动免疫（乙肝免疫球蛋白）以减少婴儿患乙肝的风险。

八、病毒性脑炎

（以 6 岁 20kg 为例）

长 期 医 嘱	临 时 医 嘱
儿科护理常规	血常规、尿常规、粪常规
一级护理	腰椎穿刺

续表

长 期 医 嘱	临 时 医 嘱
口腔护理（必要时）	脑脊液常规＋生化＋培养检查
皮肤护理（必要时）	脑脊液病毒分离及抗体测定❺
流质饮食 　或半流质饮食	血清病毒抗体测定（急性期和恢复期）
病危通知（必要时）	血钠、钾、氯、CO_2CP 测定
记录 24h 出入液量	脑电图❻
测体温、脉搏、呼吸、血压、瞳孔变化 q2～4h	头颅 CT 或 MRI（必要时）
	头部置冰袋（必要时）
吸氧（必要时）	物理降温（必要时）
吸痰（必要时）	氯丙嗪　20mg｝im（必要时）❼ 异丙嗪　20mg
5%GS　250ml｝iv gtt q8h 阿昔洛韦❶　200mg	
	冷盐水　100ml 保留灌肠 prn
10%GS　250ml 维生素 C　1.0g｝iv gtt qd❷ ATP　20mg CoA　100U	苯巴比妥　100mg im 或 地西泮　5mg im（必要时）❽
	高压氧（必要时）❾
	针灸科会诊（必要时）❿
20%甘露醇　100ml 　iv gtt（快速）q6h｝两药交替使用（必要时）❸ 地塞米松　5mg iv q6h	
安乃近　100mg im q4～q6h❹（必要时）	

❶ 对于疱疹病毒脑炎可给予阿昔洛韦治疗，每次 10mg/kg，静脉注射，每 8h 1 次，疗程 1～2 周。对于已有肾功能损害的患儿需要调整剂量，延长用药间隔时间。对于 CMV 引起的中枢神经系统感染，可用更昔洛韦治疗，用该药治疗一般分为诱导治疗和维持治疗两步。诱导治疗常用剂量为 10mg/(kg·d)，分 2 次静脉滴注，每次应在 1～2h 内缓慢滴入。诱导治疗约 14 天之后，改为维持治疗，剂量为 5mg/(kg·d)，每日静脉给药 1 次，持续至少 6 周。对肾功能损害患儿，需要调整剂量。更昔洛韦可引起粒细胞减少或血

小板减少，一旦发生则需要减少剂量甚或停用。对于其他病毒可酌情使用干扰素、利巴韦林（病毒唑）、静脉注射免疫球蛋白、中药等。

❷ 高热、呕吐、惊厥、汗多的患儿给予静脉补液，为防止脑水肿，补液量不宜过多，一般为 50～80ml/(kg·d)，并酌情补充钾盐，注意电解质平衡。

❸ 对于颅压明显增高的重症患儿，迅速稳妥地降低颅压非常重要。一般选用 20％甘露醇 2.5～5ml/kg，每 4～8h 1 次，必要时联合应用呋塞米（速尿）、白蛋白、激素等。

❹ 肛温在 38.5℃以下停用。

❺ 从脑脊液、脑组织中分离出病毒，具有确诊价值。

❻ 脑电图主要表现为高幅慢波，多呈弥漫性分布，可有痫样放电波，对诊断具有参考价值。需要强调的是脑炎的脑电图变化是非特异性的，亦可见于其他原因引起的脑部疾病，必须结合病史及其他检查分析判断。

❼ 患儿高热除采用室内降温措施外，还可行温水擦浴（水温较患儿体温低 2～3℃）、35％～50％乙醇擦浴、头部冰帽、冷盐水灌肠等物理降温，但应避免引起患儿寒战。药物降温可选用安乃近（每次 5～8mg/kg，每 6～8h 1 次）、阿司匹林等。患儿肛温控制在 38.5℃以下，若体温不能顺利控制，可用氯丙嗪及异丙嗪各 1mg/kg 肌注或静滴，必要时每 4～6h 1 次，以达到镇静及辅助退热的作用。

❽ 患儿惊厥要查明原因，因高热引起者给予降温；因脑水肿引起者给予脱水；因呼吸道分泌物阻塞，换气不足而使脑细胞缺氧引起者，应予吸痰、给氧，必要时行气管切开并给予机械通气以辅助呼吸。可给予镇静药苯巴比妥（每次 5mg/kg，必要时每 4～6h 重复 1 次，最大剂量不大于 100mg）、地西泮（每次 0.1～0.3mg/kg，极量：<5 岁，1 次 5mg；>5 岁，1 次 10mg。静注速度每分钟<0.08mg/kg）、水合氯醛（每次 20～50mg/kg），但不宜同时应用。

❾ 对于重症恢复期患儿或留有后遗症者，应进行康复治疗。可给予功能训练、针灸、按摩、高压氧等康复措施，以促进各种功能的恢复。

注：1. 本病缺乏特异性治疗，但由于其病程为自限性，急性期

正确的支持与对症治疗，特别是对于高热、惊厥、呼吸衰竭的及时处理，是保证病情顺利恢复、降低病死率和致残率的关键。

2. 急性期患儿宜给予流质或半流质饮食，昏迷不能吞咽的患儿用鼻饲。

3. 患儿应隔离在有防蚊设备的病室内，根据当地实际情况采取空调、风扇、冰块等降温措施，使室温控制在 26～28℃。

4. 有意识障碍者，需进行口腔、皮肤护理，防止继发感染及压疮。有呼吸道分泌物阻塞者，应给予吸痰、吸氧，并应侧卧位做体位引流或臀部提高15°，防止吸入性肺炎。

5. 昏迷不能闭眼者，用清水或生理盐水冲洗双眼，或用红霉素眼膏涂双眼，并用消毒凡士林纱布覆盖局部，防止暴露性角膜炎。

6. 对重症、急性期的病例，应考虑应用肾上腺皮质激素制剂如地塞米松，可减轻炎症、水肿，降低血管通透性，但不宜长时间使用，一般不超过5天。

7. 合并感染者，可予青霉素等抗生素控制感染。

九、中毒性痢疾

（以 6 岁 20kg 为例）

（一）休克型

长 期 医 嘱	临 时 医 嘱
儿科护理常规	血常规、尿常规、粪常规
一级护理	传染病报告
禁食	生化全套
床边隔离	粪培养＋药物敏感试验⑤
病危	血培养＋药物敏感试验
或 病重通知	中心静脉压测定⑥
心电、血压、氧饱和度监护①	DIC 系列检测⑦
记录 24h 出入液量	血气分析
吸氧②	胸部 X 线（正侧位）片
NS　250ml　　iv gtt 头孢噻肟钠③　1.0g　bid	常规心电图

续表

长 期 医 嘱		临 时 医 嘱	
10%GS 100ml 多巴胺❶ 20mg	iv gtt(根据血 压调整滴速)	5%GS 100ml 10%NaCl 6ml 5%NaHCO₃ 10ml	iv gtt❽ (快 速滴入)
10%GS 250ml 10%NaCl 10ml ATP 20mg CoA 100U 10%KCl 5ml	iv gtt qd	右旋糖酐-40 200ml iv gtt❾	
		5%NaHCO₃ 100ml iv gtt❾	
		山莨菪碱 10mg iv q15min❾	
		5%GS 250ml 10%NaCl 10ml 10%KCl 7ml	iv gtt qd
		10%GS 50ml 地塞米松❿ 10mg	iv gtt qd

❶ 入院初及病情最危重时，每 15min 观测一次，记录体温、血压、脉搏、呼吸，并记录面色、瞳孔、尿量等变化。

❷ 休克患儿都有不同程度的组织缺氧，故应给予氧气吸入。常用鼻导管供氧，流量为 1L/min；或用面罩供氧，流量为 2～4L/min，如用氧时间较长，最好通过雾化器给氧，温度最好保持在 20～22℃；还要随时保持呼吸道通畅，以保证吸氧效果。

❸ 抗生素的使用：可选用第三代头孢菌素类抗生素，如头孢噻肟钠，每天 100～200mg/kg，分 2 次静滴；头孢曲松 50～80mg/kg，每天 1 次静滴；氨苄西林耐药显著；必要时可联用左旋氧氟沙星、阿米卡星等药物，但婴幼儿慎用或禁用；最好根据药物敏感试验来调整药物。

❹ 多巴胺中小剂量（每次 10～20mg）能增加心肌收缩力，对心、肾血管有扩张作用，如无效可逐渐增加剂量，最大剂量不得超过 40mg，均加于 100ml 葡萄糖液中，滴速不超过 20μg/(kg·min)。开始滴速为每分钟 30 滴左右，血压回升后逐步稀释浓度，或调整滴速。

❺ 粪培养可培养出痢疾杆菌，近年临床检出最多的为宋内志贺杆菌与福氏志贺菌；宋内志贺杆菌与福氏志贺菌菌群对复方磺胺甲噁唑、氨苄西林、利福平、四环素高度耐药；环丙沙星耐药率也

在 50％左右；对头孢噻肟钠等头孢菌素类、阿米卡星、庆大霉素、左氧氟沙星相对耐药率较低。

❻ 有条件者可根据中心静脉压调控补液量，每小时监测 1 次；中心静脉（CVP）测定正常值 0.59～0.18kPa（6～12cmH$_2$O）。

❼ 本病患儿易并发 DIC，可根据情况动态检测，及时发现，及时处理，具体可参考 DIC。

❽ 对轻度休克患儿，可用 2/3 张液（4：3：2 液）或等张液（2：1 液）20～30ml/kg 静脉快速滴注，至休克纠正为止。重度患儿首批可输右旋糖酐-40 或等张液，继而 5％碳酸氢钠 5ml/kg 以纠正酸中毒，输液量按 10～20ml/kg 计算，首批总量不超过 300～400ml；右旋糖酐-40 10ml/kg，一般于 30～60min 输完。首批快速输液后，继用 1/2～2/3 张液体静脉滴注，直至休克纠正为止。此阶段总量为 30～60ml/kg。此阶段仍应根据二氧化碳结合力及血气分析情况纠正酸中毒；有尿后注意补钾及补钙。纠正休克后可用含钾维持液（4 份 10％葡萄糖，1 份 0.9％氯化钠，内含 0.15％～0.3％的氯化钾）静脉滴注，第一个 24h 总输液量为 50～80ml/kg。

❾ 山莨菪碱（654-2）：轻度每次 0.5～1mg/kg，重度每次 1～2mg/kg，每隔 10～15min 静脉注射 1 次，直至面色红润，四肢循环好转，血压开始回升，尿量增多，然后延长给药时间，每隔 0.5～1h 给药 1 次，然后每 1～2h 静脉滴注 1 次，维持用药直至休克症状消失。如用药 8～10 次后病情不见好转，应分析原因考虑换药或增加其他措施。

❿ 重症时可用糖皮质激素：地塞米松，每次 0.25～0.5mg/kg，静脉注射，每 6～8h 1 次。

注：1. 中毒性痢疾起病急骤，发展快，病情危重，应分秒必争，全力以赴进行抢救，病程早期及时抢救是提高存活率的关键。

2. 该病多有高热表现，可予以酒精擦浴、冰枕、冷盐水灌肠等降温措施，药物可选用布洛芬或对乙酰氨基酚类制剂；必要时可予以复方冬眠灵（氯丙嗪、异丙嗪各 1mg/kg）肌注或静滴。

3. 休克患儿心脏功能多受损害，重度休克更为明显。除适当掌握输液速度及液量外，一般在首批快速输液后常应用一次强心药物（已有心功能不全者则提前应用），可用毒毛花苷 K，每次 0.007～

0.01mg/kg，一日量不超过 0.25mg，稀释在 10～20ml 液体中缓慢静脉注射，必要时可于 4～8h 后根据病情重复用半量至全量。也可用毛花苷 C（西地兰），饱和量：2 岁以上为 0.03mg/kg，2 岁以下 0.04mg/kg，首剂用 1/3～1/2 饱和量，注射方法同毒毛花苷 K，余量分 2 次间隔 4～6h 静脉注入。具体参阅心力衰竭。

（二）脑型

长 期 医 嘱	临 时 医 嘱
儿科护理常规	血常规、尿常规、粪常规
一级护理	传染病报告
禁食	生化全套、血气分析
床边隔离	粪培养＋药物敏感试验
病危通知	头颅 CT❸
或病重通知	脑电图
心电、血压、氧饱和度监护	DIC 系列检测
记录 24h 出入液量	胸部 X 线（正侧位）片
吸氧	常规心电图
NS 250ml 头孢噻肟钠 1.0g ｝iv gtt bid	山莨菪碱 10mg iv q15min
	地西泮❹ 5mg iv
地塞米松❶ 5mg iv q8h	氯丙嗪❺ 20mg ｝im prn
20％甘露醇❷ 100ml iv gtt q4～8h	异丙嗪 20mg
	眼科会诊眼底检查❻

❶ 地塞米松每次 0.25～0.5mg/kg 静脉注射，每 6～8h 1 次。

❷ 20％甘露醇，一般剂量每次 0.5～1.0g/kg，于 30min 内快速静脉注入，每 4～8h 1 次。脑疝时可加大剂量至每次 2g/kg，必要时也可予呋塞米（速尿）利尿，以减轻脑水肿。

❸ 头颅 CT 可判断脑水肿情况，明确有无脑疝形成，同时排除其他颅脑占位病变及血管病变。

❹ 可用地西泮 0.3～0.5mg/kg 缓慢静脉注射（＜1mg/min），以控制惊厥发作，使用时应注意呼吸抑制作用；也可用苯巴比妥 5mg/kg 肌内注射，必要时可每 6h 重复使用，最大剂量不超过 100mg。

❺ 该型患儿也可见高热难退，在常规降温处理的同时可采用

冬眠疗法,具体用法参考休克型中毒性痢疾。

⑥ 眼底检查可见小动脉痉挛,严重者视网膜水肿,颅内压增高者可见视盘水肿。

注:1. 该型一般治疗同休克型中毒性痢疾,也需注意根据电解质、血气分析等结果调整液量,纠正酸中毒。

2. 并发呼吸衰竭时应在降颅压的同时加用呼吸兴奋药,如洛贝林,每次 1~3mg,肌内注射;或尼可刹米,12.5mg/kg,皮下注射或肌内注射或静脉注射;山莨菪碱也可改为东莨菪碱,每次 0.02~0.04mg/kg,根据病情隔 15~60min 重复使用以改善微循环,兴奋呼吸中枢。无自主呼吸或呼吸微弱者应用呼吸机辅助呼吸。

3. 并发 DIC 或伴发高凝状态者,可加用双嘧达莫(10mg,每 6h 1 次,肌注);或采用小剂量肝素疗法,每次 50U/kg,4~6h 静滴 1 次(具体可结合 DIC)。

十、流行性脑脊髓膜炎

(以 6 岁 20kg 为例)

(一) 普通型

长 期 医 嘱	临 时 医 嘱
传染病护理常规	传染病报告
呼吸道隔离	血常规❷、粪常规、尿常规
一级护理	心功能
病重通知	肝功能、肾功能、电解质
半流质	C 反应蛋白
或 流质饮食	血培养＋药物敏感试验
吸氧(必要时)	咽拭子培养＋药物敏感试验
复合维生素 B 1 片 po tid	瘀点涂片
维生素 C 0.1g po tid	腰椎穿刺❸
NS 100ml 青霉素 160 万 U ∣ iv gtt q6h❶	脑脊液常规、生化、涂片、培养检查
10%GS 250ml 氯霉素 500mg ∣ iv gtt q12h❶	血或脑脊液查脑膜炎球菌抗原抗体❶

续表

长 期 医 嘱	临 时 医 嘱
	PT、纤维蛋白原和 FDP 测定⑤
	脑电图
	心电图
	青霉素皮试
	20％甘露醇　100ml iv gtt(必要时)⑥
	中医科会诊

❶ 青霉素：尚未发现明显耐药，为治疗流行性脑脊髓膜炎首选抗菌药物，宜大剂量使用，以使脑脊液含量达到有效浓度。儿童：20 万～40 万 U/(kg·d)，分 3～4 次静脉滴注，疗程 5～7 天。

氯霉素：儿童 40～50mg/(kg·d)，分次静脉滴注，疗程 5～7天。重症患儿可联合应用青霉素、氯霉素，在应用过程中应注意氯霉素对骨髓造血功能的抑制作用，新生儿及早产儿禁用，用药过程中应定期检查血象。

或青霉素加磺胺嘧啶，其剂量为 75～100mg/(kg·d)，分 2 次口服。磺胺类药物可引起血尿、粒细胞减少、皮疹等，应注意定期检查血常规、尿常规，服用磺胺类药物应同时服用等量碳酸氢钠，鼓励患儿多喝水，治疗 3 天无效者应考虑换药，可改用头孢噻肟，200mg/(kg·d)，分 4 次静滴，疗程均为 3～5 天。应用过程中，应注意二重感染的发生。

❷ 血常规示白细胞总数明显增加，一般为 (10～20)×10⁹/L，中性粒细胞升高达 80％～90％。注意动态观察血小板的变化。

❸ 凡疑为脑膜炎者均应行腰椎穿刺检查以确诊病原菌，做腰椎穿刺时应严格掌握适应证，即 2 岁以下小儿，有脑膜刺激征但无瘀点；或有中枢神经系统感染症状，又不能肯定为流行性脑脊髓膜炎者，都应做脑脊液检查以明确病原，并争取在抗生素使用之前进行，但对早期颅内压增高症状，必须做腰椎穿刺时，需先静推甘露醇一次，待颅内压有所降低后才做腰椎穿刺，做腰椎穿刺时应小心，不可将针芯全部拔出，缓慢放出少许脑脊液即可。

❹ 当脑脊液涂片细菌阴性时，测定血或脑脊液查脑膜炎球菌抗原抗体有助于诊断，其具有特异性强、快速等特点。

❺ 测定 PT、纤维蛋白原和 FDP，并动态观察，可及时发现DIC，以指导临床治疗。

❻ 颅内高压时予 20%甘露醇 0.5～1g/kg，快速静脉滴注，根据病情每 4～6h 1 次，可重复使用，应用过程中应注意其对肾脏的损害。

注：1. 流行性脑脊髓膜炎（简称为流脑）是由脑膜炎奈瑟菌引起的急性化脓性脑膜炎，为急性呼吸道传染病。主要临床表现为发热，头痛，呕吐，皮肤黏膜瘀点、瘀斑及脑膜刺激征，重者可有败血症性休克和脑膜脑炎，脑脊液可呈化脓性改变。流脑，尤其是暴发型流脑病情进展迅速，主要死因为败血症导致的休克、DIC 和脑水肿脑疝。因此，及早的诊断、严密的病情观察是本病治疗的基础。

2. 对症治疗　应保证热量及水电解质平衡。高热时可行物理降温和药物降温；惊厥时选用苯巴比妥（每次 5mg/kg，必要时每4～6h 重复 1 次，最大剂量不大于 100mg），或地西泮（每次 0.1～0.3mg/kg，极量：<5 岁，1 次 5mg；>5 岁，1 次 10mg。静注速度每分钟<0.08mg/kg）。

3. 发现患儿后要就地隔离治疗，及时报告疫情，对周围密切接触者及可疑患儿及时采取措施。

4. 药物预防　与患儿有密切接触的易感者、患儿周围的上呼吸道感染者和皮肤出血者应予以药物预防，多选用复方磺胺甲噁唑（复方新诺明）或磺胺嘧啶，<1 岁，每次 500mg，每日 1 次；1～12 岁，每次 500mg，每 12h 1 次；>12 岁，每次 1g，每 12h 1 次；连服 3 天。国外也有人用利福平，每日 20mg/kg，用 4 天，或用头孢菌素。

5. 特异性免疫预防是预防流脑的重要措施。

（二）暴发型-休克型

长　期　医　嘱	临　时　医　嘱
传染病护理常规	传染病报告
呼吸道隔离	血常规❸、粪常规、尿常规

续表

长 期 医 嘱	临 时 医 嘱
一级护理 病危通知	心功能、肝功能、肾功能、电解质、CO_2 CP
流质饮食 　或 禁食	C 反应蛋白
	血培养＋药物敏感试验
吸氧	咽拭子培养＋药物敏感试验
记录 24h 出入液量	瘀点涂片
心率、呼吸、血压、经皮氧饱和 度监测❶	腰椎穿刺
	脑脊液常规、生化、涂片、培养检查
NS 100ml 青霉素 240 万 U ┃ iv gtt q6h❷	血或脑脊液查脑膜炎球菌抗原抗体
10%GS 250ml 氯霉素 500mg ┃ iv gtt q12h	PT、纤维蛋白原(FIB)和 FDP 测定
	脑电图
	心电图
	胸部 X 线摄片
	青霉素皮试
	血气分析
	NS 400ml iv gtt(快)❹
	右旋糖酐-40 400ml iv gtt(快)
	5%$NaHCO_3$ 50ml 注射用水 50ml ┃ iv gtt(快)❺
	山莨菪碱 每次 10mg iv q15min❻
	5%GS 250ml 肝素 2000U ┃ iv gtt q4～6h❼
	5%GS 100ml 氨基己酸 2.0g ┃ iv gtt q4～6h❽
	地塞米松 5mg iv q6～8h❾

❶ 应持续监护，每 15～30min 记录 1 次，病情稳定后改为 1～2h 记录 1 次。有条件者同时监测中心静脉压。

❷ 暴发型-休克型青霉素应用剂量为 40 万～80 万 U/(kg·d)，

分 3～4 次静脉滴注。

❸ 暴发型出现 DIC 时血小板＜100×10⁹/L。

❹ 扩容宜选用等渗含钠溶液，如生理盐水、2：1 液，也可给予胶体溶液，如右旋糖酐-40、白蛋白、血浆等。一般先给晶体溶液，如血容量不足再给胶体溶液。扩容每次 15～20ml/kg，快速静滴或静注。在起初 1h 内常需要 40～80ml/kg 的扩容量。纠正休克后根据电解质情况给予补液，60～80ml/(kg·d)，注意补钾。

❺ 休克时常伴有酸中毒，合并高热则更为严重。酸中毒可进一步加重血管内皮细胞损害，使心肌收缩力减弱及毛细胞血管扩张，则休克不易纠正。根据血气分析所测定的 BE 值计算，按公式计算的 1/2 量给予碳酸氢钠以纠正酸中毒。年长儿可用 5% 碳酸氢钠加注射用水对半稀释给予，小婴儿宜用 1.4% 碳酸氢钠。

❻ 应用山莨菪碱（654-2）以解除微血管痉挛。用法：早期轻度休克每次 0.5～1mg/kg，晚期或重症 2～3mg/kg，直接静注，呼吸、循环好转后或休克症状改善后延长给药时间，或逐渐减量，不可骤停。多次使用可出现腹胀、烦躁、惊厥等副作用。

❼ 应用肝素的适应证

a. 出血点迅速发展，短时间内出现大片融合成瘀斑者，不论有无休克症状，均应及早应用。

b. 休克表现较重，伴大量瘀点或瘀斑者，不等化验结果立即用药。

c. 休克型患儿经综合治疗不见好转，出血点即使不多，也需考虑 DIC 的存在，应及时抗凝。肝素用量为每次 100U/kg，静滴，每 4～6h 1 次，一般不超过 24h。当休克表现明显好转，尿量增多，出血点不再增加，且瘀斑界限清楚，可停用肝素。肝素过量时可见大量新鲜出血，应立即停用并按最后一次滴注肝素的剂量使用硫酸鱼精蛋白中和。

❽ 氨基己酸为抗纤溶药，在首次给予肝素后注入，每次 0.1g/kg，静注，以后每 4～6h 继肝素之后注射，待休克好转、出血点不再增加时停用。

❾ 短程、大剂量应用糖皮质激素有利于控制休克，减少神经系统并发症，降低颅内压，增加脑血流和改善脑代谢，降低病死

率，减少后遗症。常选用地塞米松，0.25～0.5mg/kg，间隔6～8h可重复应用，一般用2～3次至休克控制后及时停用。

注：1. 暴发型-休克型多见于2岁以下的婴幼儿，突起高热、头痛、呕吐、精神极度委靡，常在短期内全身出现广泛瘀点、瘀斑，且迅速融合成大片，皮下出血，或继以大片坏死，面色苍灰，唇周及指端发绀，四肢厥冷，皮肤呈花纹，脉搏细速，血压下降，甚至不可测出，脑膜刺激征缺如，脑脊液大多清亮，细胞数正常或轻度增加，血培养常为阳性。

2. 血管活性药物的应用　经扩容和纠正酸中毒后，如果休克仍未纠正，可应用血管活性药物，如山莨菪碱、东莨菪碱、阿托品。以上药物有抗交感胺、直接舒张血管、稳定神经细胞膜、解除支气管痉挛、减少支气管分泌物等作用，极少引起中枢兴奋症状。其副作用为面红、躁动、心率加快、尿潴留等。同时可辅以冬眠疗法。如上述药物效果不佳，可改用异丙肾上腺素或多巴胺，或二者联合应用。异丙肾上腺素为β受体兴奋药，可扩张周围血管，增强心肌收缩力，增加心排出量，改善微循环，扩张肾血管，通常为异丙肾上腺素0.2mg加入100ml葡萄糖中静滴。使用以上药物治疗后，动脉痉挛有所缓解，但血压仍维持较低水平或不稳定，可考虑间羟胺20～30mg静滴或与多巴胺联合应用。

3. 休克可并发心功能不全，加上大量快速静脉补液，更加重了心脏负荷，可给予以下药物。

(1) 强心药物　毒毛花苷每次0.007～0.01mg/kg，稀释于10ml液体中缓慢静注，也可每次用毛花苷C（西地兰）15～20μg/kg。

(2) 酚妥拉明　用于严重的心衰，剂量为0.5～1mg/kg，加入10%葡萄糖液10～20ml中缓慢静注。

4. 休克时往往伴随消化道功能受损及肠道寄生菌繁殖，可给予甲硝唑15mg/(kg·d)，口服，如有消化道出血，可给予法莫替丁0.4mg/kg，每天2次，静滴。

5. 因病情危急，抢救初期常两条途径同时静脉给药，加上大量快速静脉补液，故应注意观察肺底有无湿啰音，防止急性肺水肿。

6. 对症处理　高热、惊厥、躁动不安者予以及时处理。昏迷患儿注意清洁口腔，吸出口腔及呼吸道分泌物，保持呼吸道通畅。有大片瘀斑者加强皮肤护理，床单、尿布应柔软、消毒，防止继发感染和皮肤坏死。

(三) 暴发型-脑膜脑炎型

长 期 医 嘱	临 时 医 嘱
传染病护理常规	传染病报告
呼吸道隔离	血常规、粪常规、尿常规
一级护理	肝功能、肾功能、电解质、CO_2CP
病危通知	测定
流质饮食	C 反应蛋白
或 禁食	血培养＋药物敏感试验
吸氧	咽拭子培养＋药物敏感试验
记录 24h 出入液量	瘀点涂片
心率、呼吸、血压、经皮氧饱和度	腰椎穿刺
监测	脑脊液常规、生化、涂片、培养
NS　100ml	检查
青霉素　240 万 U ｜ iv gtt q6h❶	血或脑脊液查脑膜炎球菌抗原
	抗体
10%GS　250ml	PT、FIB 和 FDP 测定
氯霉素　500mg ｜ iv gtt q12h	脑电图
20%甘露醇　100ml	心电图
iv gtt(快速) q6h ｜ 两药	胸部 X 线摄片
地塞米松　5mg iv q6h ｜ 交替❷	青霉素皮试
	血气分析
	吸痰
	眼底检查
	氯丙嗪　20mg ｜ im prn❸
	异丙嗪　20mg ｜
	苯巴比妥　100mg im
	或 地西泮　5mg im prn❹
	机械通气 prn❺

❶ 暴发型流行性脑脊髓膜炎-脑膜脑炎型青霉素应用剂量同休克型，为40万～80万 U/(kg·d)，分3～4次静脉滴注。

❷ 常用脱水药为20％甘露醇，剂量为0.5～1.0g/kg，每4～8h 1次，静脉注射后10min即可发挥明显的脱水作用，30min达高峰，作用可维持3～6h。有严重颅高压或脑疝时，每次剂量1.5～2.0g/kg，每2～4h 1次。甘露醇无明显禁忌证，但心功能减退患儿慎用。甘露醇按具体情况每隔4～6h静脉快速滴注或静推1次，用至颅内压增高症状好转时逐渐减量或延长给药间隔时间，直至停用，不可骤然停药。用脱水药后适当补液，使患儿维持轻度脱水状态。亦可同时应用肾上腺皮质激素，以减轻毒血症，降低颅内压。为加强脱水作用，亦可在两次给药间期应用利尿药如呋塞米（速尿）或静注50％葡萄糖。

❸ 亚冬眠疗法主要用于高热、频繁惊厥及有明显脑水肿者，以减轻脑水肿和降低脑耗氧量，保护中枢神经系统。氯丙嗪和异丙嗪各0.5～1mg/kg，肌注或静推，安静后置冰袋于枕后、颈部、腋下或腹股沟，使体温下降至36℃左右。以后每4～6h可再肌注1次，共用3～4次。

❹ 出现惊厥时，选用苯巴比妥（每次5mg/kg，必要时4～6h重复应用，最大剂量≤100mg），或地西泮（每次0.1～0.3mg/kg。极量：＜5岁，1次5mg；＞5岁，1次10mg。静注速度每分钟＜0.08mg/kg）。

❺ 当患儿出现中枢性呼吸衰竭的早期表现时，则要应用人工呼吸机进行机械通气。

注：1. 暴发型-脑膜脑炎型的治疗重点在于早期发现颅内压增高症状，及时应用脱水药治疗脑水肿，防止脑疝和呼吸衰竭。

2. 根据具体情况适当补充液体和电解质，以使患儿保持轻度脱水状态为宜，全日输液量不得超过1200ml/m²。要积极纠正缺氧、高碳酸血症，注意防止水、电解质平衡紊乱，使血压稳定在正常范围内。

3. 呼吸衰竭的处理　应以预防脑水肿为主。如已发生呼吸衰竭，除脱水外则应给予洛贝林、尼可刹米等中枢神经兴奋药，亦可用氢溴酸东莨菪碱，每次0.02～0.04mg/kg，每20～30min静注1次，可改善脑循环，具有兴奋呼吸和镇静作用。必要时行气管插管，吸出痰液和分泌物，辅以人工辅助呼吸，直至患儿恢复自主呼吸。

4. 对症处理同休克型中毒性菌痢。

十一、化脓性脑膜炎

(以 6 岁 20kg 为例)

长 期 医 嘱	临 时 医 嘱
儿科护理常规	血常规、尿常规、粪常规
一级护理	腰椎穿刺
口腔护理（必要时）	脑脊液常规、生化、涂片、乳
皮肤护理（必要时）	酸脱氢酶＋培养检查
普食	咽拭子培养＋药敏试验
或 半流质	血培养＋药敏试验
病重	血钠、钾、氯、CO_2 CP 测定
或 病危通知	胸部 X 线摄片
吸氧（必要时）	头颅 CT
吸痰（必要时）	或 头颅 MRI（必要时）❶
测体温、脉搏、呼吸、血压、瞳孔 q2～4h	硬脑膜下穿刺（必要时）❺
记录 24h 出入量	病灶分泌物涂片＋细菌培养
复合维生素 B　1 片 po tid	血 CRP
NS　100ml 青霉素　100 万 U ┃ iv gtt qd❶	脑电图
	20％甘露醇　100ml iv prn❻
10％GS　250ml 10％KCl　5ml 维生素 C　1.0g ┃ iv gtt qd❷ ATP　20mg CoA　100U	苯巴比妥　100mg im
	或 地西泮　5mg im prn❼
	青霉素皮试
	中医科会诊
	针灸科会诊（必要时）❽
地塞米松　5mg iv q6h ❸	

❶ 化脓性脑膜炎抗感染治疗

a. 肺炎链球菌脑膜炎首选青霉素，剂量 40 万～60 万 U/(kg·d)，分 4 次静滴（快速），疗程 3～4 周。青霉素钾盐，每 100 万 U 含钾 65mg，配置时每 100ml 溶液内青霉素钾不超过 240 万 U。当患儿对青霉素过敏或细菌对青霉素耐药时，应依据药敏试验选择药物，如氯霉素或第三代头孢菌素，对于耐青霉素的肺炎链球菌可选用万古霉素 40～60mg/(kg·d)，分 3～4 次静注。

b. 流感嗜血杆菌脑膜炎抗生素治疗首选头孢曲松或头孢噻肟。头孢曲松剂量 100mg/(kg·d)，分 1～2 次静注，疗程 10～12 天；头孢噻肟剂量 200mg/(kg·d)，分 1～2 次静滴。

c. 金黄色葡萄球菌脑膜炎对青霉素大多耐药，可选用苯唑西林或氯唑西林，剂量 150～200mg/(kg·d)，可联合应用庆大霉素 4～5mg/(kg·d)，分 2 次静脉滴入，或联合应用红霉素、氯霉素，疗程 4～5 周。应用氨基糖苷类药物时应监测耳毒性。

d. 耐甲氧西林金葡菌株脑膜炎则选用万古霉素，40～50mg/(kg·d)，分 3～4 次静滴，联合应用利福平 10～15mg/(kg·d)，分 1～2 次服用。注意肝、肾损害，定期复查肝、肾功能。

e. 大肠杆菌脑膜炎可选用第二、第三代头孢菌素：头孢呋辛（西力欣）100mg/(kg·d)，或头孢曲松（罗氏芬）100mg/(kg·d)，或头孢噻肟 200mg/(kg·d)，或头孢他啶（复达欣）100～200mg/(kg·d)，分 4 次静滴或静注（头孢曲松每天 1 次静滴），疗程 3～4 周以上。

❷ 对化脓性脑膜炎患儿，要供给足量的水分，可给维持液或 1/3 张液体，按 60～80ml/(kg·d) 计算，必须防止补入过多的液体，以免发生脑水肿而加重病情，但若仅补充无盐液体，即使并未过量，亦易引起水中毒。

❸ 若患儿有明显中毒症状，颅内压高，或脑脊液较浑浊，早期加用糖皮质激素，如地塞米松 0.4～0.6mg/(kg·d)，分 3～4 次静注，疗程 3～5 天。激素可以抑制 TNF-α 和 IL-1 的合成并降低其活性，从而减轻脑水肿，降低颅内压，增加脑血流，改善脑代谢，可降低病死率，减少后遗症。

❹ 必要时行头颅 CT 或 MRI 检查以明确有无硬脑膜下积液或排除颅内肿瘤、颅内出血等情况。

❺ 并发硬脑膜下积液，积液多时每日或隔日穿刺放液，每次每侧少于 30ml，两侧不超过 60ml。1～2 周后酌情延长穿刺间隔时间，减少穿刺次数，直至症状消失，积液性质好转或液量明显减

少，一般需要 2～3 周。已经穿刺 10 次左右，积液量仍很多，而临床症状已不明显，亦可停止穿刺，继续观察，一旦出现症状，再行穿刺放液。

❻ 若患儿颅压增高显著，可用 20% 甘露醇，每次 0.5～1.0g/kg，每日 1～2 次。

❼ 惊厥时选用苯巴比妥（参见暴发型-脑膜脑炎型）。

❽ 必要时请针灸科会诊以协助治疗。

注：1. 因为早期诊断、及时治疗对化脑患儿非常重要，所以发热患儿，一旦出现神经系统的异常症状和体征时，应尽快进行脑脊液检查，以明确诊断。有时在疾病早期脑脊液常规检查可无明显异常，此时若高度怀疑化脑，可在 24h 后再复查脑脊液。另外经过不规则抗生素治疗的化脑，其脑脊液改变可以不典型，涂片和细菌培养均可为阴性，此时必须结合病史、症状、体征及治疗过程综合分析判断。

2. 中毒症状明显时，加强支持疗法，给予新鲜冰冻血浆，小剂量输血，呕吐频繁者注意维持水、电解质平衡。

3. 矫正脑性低钠血症　确诊后用 3% 盐水（6ml/kg）缓慢滴注，可提高血钠 5mmol/L，若仍不能纠正低钠血症，可再给 3～6ml/kg。同时应限制入量，每日 800～900ml/m²，给液成分与一般维持液相同，由于大量应用钠盐，必然增加钾离子和钙离子的丢失，需注意补充。

4. 有高热、惊厥、呼吸或循环衰竭时，必须立即抢救。

5. 停药指征　完成疗程时症状消失、退热 1 周以上，脑脊液细胞数少于 $20×10^6$/L，且均为单核细胞，蛋白及糖量恢复正常。一般完全达到这些标准，少则 8～10 天，多则 1 个月以上，平均 2～3 周。

6. 鞘内注射　如果选用的药物能很好地通过血脑屏障，原则上不需要鞘内注射，以免出现不良反应及增加患儿痛苦。对延误诊治的晚期化脑婴儿，脑脊液外观有脓块形成，或细菌对抗生素耐药，加用鞘内注射抗生素可提高治愈率。根据抗生素在脑脊液存留的时间，每日或隔日注射 1 次，一般连用 3～5 次，直至脑脊液清晰，细胞数明显下降，细菌消失。表 6-1 为鞘内注射抗生素参考剂量。

表 6-1　鞘内注射抗生素参考剂量

抗生素	剂量/次	适应证
青霉素	5000～20000U	肺炎球菌脑膜炎
庆大霉素	1000～3000U	大肠杆菌脑膜炎、铜绿假单胞菌脑膜炎
阿米卡星	5～20mg	大肠杆菌脑膜炎、铜绿假单胞菌脑膜炎、变形杆菌脑膜炎
苯唑西林	50mg	葡萄球菌脑膜炎
多黏菌素 B	1 万～3 万 U	大肠杆菌脑膜炎
羧苄西林	10～40mg	铜绿假单胞菌脑膜炎

十二、结核病

（以 6 岁 20kg 为例）

（一）原发性肺结核

长 期 医 嘱	临 时 医 嘱
儿科护理常规	传染病报告
一级护理	血常规、尿常规、粪常规
半流质饮食	血沉❶
隔离	痰涂片找结核杆菌❺
复合维生素 B　1 片 po tid	痰结核杆菌培养❻
异烟肼❶　200mg po qd	血结核抗体测定❼
利福平❷　200mg po qd	胸部 X 线摄(正侧位)片❽
吡嗪酰胺❸　200mg po tid	胸部 CT 检查❾
	PPD 试验❿
	纤维支气管镜检查
	周围淋巴结穿刺液涂片检查

❶ 异烟肼（INH 或 H）属于全杀菌药，剂量 10～15mg/(kg·d)（≤300mg/d），顿服，主要副作用为肝毒性、末梢神经炎、过敏、皮疹、发热。

❷ 利福平（RFP 或 R）剂量 10～15mg/(kg·d)（≤450mg/d），顿服，主要副作用为肝毒性、恶心、呕吐、流感样症状。

❸ 吡嗪酰胺（PZA 或 Z）剂量 20～30mg/(kg·d)，分 3～4 次口服，主要副作用为肝毒性、高尿酸血症、关节痛、过敏、发热。

❹ 血沉加速者，可协助判断结核病的活动性。

❺ 从痰、胃液（婴幼儿可抽取空腹胃液）、脑脊液、浆膜腔液中找到结核杆菌是重要的确诊手段。采用厚涂片法或荧光染色法检查结核杆菌其阳性率较高。

❻ 常规方法难以培养，需采用 L 型菌培养分离技术培养。结核杆菌阳性培养时间需 2 周左右，可用于鉴别结核菌群与非典型分枝杆菌。

❼ 抗结核杆菌抗体可作为结核病辅助诊断指标之一，可以血清、脑脊液、胸腔积液等作为标本，一般在感染 4～8 周后检出。

❽ 胸部 X 线检查可见肺内有典型的哑铃状双极阴影。当淋巴结高度肿大、边缘锐利时称肿瘤型支气管淋巴结结核。支气管淋巴结肿大，边缘模糊不清，为浸润型支气管淋巴结结核；病变均多见于右侧。

❾ 胸部 CT 检查有利于发现隐蔽区病灶，特别是高分辨薄切 CT 可显示早期（2 周内）粟粒性肺结核，以及≥4mm 的肺门纵隔淋巴结。淋巴结钙化显示率也高于 X 线检查。

❿ 患儿（PPD）试验多呈强阳性。硬结平均直径不足 5mm 者为阴性，≥5mm 为阳性（＋）；10～19mm 为中度阳性（＋＋），≥20mm 为强阳性（＋＋＋）；局部除硬结外，还有水疱、破溃、淋巴管炎及双圈反应等极强阳性反应（＋＋＋＋）。需注意的是当机体免疫功能低下或受抑制时（如部分危重结核病；急性传染病，如麻疹、水痘、风疹、百日咳等；体质极度衰弱者，如重度营养不良，重度脱水，重度水肿等，应用糖皮质激素或其他免疫抑制药时；原发或继发免疫缺陷病）可能会出现假阴性。

注：1. 该病患儿应注意营养，选用富含蛋白质和维生素的食物，有明显结核中毒症状及高度衰弱者应卧床休息，避免继发感染。

2. 抗结核药物治疗原则为早期治疗，适宜剂量，联合用药，规律用药，坚持全程，分段治疗。

3. 标准疗法 一般用于无明显自觉症状的原发性肺结核。每日服用异烟肼（INH）、利福平（RFP）和（或）乙胺丁醇（EMB），疗程 9～12 个月。乙胺丁醇（EMB 或 E）剂量 15～25mg/(kg·d)，分 2 次口服，主要副作用为皮疹及视神经炎。

4. 活动性原发性肺结核可采用直接督导下短程化疗。强化治疗阶段宜用 3～4 种杀菌药：INH、RFP、PZA 或 SM，2～3 个月后以 INH、RFP 或 EMB 巩固维持治疗。常用方案为 2HRZ/4HR，方案前面数字为月数。

5. 乳幼儿 PPD 阳性，年长儿 PPD 强阳性但无症状且胸部 X 线摄片无异常者，可单用异烟肼；有结核中毒症状者，用 H＋R 方案；病变广泛，伴有空洞、肺不张者，用 H＋R＋Z 方案或 H＋R＋S 方案。

6. 发生大片肺实变或肺不张时可试用肾上腺皮质激素以减轻肺部炎症反应及中毒症状，常用泼尼松 1～2mg/(kg·d)，分 2～3 次服，用药 4～6 周，然后在 1～2 周内逐渐减停。

（二）粟粒性肺结核

长 期 医 嘱	临 时 医 嘱
儿科护理常规	传染病报告
一级护理	血常规、尿常规、粪常规
半流质饮食	血沉
隔离	痰涂片找结核杆菌
复合维生素 B　1 片 po tid	痰结核杆菌培养
异烟肼　200mg po qd	血结核抗体测定
利福平　200mg po qd	胸部 X 线摄（正侧位）片❷
吡嗪酰胺　200mg po tid	胸部 CT❸
链霉素　400mg im qd❶	PPD 试验
	眼底检查❹

❶ 链霉素，剂量 20～30mg/(kg·d)（≤0.75g/d），肌注，主要副作用为听神经损害、肾毒性、过敏、皮疹、发热。

❷ 胸部 X 线片可见在浓密的网状阴影上密布均匀一致的粟粒结节。婴幼儿由于病灶周围反应显著和易于融合，点状阴影边缘模糊、大小不一而呈雪花状。病变急剧进展时可形成空洞，有时可见

蜂窝性肺气肿、肺大疱、自发性气胸、纵隔气肿、皮下气肿等。

❸ 胸部 CT 扫描可见肺影显示大小（1～3mm）、密度（中度）、分布（全肺）一致的阴影，部分病灶融合。

❹ 全身性粟粒性结核患儿眼底检查可发现脉络膜结核结节，后者分布于视网膜中心动脉分支周围。

注：1. 该病多见于婴幼儿，起病可急可缓。缓者只有低热和结核中毒症状。但多数起病较急，临床有"伤寒型"、"肺型"、"脑膜型"、"败血症型"等类型。其特点为呼吸道症状多不明显，肺部缺乏阳性体征，但 X 线检查变化明显。少数患儿可见皮肤粟粒疹。

2. 化疗方案 2HRZS/10HR 或 2HRZS/10H₂R₂，若抗链霉素，可改为卡那霉素 $15\sim30mg/(kg\cdot d)$。

3. 病情重、高热难退、有呼吸困难等中毒症状明显者，可加用糖皮质激素静脉给药，如氢化可的松 $5\sim10mg/(kg\cdot d)$ 静滴，每天 1 次，待症状好转后改为口服。

4. 一般治疗同原发性肺结核。

（三）结核性脑膜炎

长 期 医 嘱	临 时 医 嘱
儿科护理常规	传染病报告
一级护理	血常规、尿常规、粪常规
半流质饮食	血沉
病重通知	痰涂片找结核杆菌
复合维生素 B 1 片 po tid	痰结核杆菌培养
异烟肼 300mg po qd❶	血结核抗体测定
利福平 300mg po qd❶	腰椎穿刺、脑脊液常规、生化检查❸
吡嗪酰胺 200mg po tid❶	脑脊液结核抗体检查❹
链霉素 400mg im qd❶	头颅 CT
泼尼松 10mg po tid❷	或 头颅 MRI 检查❺
	胸部 X 线（正侧位）片❻
	PPD 试验
	眼底检查

❶ 结核性脑膜炎常为全身性粟粒性结核病的一部分，故化疗方案与粟粒性肺结核基本相同，开始治疗的 1～2 周，将异烟肼 (INH) 全日量的一半加入 10％葡萄糖中静脉滴注，余量口服，待病情好转后改为全日量口服。目前多主张采用 12 个月的治疗方案。

❷ 糖皮质激素早期使用效果好。一般使用泼尼松，每日 1～2mg/kg (<45mg/d)，1 个月后逐渐减量，疗程 8～12 周。急性期可使用地塞米松 0.25～0.5mg/(kg·d)，静脉注射，总疗程 2～3 个月。

❸ 常规检查：脑脊液压力增高，外观无色透明或呈毛玻璃样，蛛网膜下隙阻塞时，可呈黄色，静置 12～24h 后，脑脊液中可有蛛蛛网状薄膜形成，取之涂片做抗酸染色，结核杆菌检出率较高。白细胞数多为 (50～500)×10⁶/L，分类以淋巴细胞为主，但急性进展期，脑膜新病灶或结核瘤破溃时，白细胞数＞1000×10⁶/L，其中 1/3 病例的分类以中性粒细胞为主，糖和氯化物均降低，蛋白量增高。糖和氯化物均降低为结核性脑膜炎的典型改变。蛋白量增高，一般多为 1.0～3.0g/L，椎管阻塞时可高达 40～50g/L。对脑脊液改变不典型者，需重复化验，动态观察变化。脑脊液 (5～10ml) 沉淀物涂片抗酸染色镜检阳性率可达 30％。

❹ 以 ELISA 法检测结核性脑膜炎患儿脑脊液 PPD-IgM 抗体和 PPD-IgG 抗体，其水平常高于血清中的水平。PPD-IgM 抗体于病后 2～4 天开始出现，2 周达高峰，至 8 周时基本降至正常，为早期诊断依据之一；而 PPD-IgG 抗体于病后 2 周起逐渐上升，至 6 周达高峰，约在 12 周时降至正常。

❺ 疾病早期头颅 CT 可正常，随着病情进展可出现基底节阴影增强、脑池密度增高、模糊、钙化、脑室扩大、脑水肿或早期局灶性梗塞症。

❻ 约 85％结核性脑膜炎患儿胸部 X 线片有结核病改变，其中 90％为活动性病变，呈粟粒性肺结核者占 48％。

注：1. 该病治疗要点为结核化疗方案及降低颅内压两大方面。

2. 降低颅内压可用 20％甘露醇，一般剂量为每次 0.5～1.0g/kg，于 30min 内快速静脉注入，每 4～6h 1 次，脑疝时可加大剂量至每次 2g/kg，2～3 天后逐渐减量，7～10 天停用。也可用乙酰唑胺，每天 20～40mg/kg（＜0.75g/d），口服，根据颅内压情况，可服用 1～3 个月或更长，每日服或间歇服（服 4 天，停 3 天）。应用脱水药及利尿药时注意防止电解质紊乱。

3. 急性脑积液而其他降颅压措施无效或疑有脑疝形成时可行侧脑室穿刺引流，一般每天引流 50～200ml，持续引流时间为 1～3 周。有室管膜炎时可予侧脑室内注药。

4. 腰穿减压及鞘内注药

（1）适应证

a. 颅内压较高，应用激素及甘露醇效果不明显，但不急需做侧脑室引流或没有做侧脑室引流的条件者；

b. 脑膜炎症状控制不良以致颅内压难以控制者；

c. 脑脊液蛋白量＞3.0g/L 以上者。

（2）方法为 根据颅内压情况，适当放出一定量的脑脊液以降低颅内压；3 岁以上每次注入 INH 20～50mg 及地塞米松 2mg，3 岁以下剂量减半，开始为每日 1 次，1 周后酌情改为隔日 1 次、1 周 2 次及 1 周 1 次。2～4 周为 1 个疗程。

5. 出现惊厥时进行对症处理，其他一般治疗参阅其他脑炎章节。

（四）结核性胸膜炎

长期医嘱	临时医嘱
儿科护理常规	传染病报告
一级护理	血常规、尿常规、粪常规
半流质饮食	血沉
隔离	痰涂片找结核杆菌
复合维生素 B　1 片 po tid	痰结核杆菌培养
异烟肼　200mg po qd[①]	血结核抗体测定
利福平　200mg po qd[①]	胸部 X 线（正侧位）片
吡嗪酰胺　200mg po tid[①]	胸部 CT 检查
泼尼松　10mg po tid[②]	PPD 试验
	胸腔穿刺、胸腔积液常规、生化、培养及结核抗体测定[③]

❶ 化疗方案参阅原发性肺结核。

❷ 激素可减轻中毒症状，促进积液吸收，减少胸膜粘连，可用泼尼松 1～2mg/(kg·d) 口服。

❸ 胸腔积液量少时只需诊断性穿刺，中等量或影响心肺功能时应积极抽液，以防胸膜粘连。

十三、钩端螺旋体病

（以 6 岁 20kg 为例）

长 期 医 嘱	临 时 医 嘱
儿科护理常规	传染病报告
一级护理	血常规＋涂片❺
半流质饮食	尿常规、粪常规
隔离	血凝集溶解试验❻
卧床休息	间接血凝试验❼
病重通知	心功能、肝功能、肾功能
心电血压监护❶	血 L 型钩端螺旋体培养❽
维生素 C　0.1g po tid	血沉
复合维生素 B　1 片 po tid	胸部 X 线（正位）片
青霉素　40 万 U im bid　❷	常规心电图
甲唑醇　200mg po tid❸	腰椎穿刺、脑脊液常规、涂片、生化检查❾
维生素 K₁　10mg im qd❹	
	青霉素皮试
	眼科会诊❿

❶ 初始使用青霉素半小时至 4h 可出现突然高热、寒战、肌肉疼痛、血压下降、休克等症状加重的情况，称为吉海反应，故初始阶段应注意监护，注意病情变化。

❷ 钩端螺旋体对多种抗生素敏感，如青霉素、庆大霉素、红霉素、链霉素、多西环素等。临床首选青霉素早期治疗，剂量一般为首剂 40 万 U 肌注，以后每天 120 万～160 万 U，分 3～4 次肌注，儿童用量可与成人一致或酌减，疗程 5～7 天或体温正常后 2～4 天。

❸ 甲唑醇为钩端抗螺旋体药，首剂 20mg/kg，以后改为 10mg/kg，每天 3～4 次，疗程 5～7 天，初用 1～3 天可有口干、腹痛、肠鸣、头晕等症状，继续服用则减轻或消失。

❹ 适用于黄疸出血型钩端螺旋体病。

❺ 无黄疸型钩端螺旋体病白细胞轻度增加，黄疸型钩端螺旋体病白细胞可显著增加，血小板多减少，血清差速离心后直接镜检或荧光抗体染色或甲苯蓝染色后镜检寻找钩端螺旋体有助于早期诊断。

❻ 血凝集溶解试验又称凝溶试验，所选用的抗原应与当地流行的菌型一致，凝集素一般病后 1 周出现，逐渐升高，效价＞1：400 为阳性，可持续数月至数年。

❼ 没有菌属限制，方法简单，出现时间较凝溶试验更早，适合于基层医疗机构。

❽ 培养出钩端螺旋体者可确诊为本病。

❾ 脑膜脑炎型钩端螺旋体病以脑炎症状为主要表现，初期可类似败血症，脑脊液中检出钩端螺旋体者即可确诊。

❿ 后期可伴虹膜睫状体炎、葡萄膜炎、脉络膜炎，可请眼科会诊以协助诊治。

注：1. 本病应早期诊断，早期治疗，注意休息，减少脏器损害。早期使用抗生素可缩短疗程，减少脏器损害和并发症，降低病死率。

2. 出现吉海反应时可在应用青霉素的同时应用糖皮质激素，可用氢化可的松 4～8mg/(kg·d) 静滴或地塞米松 1～2.5mg 静脉注射，早期可给予镇静药（如苯巴比妥）、物理降温，休克者予以补液以扩充血容量等。

3. 临床应根据不同类型分别进行处理。黄疸出血型可予以维生素 K（每天 40mg 注射）、补充液体和能量及护肝治疗；肺出血型可适当给予镇静及大剂量激素治疗；血压偏低者一般不用升压药，以免促进肺出血；必要时肾衰竭者行血液透析治疗。

4. 本病后发症为机体免疫所致，轻症者可自行缓解，重症者可出现闭塞性脑动脉炎，此时可给予波尼松 [1mg/(kg·d)，分次口服] 及营养神经治疗，肢体瘫痪者可辅以针灸、推拿等治疗。

十四、流行性出血热

(以 6 岁 20kg 为例)

(一) 发热期

长 期 医 嘱	临 时 医 嘱
儿科护理常规	传染病报告
一级护理	血常规＋异型淋巴细胞计数❻
高热量半流质饮食	尿常规❼、粪常规
病重通知	流行性出血热病毒抗体 IgM
卧床休息	测定❽
心电血压监护	细胞免疫、体液免疫检测
记录 24h 出入液量❶	心功能、肝功能、肾功能、电
维生素 C　0.1g po tid	解质
复合维生素 B　1 片 po tid	24h 尿蛋白定量
利巴韦林　0.2g 10%NaCl　8ml　iv gtt qd❷ 5%GS　200ml	血沉
	血栓前状态❾
	常规心电图
复方丹参　20ml 5%GS　250ml　iv gtt qd❸	胸部 X 线（正侧位）片
	物理降温
地塞米松　5mg 5%GS　10ml　iv qd❹	呋塞米　20mg iv❿
酚磺乙胺　0.25g 维生素 C　1.0g 10%NaCl　10ml　iv gtt bid❺ 5%GS　250ml	

　❶ 本病发热期之后很快进入休克期，应注意监测出入量，防止休克。

　❷ 应早期应用抗病毒药，常用利巴韦林 10～15mg/(kg·d)，每日 1 次静滴，连用 3～5 天，也可用干扰素 100 万 U，肌注，每天 1 次。

　❸ 发热期机体处于高凝状态，极易并发 DIC，故应早期予以

复方丹参或右旋糖酐-40 静滴以降低血液黏稠度。丹参 0.5～1ml/(kg·d)，每天 1 次静滴；右旋糖酐-40 每次 10～15ml/kg，每天 1 次静滴。

❹ 高热以物理降温为主，避免使用强烈退热药，以防大汗虚脱；若中毒症状明显，可早期应用糖皮质激素，一般用地塞米松 0.2～0.4mg/(kg·d)，静脉注射或静滴，热退后即可停用。

❺ 用大量维生素 C 可减轻外渗；酚磺乙胺（止血敏）止血，每次 10mg/kg，每天 1～3 次。

❻ 血常规示白细胞病初常正常，后逐渐升高，以中性粒细胞为主，严重者可有核左移，类似白血病反应；异型淋巴细胞可在 1～2 天内出现。血小板多降低。

❼ 蛋白尿明显者应注意监测肾功能及 24h 尿蛋白定量。

❽ 流行性出血热病毒抗体 IgM 测定 1：20 为阳性；流行性出血热病毒抗体 IgG 1：40或双份血清抗体滴度 4 倍以上升高即有诊断价值。

❾ 应注意监测血小板、纤维蛋白原、PT 等凝血功能变化，防止 DIC 的出现。

❿ 发热后期在补充血容量的基础上可用呋塞米（速尿）利尿，剂量 1～2mg/kg，若效果不佳，可增大剂量。

注：1. 本病以综合治疗为主，"三早一就"（早期发现、早期休息、早期治疗和就近治疗）为本病的治疗原则，发热期原则为控制感染、减轻外渗、改善中毒症状、预防 DIC。

2. 液体疗法至关重要，应维持水、电解质酸碱平衡，防止低血压休克，输液量 50～100ml/(kg·d)，早期以等张含钠液为主，必要时可补充胶体液，如白蛋白、右旋糖酐-40 等。

3. 对症处理也很重要，呕吐者可予多潘立酮（吗丁啉）0.3mg/kg 口服，严重者可予复方氯丙嗪肌注。

（二）低血压休克期

长 期 医 嘱	临 时 医 嘱
儿科护理常规	传染病报告
一级护理	血常规＋异型淋巴细胞计数

续表

长 期 医 嘱	临 时 医 嘱
禁食	尿常规、粪常规
病重通知	流行性出血热病毒抗体 IgM 测定
卧床休息	细胞免疫、体液免疫检测
心电血压监护	心功能、肝功能、肾功能、电解质❸
记录 24h 出入液量	24h 尿蛋白定量
吸氧　prn	血沉
复合维生素 B　1 片 po tid	血栓前状态
10%GS　250ml 10%NaCl　10ml ATP　20mg CoA　100U　　}　iv gtt qd❶	常规心电图 胸部 X 线（正侧位）片 血气分析❹
右旋糖酐-40　250ml iv gtt qd❷	NS　200ml 5%NaHCO₃　100ml　}　iv gtt qd❺
地塞米松　5mg 5%GS　10ml　　}　iv qd	多巴胺　20mg 间羟胺　10mg 10%GS　250ml　}　iv gtt（根据血压调节）❻
	山莨菪碱　10mg iv q15min❼

❶ 该期血压下降，可能处于休克状态，补液应以早期、快速、适量为原则，晶体液多选平衡液，切忌只用葡萄糖。

❷ 胶体液的补充可选右旋糖酐-40，也可用白蛋白、血浆等，不宜用全血。

❸ 应根据电解质情况补充液体，防止电解质紊乱；肾功能损害时注意区分肾性还是肾前性，并分别处理。

❹ 血气分析多显示代谢性酸中毒。

❺ 纠正酸中毒，可用 5%碳酸氢钠，可根据二氧化碳结合力进行补充或每次 60~100ml，每日 1~4 次。

❻ 山莨菪碱（654-2）可改善微循环，剂量 0.5~2mg/kg，开始每 15min 1 次，休克症状改善后逐渐延长给药间歇。

❼ 经补充血容量后血压仍不稳定者，可加用血管活性药物如多巴胺、间羟胺等。多巴胺常用剂量 2~5μg/(kg·min)。滴速开

始可每分钟 15～30 滴，然后应根据血压情况随时进行调整。

注：1. 低血压休克期治疗原则为积极补充血容量、纠正酸中毒和改善微循环。

2. 该病应注意消化道出血、中枢神经系统并发症、心力衰竭、肺水肿、ARDS 及自发性肾破裂等并发症的情况。

（三）少尿期

长 期 医 嘱	临 时 医 嘱
儿科护理常规	传染病报告
一级护理	血常规＋异型淋巴细胞计数
限制水、钠摄入❶	尿常规、粪常规
病重通知	流行性出血热病毒抗体 IgM 测定
卧床休息	细胞免疫、体液免疫检测
心电血压监护	心功能、肝功能、肾功能、电解质
记录 24h 出入液量	24h 尿蛋白定量
复合维生素 B 1 片 po tid	血沉
	血栓前状态
	常规心电图
	胸部 X 线（正侧位）片
	NS 200ml / 5%NaHCO₃ 100ml | iv gtt qd❷
	20%甘露醇 125ml iv gtt qd 或 bid❸
	呋塞米 20mg iv❹
	血液透析❺
	或 腹膜透析❺

❶ 本期为肾损害少尿期，应注意限制水与盐的摄入，补液量为前一日尿量及呕吐量再加 500～700ml。

❷ 需注意代谢性酸中毒的情况，可予碳酸氢钠纠正。

❸ 少尿初期可予以甘露醇以减轻肾间质水肿，一般用 1～2 次。

❹ 利尿时常用呋塞米（速尿）静脉注射，可从小剂量开始，逐步加大至 100～300mg，每 4～6h 可重复 1 次。

❺ 可予明显氮质血症、高血钾及高血容量综合征患儿行血液

透析或腹膜透析。

注：少尿期治疗原则为稳定机体内环境、促进利尿、导泻及透析治疗。

十五、深部真菌感染

(一) 真菌性肺炎

(以 6 岁 20kg 为例)

长 期 医 嘱	临 时 医 嘱
儿科护理常规	血常规、尿常规、粪常规
一级护理	痰液、血液真菌培养❹
半流质饮食	电解质、心功能、肝功能、肾功能
复方福尔可定　5ml po tid	免疫球蛋白测定❺
复合维生素 B　1 片 po tid	血 CD_3、CD_4、CD_8 测定❻
维生素 C　0.1g po tid	胸部 X 线（正侧位）片❼
胸腺素　5mg im qd×5d❶	常规心电图
人血丙种球蛋白　8g iv gtt qd❷	
5%GS　150ml ⎱ iv gtt qd❸ 氟康唑　80mg ⎰	

❶ 真菌性肺炎多继发于白血病、再生障碍性贫血等原发性疾病或早产儿、营养不良患儿，提高免疫非常重要。胸腺素 5～10mg/d，连用 5～7 天。

❷ 人血丙种球蛋白剂量 400mg/kg 静滴，可用 3～5 天。注意应用时前后冲管后再用其他药物，少数患儿可有过敏反应，可按输血过敏反应处理。

❸ 抗真菌治疗

a. 氟康唑：为目前较理想的抗真菌药，剂量 3～6mg/(kg·d)，口服或静滴，但对肝、肾功能有损害，1 岁以内患儿不宜使用。

b. 两性霉素 B：对真菌作用强，效果好，但副作用大，对肺、心、肾功能均有损害。开始剂量 0.1mg/(kg·d)，根据副作用程度逐日或隔日增加剂量，最高 1mg/(kg·d)，静滴。总剂量达 25～50mg/kg，直至病灶消失。

c. 氟尿嘧啶：100～150mg/(kg·d)，分 4 次口服，往往与两性霉素 B 合用。

d. 大蒜素：60～120mg/(kg·d)，静滴，或每次 10～40mg，隔日 1 次，口服。

❹ 常见的深部真菌主要为白色念珠菌、曲霉菌。该病确诊需要通过培养发现白色念珠菌、曲霉菌阳性或见到典型的菌丝。

❺ 免疫球蛋白检测以明确有无体液免疫低下。

❻ 明确有无细胞免疫低下或缺陷。

❼ 念珠菌肺炎的胸部 X 线片可见点状阴影，类似粟粒性肺结核，也可有大片实变影，或有少量胸腔积液或心包积液。气管侵袭型曲霉菌病的胸部 X 线片表现无特异性，血管侵袭型曲霉菌病在 CT 上表现为毛玻璃状的光晕环。

注：1. 真菌性肺炎应积极治疗原发疾病，尽可能减少真菌繁殖的机会。停用抗生素、激素、免疫抑制药。加强营养支持治疗。

2. 白色念珠菌病不仅有肺部表现，往往可同时见到口腔、消化道或皮肤等部位的真菌病。口腔病变时应注意口腔清洁护理，可用 5％碳酸氢钠液稀释后漱口；若有肠道表现者可同时服用培菲康或金双歧调节肠道菌群。

3. 对症处理同其他肺炎。

（二）念珠菌性肠炎

（以 1 岁 10kg 为例）

长 期 医 嘱	临 时 医 嘱
儿科护理常规	血常规
一级护理	尿常规
半流质饮食	粪常规
制霉菌素　25 万 U po tid❶	粪涂片找假菌丝及孢子❸
复合维生素 B　1 片 po tid	粪真菌培养❹
枯草杆菌二联活菌颗粒（妈咪爱）　1.0g po tid	血电解质测定
维生素 C　100mg po tid	
口腔护理❷	

❶ 早产儿及新生儿,每天 20 万～40 万 U;2 岁以下每天 40 万～80 万 U;2 岁以上每天 100 万～200 万 U,均分为 3～4 次,饭前口服。除偶见恶心、呕吐、轻泻外,无其他不良反应。疗程 7～10 天。

❷ 如有鹅口疮可用每毫升 5 万 U 制霉菌素混悬液涂于黏膜患处,每天 2～4 次,效果较好。或用 1%碳酸氢钠溶液清洗口腔,每天 2 次。

❸ 直接涂片镜检:将上述标本少许置于玻片上,加一滴 10%氢氧化钾,放上盖玻片后轻微加热,然后镜检,可见假菌丝及孢子。由于健康人可以带菌,均需多次镜检阳性或在该菌平时不寄生的部位取标本镜检阳性者,才有诊断意义。

❹ 真菌培养:可同时将以上标本接种于常用的真菌培养基(沙氏培养基),多在 3～4 天内出现乳白色的光滑菌落,如该菌落数超过 50%即有诊断意义。

注:1. 发现本病后,应停止使用抗生素,酌情选用一种抗真菌药物治疗,但要防正过分强调抗真菌药作用的倾向。治疗本病的关键问题是发挥内因的作用,支持疗法很重要,应加强护理和营养,提高抵抗力,补充维生素类,主要是 B 族维生素;营养不良或免疫功能低下患儿可适当输注丙种球蛋白。

2. 诱因的防治不容忽视,念珠菌病诱因很多,治疗本病的同时,要尽可能纠正和防治这些不利因素,以提高疗效和防止复发。

3. 调整肠道微生态平衡可提高疗效,也可应用中药。

4. 呕吐、腹泻严重则易导致脱水及电解质紊乱,应注意及时纠正。

十六、手足口病(重症病例)

(以 1 岁 10kg 为例)

长 期 医 嘱	临 时 医 嘱
儿科护理常规	血常规❼
一级护理	尿常规、粪常规
清淡饮食	传染病报告
书面病重通知	血生化❽
心电血氧血压监护	血气分析❾

长 期 医 嘱	临 时 医 嘱
吸氧　prn❶ 口腔、皮肤护理　bid 20％甘露醇　50ml iv gtt(快速)q4～8h❷	血清柯萨奇 A 组 16 型(CoxA16)、肠道病毒 71 型(EV71)抗体
NS　50ml ┃ 甲泼尼龙　10mg ┃ iv gtt qd❸ 　或 NS　50ml ┃ 　　氢化可的松　30mg ┃ iv gtt qd 　或 NS　2ml ┃ 　　地塞米松　3mg ┃ iv qd	咽、气道分泌物、疱疹液、粪便分离 CoxA16、EV71 等病毒或检测其特异性核酸
	肌钙蛋白❿
	血糖⓫
	胸部 X 线检查⓬
丙种球蛋白　4g　iv gtt qd❹	头颅 MRI⓭
正规胰岛素(RI)　2U ┃ ih qd❺(早餐 中效胰岛素(NPH)　4U ┃ 前 30min)	脑电图⓮
	心电图
RI　1U ┃ NPH　2U ┃ ih qd(晚餐前 30min)	腰椎穿刺术
	脑脊液检查⓯
NS　50ml ┃ iv gtt bid❻ 头孢噻肟钠　0.5g ┃	气管插管、呼吸机辅助通气⓰
	米力农　250μg iv(缓慢静注)⓱
	布洛芬混悬液　2ml prn
	物理降温
	地西泮　2mg iv prn⓲

❶ 呼吸功能障碍时，要注意吸氧。

❷ 神经系统受累时要积极控制颅内高压：限制入量，积极给予甘露醇降颅压治疗，每次 0.5～1.0g/kg，每 4～8h 1 次，20～30min 内快速静脉注射。根据病情调整给药间隔时间及剂量。必要时加用呋噻米。

❸ 酌情应用糖皮质激素治疗，参考剂量：甲泼尼龙 1～2mg/(kg·d)；氢化可的松 3～5mg/(kg·d)；地塞米松 0.2～0.5mg/(kg·d)，病情稳定后，尽早减量或停用。个别病例进展快、病情凶

险可考虑加大剂量，如在 2～3 天内给予甲泼尼龙 10～20mg/(kg·d)（单次最大剂量不超过 1g）或地塞米松 0.5～1.0mg/(kg·d)。

④ 酌情应用静脉注射免疫球蛋白，总量 2g/kg，分 2～5 天给予。

⑤ 严重高血糖时可应用胰岛素，具体治疗方案参照"儿童糖尿病"。

⑥ 继发感染时给予抗生素治疗。

⑦ 血常规示白细胞计数正常或降低，病情危重者白细胞计数可明显升高。

⑧ 部分病例可有轻度谷丙转氨酶（ALT）、谷草转氨酶（AST）、肌酸激酶同工酶（CK-MB）升高。

⑨ 呼吸系统受累时可有动脉血氧分压降低、血氧饱和度下降，二氧化碳分压升高，酸中毒。

⑩ 病情危重者可有肌钙蛋白升高。

⑪ 严重病例可出现血糖升高。

⑫ 胸部 X 线检查可表现为双肺纹理增多，网格状、斑片状阴影，部分病例以单侧为著。

⑬ 头颅 MRI 神经系统受累者可有异常改变，以脑干、脊髓灰质损害为主。

⑭ 脑电图可表现为弥漫性慢波，少数可出现棘（尖）慢波。

⑮ 神经系统受累时脑脊液检查可表现为：外观清亮，压力增高，白细胞计数增多，多以单核细胞为主，蛋白正常或轻度增多，糖和氯化物正常。

⑯ 呼吸功能障碍时，及时气管插管使用正压机械通气，建议呼吸机初调参数：吸入氧浓度 80%～100%，PIP 20～30cmH$_2$O，PEEP 4～8cmH$_2$O，f 20～40 次/分，潮气量 6～8ml/kg 左右。根据血气、胸部 X 线片结果随时调整呼吸机参数。适当给予镇静、镇痛。如有肺水肿、肺出血表现，应增加 PEEP，不宜进行频繁吸痰等降低呼吸道压力的护理操作。

⑰ 米力农适用于对洋地黄、利尿药、血管扩张药治疗无效或疗效欠佳的各种原因引起的急、慢性顽固性充血性心力衰竭。静脉注射：负荷量 25～75μg/kg，5～10min 缓慢静注（间隔 10min 1

次，可重复 3 次），以后每分钟 0.25～0.5μg/kg 维持。

⑱ 出现抽搐时可酌情使用镇静、止痉药，如地西泮（每次 0.3～0.5mg/kg，静注，速度宜慢，不超过 1mg/min，一次总量不超过 10mg）。

注：1. 普通病例可门诊对症治疗，并告知患儿及家属在病情变化时随诊。重症病例应住院治疗。危重病例及时收入重症医学科（ICU）救治。该医嘱主要针对重症病例。

2. 临床表现

（1）普通病例表现 急性起病，发热，口腔黏膜出现散在疱疹，手、足和臀部出现斑丘疹、疱疹，疱疹周围可有炎性红晕，疱内液体较少。可伴有咳嗽、流涕、食欲缺乏等症状。部分病例仅表现为皮疹或疱疹性咽峡炎。多在一周内痊愈，预后良好。部分病例皮疹表现不典型，如：单一部位或仅表现为斑丘疹。

（2）重症病例表现 少数病例（尤其是＜3 岁者）病情进展迅速，在发病 1～5 天出现脑膜炎、脑炎（以脑干脑炎最为凶险）、脑脊髓炎、肺水肿、循环障碍等，极少数病例病情危重，可致死亡，存活病例可留有后遗症。

a. 神经系统表现：精神差、嗜睡、易惊、头痛、呕吐、谵妄甚至昏迷；肢体抖动、肌阵挛、眼球震颤、共济失调、眼球运动障碍；无力或急性松弛性麻痹；惊厥。查体可见脑膜刺激征，腱反射减弱或消失，巴宾斯基征等病理征阳性。

b. 呼吸系统表现：呼吸浅促、呼吸困难或节律改变，口唇发绀，咳嗽，咳白色、粉红色或血性泡沫样痰液；肺部可闻及湿啰音或痰鸣音。

c. 循环系统表现：面色苍灰、皮肤花纹、四肢发凉，指（趾）发绀；出冷汗；毛细血管再充盈时间延长。心率增快或减慢，脉搏浅速或减弱甚至消失；血压升高或下降。

3. 诊断标准

（1）临床诊断病例 在流行季节发病，常见于学龄前儿童，婴幼儿多见。发热伴手、足、口、臀部皮疹，部分病例可无发热。极少数重症病例皮疹不典型，临床诊断困难，需结合病原学或血清学检查做出诊断。无皮疹病例，临床不宜诊断为手足口病。

（2）确诊病例 临床诊断病例具有下列之一者即可确诊。a. 肠道病毒（CoxA16、EV71 等）特异性核酸检测阳性。b. 分离出肠道病毒，并鉴定为 CoxA16、EV71 或其他可引起手足口病的肠道病毒。c. 急性期与恢复期血清 CoxA16、EV716 或其他可引起手足口病的肠道病毒中和抗体有 4 倍以上的升高。

（3）临床分类

a. 普通病例：手、足、口、臀部皮疹，伴或不伴发热。

b. 重症病例

● 重型：出现神经系统受累表现。

● 危重型：出现下列情况之一者：频繁抽搐、昏迷、脑疝；呼吸困难、发绀、血性泡沫痰、肺部啰音等；休克等循环功能不全的表现。

4. 重症病例的早期识别 具有以下特征，尤其 3 岁以下的患儿，有可能在短期内发展为危重病例，应密切观察病情变化，进行必要的辅助检查，有针对性地做好救治工作。

（1）持续高热不退。

（2）精神差、呕吐、易惊、肢体抖动、无力。

（3）呼吸、心率增快。

（4）出冷汗、末梢循环不良。

（5）高血压。

（6）外周血白细胞计数明显增高。

（7）高血糖。

5. 对于出现呼吸、循环衰竭时还应注意以下几点。

（1）保持呼吸道通畅，吸氧。

（2）确保两条静脉通道通畅，监测呼吸、心率、血压和血氧饱和度。

（3）在维持血压稳定的情况下，限制液体入量（有条件者根据中心静脉压、心功能、有创动脉压监测调整液量）。

（4）头肩抬高 15°～30°，保持中立位；留置胃管、导尿管。

第七章　消化系统疾病

一、鹅口疮

（以 1 个月 3kg 为例）

长 期 医 嘱	临 时 医 嘱
儿科护理常规	血常规
二级护理	粪常规
母乳或配方奶粉喂养	尿常规
口腔护理	取口腔白膜少许涂片找真菌
1.4%NaHCO₃ 适量 清洁口腔 tid❶	
制霉菌素片 适量 碾粉涂口腔患处（于 1.4% NaHCO₃ 清洁口腔后） tid	
枯草杆菌二联活菌颗粒（妈咪爱）1 支 po qd❷ 或 培菲康 1 粒 po bid	

❶ 临床上常用 5%碳酸氢钠适量配以 2 倍量的生理盐水，分次用消毒棉签清洁口腔。

❷ 妈咪爱、培菲康均属肠道微生态制剂，可以纠正肠道菌群失调，抑制真菌生长。

注：1. 鹅口疮的治疗　一般不需要口服抗真菌药。可用 1.4%碳酸氢钠溶液于哺乳前后清洁口腔。或局部涂抹 10 万～20 万 U/ml 制霉菌素鱼肝油混悬溶液，每天 2～3 次。亦可口服肠道微生态制剂，纠正肠道菌群失调，抑制真菌生长。

2. 预防　应注意哺乳卫生，加强营养，适当增加维生素 B_2 和维生素 C。

二、疱疹性口腔炎

（以 1 岁 10kg 为例）

长 期 医 嘱	临 时 医 嘱
儿科护理常规	血常规
二级护理	尿常规
清淡饮食	粪常规
口腔护理　tid	
维生素 C　100mg po tid	
葡萄糖酸锌　10mg po tid	
维生素 B_2　10mg po tid	
疱疹净　适量 涂局部 bid 或 tid 　或 锡类散 涂局部 　或 西瓜霜喷雾剂　喷在局部	
2.5％金霉素鱼肝油　涂局部 bid 或 tid❶	

❶ 为预防继发感染用。

注：1. 疱疹性口腔炎应保持口腔清洁，多喝水，多吃青菜、水果，禁用刺激性药物，食物以微温或凉的流食为宜。

2. 局部可涂疱疹净抑制病毒，亦可喷撒西瓜霜，锡类散等。为预防继发感染可涂 2.5％～5％金霉素鱼肝油。疼痛严重者可在餐前用 2％利多卡因涂抹局部。

3. 发热时可用解热药，继发细菌感染时可加用青霉素或头孢菌素类抗生素。

三、胃食管反流及反流性食管炎

（以 6 岁 20kg 为例）

长 期 医 嘱	临 时 医 嘱
儿科护理常规	血常规
二级护理	粪常规
半流质饮食(睡前禁食)❶	尿常规

续表

长 期 医 嘱	临 时 医 嘱
倾斜或直立位（避免平卧位）❷	食管内 pH 测定（24h）❼
多潘立酮　5mg po（餐前 15～30min）tid❸	食管内压力测定
或 红霉素　75mg po	食管胃钡剂 X 线造影
或 iv gtt tid❹	外科会诊（必要时）❽
法莫替丁　7.5mg po bid❺	
或 奥美拉唑（洛塞克）　10mg po qd❺	
磷酸铝凝胶（洁维乐）　20g po（餐前 30min）tid❻	

❶ 饮食治疗：婴儿用较稠厚的配方饮食，少量多餐；年长儿也应少量多餐，以高蛋白、低脂饮食为主，睡前不进食，避免食用降低食管下端括约肌张力和增加胃酸的食物，如酸性饮料、巧克力、高脂和辛辣食品。

❷ 体位治疗：婴儿采取前倾俯卧位，上身抬高 30°，年长儿童可取右侧卧位，上身抬高 45°，有利于减少反流和反流物吸入。

❸ 多潘立酮：为周围多巴胺受体拮抗药，可使胃肠道上部蠕动及张力恢复正常，促进胃排空，增加胃窦和十二指肠运动，协调幽门收缩，增强食管蠕动和食管下端括约肌张力。婴儿因血脑屏障不成熟，应慎用。

❹ 红霉素：为胃动素受体兴奋药，有促进胃排空、改善反流的作用。

❺ 均为抑酸药（法莫替丁为 H_2 受体拮抗药，最大剂量 40mg/d，奥美拉唑为质子泵抑制药），可以减少反流物对食管黏膜的损害。

❻ 磷酸铝凝胶：为黏膜保护药。同类药还有蒙脱石（思密达）、复方谷氨酰胺（麦滋林-S 颗粒剂）等。

❼ 食管内 pH 测定（24h）：是目前最可靠的诊断方法。通过 24h 动态观察食管下端 pH，准确反映反流发生的频率和时间。

❽ 若内科治疗无效，合并食管裂孔疝、严重呼吸道并发症、食管溃疡、严重神经系统疾病等，应请外科会诊，予外科手术治疗。

四、急性胃炎

（以 6 岁 20kg 为例）

长期医嘱	临时医嘱
儿科护理常规	血常规
二级护理	粪常规＋隐血试验❻
清淡流质饮食 　或 半流质饮食	尿常规
	呕吐物隐血试验检查❻
多潘立酮　5mg po(餐前 15～30min) tid❶	血生化❼
普鲁本辛　10mg po tid❷	
磷酸铝凝胶　20g po(餐前) bid❸	
奥美拉唑　10mg po qd❹	
或 法莫替丁　7.5mg po bid❺	

❶ 有腹痛、腹胀、恶心、呕吐者，用胃动力药，如多潘立酮每次 0.2～0.3mg/kg，每天 3 次，餐前 15～30min 服用。

❷ 腹痛明显者，给抗胆碱能药，以缓解胃肠平滑肌痉挛。可选用阿托品每次 0.01mg/kg，肌内注射，或普鲁本辛，每次 0.5mg/kg，口服。

❸ 胃黏膜保护药：磷酸铝凝胶每次 20g，每天 2 次，餐前服。复方谷氨酰胺（麦滋林-S）每次 30～40mg/kg，每天 3 次，餐后服用，婴幼儿减量。

❹ 质子泵抑制药：奥美拉唑（洛赛克）0.4～0.7mg/(kg·d)，每天 1 次，清晨顿服。

❺ H_2 受体阻滞药：雷尼替丁 3～5mg/(kg·d)，分 2 次服，每 12h 1 次，或睡前一次服；法莫替丁 0.4～1mg/(kg·d)，分 2 次服，每 12h 1 次，或睡前一次服（最大剂量 40mg/d），疗程 2～3 周。

❻ 目的在于了解有无消化道出血。

❼ 了解有无电解质紊乱和酸碱失衡。

注：1. 病因治疗　对感染性胃炎应使用敏感抗生素；对药物性胃炎及食物性胃炎，应停用能损伤胃黏膜的药物，避免生冷、刺激性和粗糙难以消化的食物；对牛奶或奶制品引起的蛋白过敏性胃

炎，改用不含过敏性蛋白的饮食喂养；对腐蚀性胃炎，应尽早清除腐蚀剂，使用胃黏膜保护药；对应激性胃炎，积极治疗原发病，同时使用抑酸药及胃黏膜保护药。

2. 纠正水、电解质及酸碱失衡。

3. 有上消化道出血者应卧床休息，监测生命体征及呕吐与黑便情况，补充血容量，静滴 H_2 受体拮抗药或质子泵抑制药，必要时内镜止血（具体治疗方案参照上消化道出血）。

五、慢性胃炎

（以 6 岁 20kg 为例）

长 期 医 嘱	临 时 医 嘱
儿科护理常规	血常规、尿常规
二级护理	粪常规＋隐血试验
软食	胃 X 线钡餐检查
或 半流质饮食	胃镜检查＋胃黏膜组织活检［快速尿素酶试验（查找幽门螺杆菌）］
阿莫西林　　250mg po tid	
法莫替丁　　7.5mg po bid❶	^{13}C 呼气试验
	腹部 B 超（检查肝、胆、胰）
胶体次枸橼酸铋（德诺）　　75mg 　po（空腹）bid 或 tid	

❶ 法莫替丁最大剂量为 40mg/d。

注：1. 病因治疗　去除病因，积极治疗原发病。停用损伤胃黏膜的药物。

2. 饮食治疗　养成良好的饮食习惯及生活规律，避免刺激性食物。

3. 药物治疗

a. 对症治疗：有餐后腹痛、腹胀、恶心、呕吐者，用胃肠动力药，如多潘立酮、西沙必利。腹痛明显者给抗胆碱能药，以缓解胃肠平滑肌痉挛，可用硫酸阿托品，每次 0.01mg/kg，皮下注射；或普鲁本辛，儿童每次 0.5mg/kg，口服。

b. 胃黏膜保护药：如胶体次枸橼酸铋、硫糖铝等。

c. 抗酸药：伴有反酸者可给予中和胃酸药，如氢氧化铝凝胶、复方氢氧化铝片（胃舒平）、铝碳酸镁（胃达喜），于餐后 1h 服用。

d. 抑酸药：此类药不作为治疗慢性胃炎的常规用药，只用于急性胃炎或慢性胃炎伴溃疡病、严重反酸或出血者使用。如西咪替丁、雷尼替丁、法莫替丁等 H_2 受体拮抗药及奥美拉唑、兰索拉唑等质子泵抑制药。

4. 有幽门螺杆菌感染者，可给抗幽门螺杆菌（HP）治疗（见消化性溃疡）。

六、消化性溃疡

（以 6 岁 20kg 为例）

长 期 医 嘱	临 时 医 嘱
儿科护理常规	血常规、尿常规
二级护理	粪常规＋隐血试验⑤
软食 　或 半流质饮食	上消化道钡餐造影⑥
奥美拉唑❶　10mg po qd 　或 法莫替丁❷　7.5mg po bid	纤维胃镜检查＋胃黏膜组织活检［快速尿素酶试验(查找 HP)］❼
阿莫西林❸　250mg po tid 　或 甲硝唑　200mg po bid 　或 呋喃唑酮　50mg po tid	¹³C 呼气试验⑧ 外科会诊（必要时）
克拉霉素❸　150mg po bid	
磷酸铝凝胶(洁维乐)❹　20g po（餐前）bid 　或 硫糖铝❹　100mg po（餐前 2h）tid 　或 复方谷氨酰胺❹　750mg po（餐后）tid	

❶ 质子泵抑制药，奥美拉唑 $0.4 \sim 0.7 \text{mg}/(\text{kg} \cdot \text{d})$，每日 1 次，清晨顿服，疗程 $2 \sim 4$ 周。

❷ H_2 受体拮抗药：是一类抑制胃黏膜壁细胞分泌盐酸的药物，能抑制基础胃酸和食物刺激后的胃酸分泌。其余参见急性胃炎。

❸ 抗 HP 感染常用抗生素：克拉霉素 $15 \sim 20 \text{mg}/(\text{kg} \cdot \text{d})$，分 2 次口服；阿莫西林 $25 \sim 50 \text{mg}/(\text{kg} \cdot \text{d})$，分 3 次口服；甲硝唑 $20 \sim 25 \text{mg}/(\text{kg} \cdot \text{d})$，分 2 次口服；呋喃唑酮 $3 \sim 10 \text{mg}/(\text{kg} \cdot \text{d})$，分 3 次

口服。

❹ 胃黏膜保护药：常用药物有磷酸铝凝胶 6 岁以下儿童每次 10g，6 岁以上儿童每次 20g，口服，每天 2 次餐前，疗程 4～8 周；硫糖铝 10～25mg/(kg·d)，分 3～4 次口服，疗程 4～8 周；胶体次枸橼酸铋 6～9mg/(kg·d)，分 2～3 次口服，疗程 4～6 周，不可长期应用；复方谷氨酰胺（麦滋林-S）每次 30～40mg/kg（餐后），每日 2～3 次口服。

❺ 粪常规＋隐血试验：粪便隐血试验阳性提示有消化道出血，有活动性溃疡。

❻ 上消化道钡餐造影：直接征象胃和十二指肠龛影可确诊；间接征象溃疡对侧切迹和十二指肠球部痉挛、变形具有参考价值。

❼ 纤维胃镜检查：是目前诊断消化性溃疡最好的检查方法，可判断各种溃疡和黏膜炎症，同时可取胃黏膜活检进行病理组织学检查和快速尿素酶试验（查找幽门螺旋杆菌）。

❽ ^{13}C 呼气试验：可间接诊断 HP，^{13}C 尿素是一种稳定的、无放射性的核素，儿童和孕妇均可使用，其敏感性和特异性分别为 90%～95% 和 98%～100%。

注：1. 活动期溃疡病患儿饮食宜少食多餐。症状缓解后，应尽快恢复到一日三餐的正常饮食，有规律地定时进餐，细嚼慢咽，避免暴饮暴食，避免刺激性食物及药物，如非甾体类抗炎药。

2. 消化性溃疡的治疗主要在于减少胃酸分泌（特别是十二指肠溃疡）、加强胃黏膜的保护及抗 HP 的感染三方面。

（1）疗程和配伍　目前主张 1～2 周的短程疗法。大多数学者公认的联合用药方案有：a. 胃黏膜保护药＋两种抗生素，疗程 2～4 周；b. 奥美拉唑＋两种抗生素，疗程 1～2 周；c. 胃黏膜保护药＋奥美拉唑＋两种抗生素（用于一些耐药菌株，用以上两种疗法未能根治者），疗程 1～2 周。

（2）疗程结束后 1 个月复查幽门螺杆菌是否根除，因为 HP 感染阴转可明显减少溃疡复发率。

3. 对症治疗　主要是针对腹痛、腹胀、呕吐的治疗。

（1）腹痛的治疗　大多数消化性溃疡患儿经制酸、保护胃黏膜、抗 HP 感染治疗后，腹痛都能缓解，不需要另外加用抗胆碱能药物，因为此类药物如山莨菪碱、阿托品、颠茄片、普鲁本辛（溴丙胺太林）等，能使胃排空减慢，副作用较大，故不推荐应用。

（2）腹胀、呕吐的治疗　西沙必利、多潘立酮等可加速胃排空，减轻上腹饱胀感，减少呕吐次数，可适当选用，忌与抗胆碱能药合用。西沙必利有使心脏 Q-T 间期延长的副作用，可能会导致心律失常（包括室性心动过速、心室颤动及心搏骤停等），应慎用。如使用该药，必须先做心电图检查。

4. 当出现以下情况时，应请外科会诊，考虑外科手术治疗。其适应证为：急性溃疡穿孔；穿透性溃疡；大量或反复出血，内科非手术治疗无效；器质性幽门梗阻；胃溃疡癌变或癌变不能除外者；顽固性或难治性溃疡。

七、小儿腹泻

（以 6 个月 8kg 为例）

（一）轻度脱水（等渗性脱水）

长 期 医 嘱	临 时 医 嘱
儿科护理常规 二级护理	血常规、尿常规、粪常规＋隐血试验
母乳喂养 　或 配方奶粉喂养	粪培养＋药物敏感试验 粪轮状病毒检测
记录大便次数、性状、数量	血清电解质测定
蒙脱石散（思密达）　1/3 包 po（空腹）tid	血气分析
枯草杆菌二联活菌颗粒（妈咪爱） 　1.0g po bid 或 tid	口服补液盐　400～600ml po(4～6h 内)

（二）中度脱水（等渗性脱水）

长 期 医 嘱	临 时 医 嘱
儿科护理常规 二级护理	血常规、尿常规、粪常规＋隐血试验
母乳喂养	粪培养＋药物敏感试验

续表

长 期 医 嘱	临 时 医 嘱
或 配方奶粉喂养	粪轮状病毒检测
记录大便次数、性状、数量	血清电解质测定
蒙脱石散（思密达）　1/3 包 po（空腹）tid	血气分析
	1/2 张液　400～800ml iv gtt（6～8h 内）
枯草杆菌二联活菌颗粒（妈咪爱）1.0g po bid 或 tid	

（三）重度脱水（等渗性脱水）

长 期 医 嘱	临 时 医 嘱
儿科护理常规	血常规、尿常规、粪常规＋隐血试验
一级护理	
母乳喂养	粪培养＋药物敏感试验
或 配方奶粉喂养	粪轮状病毒检测
记录大便次数、性状、数量	血清电解质测定
蒙脱石散（思密达）　1/3 包 po（空腹）tid	血气分析
	等渗含钠液　160ml iv gtt（1h 内）
枯草杆菌二联活菌颗粒（妈咪爱）1.0g po bid 或 tid	1/2 张液　640～800ml iv gtt（8～12h 内）

　　注：1. 腹泻患儿一般脱水时不主张禁食，仍需给予足够食物：婴儿继续母乳喂养；若为人工喂养，用等量米汤或水稀释牛奶或其他代乳品喂养 2～3 天，以后恢复正常饮食；鼓励患儿多进食。年龄超过 6 个月者，除给予已经习惯的饮食外，可另补充一些新鲜水果汁或水果以补充钾。营养不良或腹泻日久者，应补充维生素 A、B 族维生素、维生素 C、维生素 D 及少量多次输血或输血浆。

　　2. 纠正水、电解质紊乱及酸碱失衡

　　（1）口服补液盐（ORS 液）　2006 年 3 月世卫组织和儿童基金会共同发布了生产新的口服补液盐的指南，并建议各国使用新的口服补液盐配方，取代原配方。我国于同年10月生产出第三代低渗ORS液——奥理亭。

a. 配方：无水葡萄糖1.62g，无水枸橼酸0.384g，氯化钠0.117g，氯化钾0.186g，碳酸氢0.336g。

b. 优点：新改进的口服补液盐配方含有较少的葡萄糖和钠，浓度较低，可使其迅速吸收，减少静脉输液的必要性。

c. 适应证：适用于轻度至中度脱水患儿。

d. 用量：轻度脱水患儿口服液量为50～80ml/kg，中度脱水患儿口服液量为80～100ml/kg，于8～12h内将累积损失量补充完。脱水纠正后，可将ORS液用等量水稀释按病情需要随意口服。

e. ORS禁忌证

● 少尿或无尿；

● 严重失水、有休克征象时应静脉补液；

● 严重腹泻，粪便量每小时超过30ml/kg，此时患儿不能口服足够量的口服补液盐；

● 葡萄糖吸收障碍；

● 由于严重呕吐等原因不能口服者；

● 肠梗阻、肠麻痹和肠穿孔。

(2) 静脉补液　适用于中度以上脱水、吐泻严重或腹胀的患儿。

a. 医嘱中仅补充累积损失量部分，需在8～10h内补完，然后重新评估脱水状况，制订新的补液方案。禁食患儿的继续损失量和生理需要量在补完累积损失量14～16h内均匀滴入，若能进食，可通过胃肠道补充这一部分。

b. 液体累积损失量的补充需根据脱水的程度而定：轻度脱水50～80ml/kg；中度脱水80～100ml/kg；重度脱水100～120ml/kg（在最初8～10h内补完）。电解质的补充根据脱水的性质而决定：低渗性脱水（血钠<130mmol/L），补2/3张液体；等渗性脱水（血钠130～150mmol/L），补1/2张液体；高渗性脱水（血钠>150mmol/L），补1/4张液体（高渗性脱水的补液速度应适当减慢，以防出现脑水肿）。

c. 继续损失量每天20～30ml/kg，用1/3～1/2张含钠液于12～

24h 口服或静脉输入；生理需要量每天 $60\sim80ml/kg$，用 $1/4\sim1/5$ 张含钠液于 $12\sim24h$ 口服或静脉输入。

（3）纠正酸中毒　根据血气判断酸中毒的程度，用 $5\%NaHCO_3$ 纠正酸中毒。$5\%NaHCO_3$ 用量根据计算所得［计算公式：所需 $5\%NaHCO_3(ml)=(-BE)\times0.5\times$体重$(kg)$］。一般将 $5\%NaHCO_3$ 稀释成 1.4% 的溶液输入；先使用计算所得的半量纠正酸中毒，6h 后重新评估，复查血气后重新调整剂量。机体可通过肾脏调节酸碱平衡，但如不纠正脱水而只给碱性药物，疗效不佳。纠正酸中毒后钾离子进入细胞内使血清钾降低，游离钙减少，故应注意补钾、补钙。

（4）补钾　由于脱水、血液浓缩、酸中毒、钾向细胞外转移和少尿使腹泻患儿临床所测血钾多数正常。在纠正脱水、酸中毒时，由于血清钾被稀释、利尿排钾、输入葡萄糖合成糖原等因素，血钾降低，出现低钾血症。因此临床必须见尿才能补钾，静脉滴注氯化钾浓度应小于 0.3%，按钾的正常生理需要量（$2\sim4mmol/kg$）补充。除补钾外，尚需注意钙（口服钙片或静滴 10% 葡萄糖酸钙）、镁（硫酸镁）的补充。

3. 脱水补液的四大原则

a. 补液速度先快后慢；

b. 液体浓度先浓后淡；

c. 见尿补钾（氯化钾静脉滴注的浓度应小于 0.3%）；

d. 重新调整。

4. 腹泻病是一组多病原、多因素引起的疾病，应详细分析病史，及时作出病因诊断，对因治疗。

（1）急性水样便腹泻患儿多为病毒或产肠毒性细菌感染引起，一般不用抗生素，应积极防治脱水、纠正酸中毒和保持电解质平衡。尽可能不用其他药物治疗，如抑制肠蠕动的药物。

（2）黏液、脓血便患儿多为侵袭性细菌感染，选用一种当地有效的抗菌药物。如用药 48h 未见好转，考虑更换抗生素。

（3）伪膜性肠炎为难辨梭状芽孢杆菌感染，应立即停用抗生素，选用甲硝唑、万古霉素、利福平等药物口服；真菌性肠炎首先停用抗生素，采用制霉菌素或克霉唑口服；阿米巴痢疾、蓝氏贾弟鞭毛虫肠炎选用甲硝唑口服；隐孢子虫肠炎选用大蒜素口服。

（4）食饵性腹泻需调整饮食，继续喂养。症状性腹泻应积极治疗全身性原发病。

（5）如引起腹泻的病因是食物过敏或半乳糖不耐受症，则立即停用引起过敏的食物，选用不含半乳糖的食物配方。

（6）如肠道菌群失调所致腹泻，可用培菲康、妈咪爱、金双歧等调节肠道菌群。

八、先天性肥厚性幽门狭窄

长 期 医 嘱	临 时 医 嘱
儿科护理常规	血常规、粪常规＋隐血试验、尿常规
二级护理	血清电解质测定
母乳喂养❶	腹部 B 超❷
或 配方奶粉喂养❶	X 线钡餐造影❸
	幽门环肌切开术❹

❶ 用较稠厚的奶汁喂养及减少奶量可减轻呕吐。

❷ 腹部 B 超：为首选方法，根据肥厚肌层表现的环形低回声区，测量肌层厚度、幽门直径和幽门管长度即可确诊。

❸ X 线钡餐造影见胃排空减慢、幽门管延长、管腔狭窄如线状即可确诊。

❹ 幽门环肌切开术：诊断一旦明确，应尽早进行幽门环肌切开术，手术简便，效果良好。术前应纠正水、电解质及酸碱失衡，纠正营养不良和低蛋白血症，加强护理，防止感染。

注：1. 抗痉挛治疗　用 1∶1000 新配制的阿托品溶液，喂奶前 30min 口服，每次自 1 滴增加到 2～6 滴，至皮肤发红为止。应注意其副作用。

2. 纠正水、电解质紊乱　可用生理盐水或其稀释液（1/2～2/3 张液）纠正脱水，不用碱性液，见尿后补钾。

3. 预防感染　预防皮肤、呼吸道、中枢神经系统感染。

4. 国外报道采用十二指肠管喂养治疗。

5. 内镜气囊扩张术。

九、肠套叠

长 期 医 嘱	临 时 医 嘱
儿科护理常规	血常规、粪常规＋隐血试
一级护理	验、尿常规
禁食	血清电解质测定
记录腹痛次数、持续时间及间隔时间	直肠指检❶
记录呕吐、大便次数、性质	腹部 B 超❷
	腹部 X 线平片
	外科会诊
	空气灌肠或钡灌肠（诊断＋复位）❸

❶ 急性肠套叠时直肠指检可见指套染血或有果酱样便排出，当肠套叠深达直肠时可触及宫颈样肿块。

❷ 腹部 B 超检查：在套叠部位横断扫描可见同心圆或靶环状肿块图像，纵断扫描可见"套筒征"。

❸ 空气灌肠：由肛门注入气体，在 X 线透视下可见杯口状影及套叠头块影。钡灌肠：可见套叠部位充盈确损和钡剂前端的杯口影，以及钡剂进入鞘部与套入部之间呈现的线条状或弹簧状阴影。只适用于慢性肠套叠疑难病例。

注：1. 非手术疗法　灌肠疗法包括：B 超监视下水压灌肠、空气灌肠及钡灌肠复位。灌肠复位时应做如下观察：a. 拔出肛管后排出大量带臭味的黏液血便和黄色粪水；b. 患儿很快入睡，不再哭闹及呕吐；c. 腹部平软，触不到原有包块；d. 灌肠复位后给予 0.5～1g 药用炭口服，6～8h 后应有炭末排出，表示复位成功。

2. 手术治疗　无论灌肠复位或手术整复，应首先禁食，迅速纠正休克、脱水、酸中毒及电解质紊乱，重症者进行胃肠减压，术前可输血，病程较长者或伴随发热、腹胀、腹部压痛者，选用氨苄西林或头孢曲松抗感染。

十、先天性巨结肠

长 期 医 嘱	临 时 医 嘱
儿科护理常规	血常规、粪常规＋隐血试
二级护理	验、尿常规
母乳或配方奶粉喂养	血清电解质测定
蜂蜜或液状石蜡或酚酞　适量 po[1]	直肠指检[4]
开塞露或甘油栓　1 枚 纳肛[2]	腹部 X 线平片检查或钡
等渗温盐水　10～100ml 灌肠 qd[3]	灌肠[5]
	直肠测压[6]
	活组织检查[7]
	肌电图[8]
	手术治疗[9]

❶ 蜂蜜、液状石蜡、酚酞等为缓泻药和润滑剂，能诱发排便。

❷ 开塞露或甘油栓纳肛通便。

❸ 等渗温盐水 10～100ml 灌肠，每天 1 次，应使灌入盐水和积存粪便全部排出。

❹ 直肠指检：直肠壶腹部有空虚感，拔指后出现爆发性排气及排便。

❺ 腹部 X 线平片检查或钡灌肠：腹部立位 X 线平片显示低位完全或部分性肠梗阻。钡灌肠显示正常肠管和痉挛段之间漏斗形移行区，但在 3 个月以内尤其是在新生儿中可能不显示。钡灌肠还能观察病变肠段长度、扩张肠段的程度和范围，肠壁有无溃疡和炎症；24～48h 仍有钡剂滞留，应考虑诊断为本病。

❻ 直肠测压：是检查先天性巨结肠的可靠方法，如存在松弛反射波，则可除外本病。

❼ 活组织检查：痉挛肠段组织活检，一般取齿状线上 2cm 和 3cm 黏膜下及肌层组织各一块，确定有无神经节细胞。也可进行乙酰胆碱和胆碱酯酶测定，患儿为阳性，乙酰胆碱酯酶染色显示大量神经纤维，但缺乏神经细胞。

❽ 肌电图：患儿直肠和乙状结肠远端肌电图波形低矮、光滑，

频率少而不规则，缺乏峰电位。

❾ 手术治疗：非手术治疗无效则应采取外科手术治疗。

注：1. 非手术治疗 适用于短段或超短段先天性巨结肠，经过非手术治疗能达到正常排便和正常生长发育，则可长期采用此法。a. 口服缓泻药、润滑剂，帮助排便；b. 使用开塞露、扩肛等刺激括约肌，诱发排便；c. 灌肠，肛管插入深度要超过狭窄段，注入生理盐水，揉腹后使灌肠水与粪水排出，反复数次，逐渐使积存的粪便排出，每天 1 次。

2. 手术治疗 包括结肠造口术和根治术。凡合并小肠结肠炎不能控制者，合并营养不良、高热、贫血、腹胀、不能耐受根治术者，或非手术治疗无效、腹胀明显影响呼吸者，均应及时行结肠造口术。现多主张早期进行根治手术，认为体重在 3kg 以上，一般情况良好即可行根治术。

十一、急性坏死性肠炎

（以 6 岁 20kg 为例）

长 期 医 嘱	临 时 医 嘱
儿科护理常规	血常规、尿常规
一级护理	粪常规＋隐血试验
禁食	血生化全套
病重通知	血培养❶
记录 24h 出入液量	腹部 X 线平片检查❷
头孢噻肟钠　1.0g ｜ iv gtt bid NS　100ml ｜	手术治疗（必要时）
甲硝唑　250mg bid　iv gtt	

❶ 血培养：20％～70％的患儿可培养出肠内细菌（大肠杆菌、梭状芽孢杆菌）。

❷ 腹部 X 线平片检查：可见小肠积气，肠管外形僵硬，肠壁增厚，轮廓模糊，黏膜皱襞变粗，肠间隙增宽。肠梗阻时可见大小不等的阶梯状液平面。肠穿孔时见膈下积气。

注：1. 血便和腹胀期间应禁食，必要时经鼻插十二指肠管行胃

肠减压。待血便、腹胀减轻、粪便隐血试验阴性后，逐渐恢复饮食。过早经口进食可使症状复发。

2. 抢救中毒性休克　发现休克时应迅速补充血容量，改善组织缺氧，可用以右旋糖酐-40、山莨菪碱注射液及人工冬眠疗法为主的抢救方案。

3. 纠正脱水和电解质失衡。

4. 预防和控制感染治疗可用第三代头孢菌素（如头孢噻肟钠）和甲硝唑联合治疗。

5. 对症止血、止痛治疗。

6. 手术治疗　如肠梗阻症状明显，疑有腹膜炎、肠坏死、肠穿孔者，或 X 线检查中见肠管扩张无力、轮廓模糊粗糙、腹腔渗液显著时，应考虑紧急手术治疗。

十二、急性胰腺炎

（以 6 岁 20kg 为例）

长　期　医　嘱	临　时　医　嘱
儿科护理常规	血常规
一级护理	粪常规
禁食	尿常规
病重通知	血生化全套
记录 24h 出入液量	血、尿淀粉酶❶
胃肠减压（必要时）❶	血脂肪酶❸
头孢曲松钠（罗氏芬）　1.0g ｜ iv gtt bid❷ 5%GS　100ml	腹部 B 超或 CT 扫描检查❸
	手术治疗（必要时）
抑肽酶　1 万～5 万 U ｜ iv gtt qd❸ 5%GS　100～500ml	

❶ 对病情严重，有腹胀、腹膜炎及休克体征者需胃肠减压。

❷ 抗感染治疗，宜选用胰液中排泄浓度较高的抗生素，如头孢曲松钠。

❸ 抑制胰腺分泌药物：抑肽酶 1 万～5 万 U/d，连用 7～10 天，可减轻休克，防止病情恶化。

④ 血、尿淀粉酶：常为主要诊断依据，但不是决定因素，因有时淀粉酶升高的程度与炎症的危重程度不呈正比关系。血淀粉酶在发病后 3h 即可升高，并逐渐增高，24～48h 达高峰后逐渐下降；尿淀粉酶发病后升高较慢，但持续时间较长，可达 1～2 周。

⑤ 发病 24h 后血脂肪酶升高，持续高值时间较长，达 5～10 天。

⑥ 腹部 B 超检查或 CT 扫描检查可见胰腺水肿、增大，胰腺周围渗液。

注：1. 纠正休克，参见感染性休克。

2. 纠正脱水、电解质紊乱。静脉高营养 7～14 天，以维持热量供给，降低胰腺分泌，提高机体抵抗力。

3. 应用改善微循环的药物，如右旋糖酐-40，以改善胰腺血供，促进胰腺恢复。

4. 其他治疗　对症止痛药如阿托品、山莨菪碱等；促进胃肠道蠕动药物，降低肠道毒素积存；有腹水者可用利尿药；补充大量的 B 族维生素、维生素 C。

5. 手术治疗的适应证

a. 穿孔性腹膜炎；

b. 合并急性胆囊、胆道感染，表现黄疸、高热者；

c. 非手术治疗无好转，症状反而加重者；

d. 休克难以纠正的重症胰腺炎。

第八章　呼吸系统疾病

一、上呼吸道感染

（以 6 岁 20kg 为例）

长 期 医 嘱	临 时 医 嘱
儿科护理常规	血常规
二级护理	尿常规
清淡饮食	粪常规
双黄连颗粒　5g po bid	C 反应蛋白
维生素 C　100mg po tid	咽拭子培养
小儿止咳糖浆　5ml po tid	鼻咽部分泌物病毒分离
1％利巴韦林滴鼻　tid	青霉素皮试
或 利巴韦林　100mg ⎫ 雾化 bid❶ 　　　NS　5ml ⎭	
青霉素　60 万 U im tid❷	
或 乙酰琥珀酸酯红霉素　187mg 　　po tid	
或 头孢呋辛钠　500mg ⎫ iv gtt tid 　　5％GS　50ml ⎭	

❶ 本病多为病毒感染引起，没有并发症的普通感冒患儿无需使用抗生素。利巴韦林为广谱抗病毒药，初期可用 1％利巴韦林滴鼻，或利巴韦林雾化吸入，或按 10mg/(kg·d) 口服，病毒血症期过后则不建议应用该药。

❷ 当症状持续加重、高热不退、白细胞总数或中性粒细胞增高、C 反应蛋白增高，或并发中耳炎、扁桃体炎、鼻窦炎等明确了细菌感染时，才需使用抗生素。常选用青霉素 5 万～10 万 U/(kg·d)，分 3 次肌注或静滴，一般用至体温正常、症状消退后 72h。对链球菌感染者，青霉素疗程应为 7～14 天。咽拭子培养阳性有助于指导

用药，如肺炎链球菌、流感嗜血杆菌及卡他莫拉菌感染，可选用第二代头孢菌素，如头孢呋辛钠，婴儿和儿童按体重每天 30～100mg/kg，分 3～4 次静脉滴注。青霉素过敏者可用大环内酯类药物，如红霉素 20～30mg/(kg·d)，分 3 次静滴或口服。

注：1. 发热是急性上呼吸道感染的常见症状，若体温≤38.0℃（腋温），患儿一般情况好，无需退热治疗。当体温≥38.5℃（腋温）时，可先采取物理降温措施如温湿敷、酒精擦浴等。必要时可口服退热药，首选布洛芬，每次 5～10mg/kg，每 8h 口服 1 次，也可用对乙酰氨基酚每次 10～15mg/kg（如泰诺林），每 4～6h 口服 1 次。

2. 发生热性惊厥者可予镇静止惊等处理，如苯巴比妥，每次 4～6mg/kg，肌注；或地西泮（安定），每次 0.3～0.5mg/kg，静注（宜缓慢）。既往有热惊厥史，体温≥38℃者即可给予退热治疗。

3. 发热不退或咳嗽加重时，应考虑下呼吸道感染或其他并发症的可能，及时行胸部 X 线摄片及相关检查（如血沉、抗链球菌溶血素"O"、心肌酶等），并调整诊疗方案。应注意与急性传染病早期鉴别。

二、急性感染性喉炎

（以 1 岁 10kg 为例）

长 期 医 嘱		临 时 医 嘱
儿科护理常规		血常规
一级护理		尿常规
半流质饮食		粪常规
吸氧(必要时)❶		C 反应蛋白
5%GS　100ml 青霉素　40 万 U	iv gtt tid❷	血清肺炎支原体抗体
或 5%GS　100ml 　头孢呋辛钠　25mg	iv gtt tid	喉部分泌物培养＋药物敏感试验
5%GS　100ml 琥珀酸氢化可的松　50mg	iv gtt qd❸	血电解质测定
		血气分析(必要时)❺
布地奈德　0.5mg 氨溴索　7.5mg NS　1ml	氧驱雾化吸入 tid❼	胸部 X 线摄片
		喉镜检查(必要时)❻
		青霉素皮试

❶ 重症喉炎有明显呼吸困难、发绀者，应及时给予吸氧，吸入的氧气要湿化。

❷ 小儿急性喉炎初期多为病毒感染，易合并细菌感染。由于小儿喉腔狭窄，黏膜下组织疏松，所以发炎时轻度肿胀即可出现喉梗阻。糖皮质激素能够减轻局部炎症反应，宜早期使用。琥珀酸氢化可的松每次 5～10mg/kg，加入 5%～10% 葡萄糖溶液中静脉滴注，或地塞米松 0.2～0.5g/(kg·d)，静脉滴注，根据病情，4～6h 后重复给予，症状缓解后改为泼尼松口服。

❸ 控制感染：早期给予足量抗生素治疗，青霉素 10 万 U/(kg·d) 加入 10% 葡萄糖 100ml 中，分 3 次静滴；或头孢呋辛钠 30～100mg/(kg·d)，分 3～4 次静滴等。

❹ 呼吸困难显著、严重缺氧时应做血气分析。

❺ 激素雾化吸入，有利于黏膜水肿消退，可加入释化痰液剂。2 岁以下儿童：布地奈德（普米克令舒）0.5mg＋氨溴索（沐舒坦）7.5mg/1ml＋生理盐水 1ml 空气压缩泵雾化吸入；2～6 岁儿童：布地奈德（普米克令舒）1mg＋氨溴索（沐舒坦）15mg/2ml 空气压缩泵雾化吸入。雾化可持续进行或每 2～4h 1 次，应同时配合氧疗。

❻ 小儿急性喉炎主要根据患儿犬吠样咳嗽、喉阻塞，伴或不伴发热、声嘶，同时应注意排除呼吸道异物的可能性。不应把喉镜检查作为常规检查方法，以防检查过程中出现喉痉挛、窒息，导致意外发生。

注：1. 本病是由病毒和细菌感染所致的喉部黏膜急性弥漫性炎症。按病情轻重程度，将喉梗阻分为 4 度。

（1）Ⅰ度　安静时无呼吸困难，活动后出现吸气性喉鸣和呼吸困难。

（2）Ⅱ度　安静时出现喉鸣和吸气性呼吸困难，心率增快。

（3）Ⅲ度　Ⅱ度喉梗阻症状加烦躁不安、发绀，肺部呼吸音明显降低，心率快。

（4）Ⅳ度　Ⅲ度喉梗阻症状加全身衰竭、昏睡或昏迷状态，三凹征可不明显，面色苍白发灰，肺部呼吸音几乎消失，心音低钝、心律失常。

经上述处理呼吸困难、发绀不缓解或喉梗阻达Ⅲ、Ⅳ度，应及时作气管切开。不可一味保守观察，应根据喉、气管、支气管的梗阻程度，患儿全身状况及生化、血氧饱和度的检测结果等综合分析。

2. 抗生素的应用原则

a. 抗菌药首选青霉素 G、苯唑西林、氯唑西林、阿莫西林等；若为耐药流感杆菌、大肠杆菌感染可选用阿莫西林/克拉维酸或第二、第三代头孢菌素；若明确为耐甲氧西林金黄色葡萄球菌感染应选用（去甲）万古霉素。

b. 根据细菌培养和药物敏感试验结果调整抗菌药物的使用。

c. 应结合病情决定疗程，一般为 5～7 天。

3. 烦躁不安可增加氧耗，加重缺氧，宜应用镇静药，有镇静和减轻喉头水肿的作用。如异丙嗪每次 0.5～1mg/kg，每天 2～3 次，肌注。或 10％水合氯醛每次 30～50mg/kg，保留灌肠。或苯巴比妥每次 5mg/kg，肌注。

4. 支持疗法 静脉输液，保证入量，维持水电解质平衡，适当补充热量，同时给于易消化之膳食及必要的维生素等。保护心肌功能，避免发生急性心力衰竭。

三、急性支气管炎

（以 1 岁 10kg 为例）

长 期 医 嘱	临 时 医 嘱
儿科护理常规	血常规
二级护理	尿常规
半流质饮食	粪常规
复方甘草合剂　1ml po tid 　或 氨溴索片　5mg po tid[1]	C 反应蛋白
	血清肺炎支原体抗体
5％GS　100ml ⎤ iv gtt tid[2] 青霉素　40 万 U ⎦	咽喉或下呼吸道分泌物细菌培养＋药物敏感试验
或 5％GS　100ml ⎤ iv gtt tid 　　头孢呋辛钠　25mg ⎦	咽喉或下呼吸道分泌物病毒抗原抗体测定
或 阿奇霉素（希舒美）　50mg po qd[3]	胸部 X 线摄片
氨溴索（沐舒坦）　7.5mg ⎤ 雾化吸入 tid NS　2ml ⎦	青霉素皮试

❶ 以干咳为主者选用复方甘草合剂（每次每岁 1ml），每天 3 次；痰稠者可选用氨溴索片 1.2～1.5mg/(kg·d)，分 3 次口服；或氨溴索雾化吸入，也可静脉滴注。

❷ 由于本病病原体多为病毒，一般不使用抗生素；对有发热、脓痰、白细胞增多、C 反应蛋白升高、病毒性感染病程≥7 天的婴幼儿可选用抗生素。首选青霉素 5 万～10 万 U/(kg·d)，分 3 次静滴；或第二代头孢菌素，疗程 7～10 天。

❸ 如青霉素过敏或肺炎支原体感染可选大环内酯类抗生素，如阿奇霉素（希舒美），5～10mg/(kg·d)，每天 1 次顿服。病原为肺炎支原体、衣原体者平均疗程 2 周以上。

注：1. 本病是由病毒、细菌或混合感染引起的气管、支气管黏膜炎症，常继发于上呼吸道感染，或为某些急性传染病（如麻疹、百日咳等）的一种临床表现，婴幼儿多见，应注意与肺炎早期等疾病相鉴别。

2. 痰多时应经常变换体位，多饮水，使呼吸道分泌物易于排出或雾化后吸痰。

3. 发热不退、咳嗽加重者应考虑肺炎的可能，及时做病原学培养及药物敏感试验，调整用药。

四、喘息性支气管炎

（以 1 岁 10kg 为例）

长 期 医 嘱		临 时 医 嘱
儿科护理常规		血常规
二级护理		尿常规
半流质饮食		粪常规
布地奈德　0.5mg 氨溴索　7.5mg 特布他林　2.5mg	雾化吸入❶ bid～tid	C 反应蛋白
		血清肺炎支原体抗体
		血清呼吸道合胞病毒抗体
利巴韦林　100mg NS　5ml	雾化吸入 tid❷	咽喉或下呼吸道分泌物细菌培养＋药物敏感试验
5％GS　100ml 青霉素　40 万 U	iv gtt tid❸	咽喉部或下呼吸道分泌物病毒抗原抗体测定

续表

长 期 医 嘱	临 时 医 嘱
或 阿奇霉素（希舒美） 50mg po qd	胸部 X 线摄片
	青霉素皮试

❶ 喘息明显者：2 岁以下儿童为布地奈德（普米克令舒）0.5mg＋氨溴索（沐舒坦）7.5mg/1ml＋生理盐水 1ml 空气压缩泵雾化吸入；2～6 岁儿童为布地奈德（普米克令舒）1mg＋氨溴索（沐舒坦）15mg/2ml 空气压缩泵雾化吸入。每天 2～3 次或每 2～4h 1 次，每次 10～20min。

❷ 利巴韦林气雾吸入，儿童给药浓度为 20mg/ml，每天 3 次，疗程 3 天。

❸ 合并细菌感染时可适当选用抗生素，如青霉素 5 万～10 万 U/kg，分 3 次静滴；或第二代头孢菌素。如青霉素过敏或肺炎支原体、衣原体感染可选大环内酯类等广谱抗生素，如阿奇霉素（希舒美）5～10mg/(kg·d)，每天 1 次顿服，病原为肺炎支原体、衣原体者平均疗程需 2 周以上。

注：1. 本病多见于 3 岁以下，有湿疹或其他过敏史者；病因不很清楚，病毒、细菌或混合感染均可引起；有类似哮喘的症状，如呼气性呼吸困难，听诊两肺布满哮鸣音及少量中水泡音；有反复发作倾向。一般随年龄增长而发作逐渐减少，多数痊愈，少数于数年后发展为支气管哮喘。应注意与毛细支气管炎、婴幼儿哮喘、先天性喘鸣等相鉴别。

2. 对症治疗 咳嗽较重时可口服止咳化痰药，如易坦净、小儿止咳糖浆等。慎用镇咳药，以避免抑制自然排痰。

3. 一般不需要静脉滴注激素。

五、毛细支气管炎

（以 1 岁 10kg 为例）

长 期 医 嘱	临 时 医 嘱
儿科护理常规	血常规
一级护理	尿常规

续表

长 期 医 嘱	临 时 医 嘱
半流质饮食	粪常规
吸氧❶	C反应蛋白
吸痰	血清肺炎支原体抗体
布地奈德　0.5mg ⎫ 氨溴索　7.5mg ⎬ 雾化吸入❷ 特布他林　2.5mg ⎭ bid～tid	血清呼吸道合胞病毒抗体
	咽喉部或下呼吸道分泌物
	细菌培养＋药物敏感试验
5％GS　50ml ⎫ 琥珀酸氢化可的松　50mg ⎬ iv gtt qd❸	血电解质测定
或 5％GS　50ml ⎫ 　　甲泼尼龙　20mg ⎬ iv gtt qd	血气分析
	胸部 X 线摄片
	青霉素皮试
NS　5ml ⎫ 利巴韦林　100mg ⎬ 雾化吸入 tid❹	
5％GS　100ml ⎫ 青霉素　40 万 U ⎬ iv gtt tid❺	
或 阿奇霉素（希舒美）　50mg po qd	
孟鲁司特钠　4mg po qd❻	

❶ 氧疗很重要，所有本病患儿均有低氧血症，对气促、发绀、血氧分压为 4.7～9.3kPa、二氧化碳分压为 6.6～12kPa 者，给予面罩或头罩吸氧 4～6L/min，同时注意用氧安全。密切观察呼吸、面色、神志、意识、发绀等，随时调整给氧浓度。

❷ β_2 受体激动药如特布他林，对迅速解除支气管痉挛、缓解憋喘症状作用快而强。因此，在憋喘期，尤其是对伴随三凹征、全身发绀的患儿应及时给予特布他林，以尽快解除憋喘，有效改善通气、减轻发绀等症状。可同时加入氨溴索稀释痰液、布地奈德消炎。

❸ 糖皮质激素具有抑制过敏介质释放的作用，并对 LgE 抗体介导的过敏反应也有显著作用，故而能够有效地降低气道高反应性，改善肺功能和减轻患儿憋喘症状，是婴幼儿毛细支气管炎的必选药物。首选布地奈德雾化吸入，对于严重的喘憋发作或其他治疗不能控制者，用琥珀酸氢化可的松 5～10mg/(kg·d) 或甲泼

尼龙 1～2mg/(kg·d)，数小时内静脉滴入。

❹ 抗病毒治疗可选用利巴韦林，雾化吸入给药浓度为 20mg/ml，每日 3 次。

❺ 本病无常规使用抗生素的指征，抗生素既不能缩短病程，也不能有效预防继发细菌感染。已明确细菌感染者，首选青霉素，疗程中必要时应根据细菌培养和药物敏感试验结果调整抗生素的使用。病原明确为肺炎支原体、衣原体者选用大环内酯类药物，包括红霉素、罗红霉素、阿奇霉素等。

❻ 白三烯拮抗药孟鲁司特钠具有较强的抗炎作用，可阻断炎性细胞浸润和减轻炎性介质反应，从而减轻黏膜水肿，减少气道分泌物，缓解气道平滑肌痉挛，与激素联合用药具有协同作用，可更好地减轻憋喘症状，促进肺功能改善，并有利于降低毛细支气管炎后支气管哮喘的发生率。

注：1. 毛细支气管炎的治疗主要为氧疗、控制喘憋、病原治疗及免疫疗法。必要时可静脉注射丙种球蛋白（IVIG）400mg/(kg·d)，连续 3～5 天，可缓解临床症状。

2. 在抗病毒或抗细菌的基础上，可同时将激素、白三烯拮抗药和 β_2 受体激动药有机结合起来，根据患儿病情程度选择单用或联合用药，以迅速改善患儿症状，提高疗效和治愈率。

3. 喘憋是本病的特征，保持呼吸道通畅十分重要，超声雾化吸入可使呼吸道吸入水分，稀释痰液，应注意及时拍背吸痰。

4. 保证液体摄入量，纠正酸中毒，如出现心力衰竭应积极控制心衰。

5. 对症治疗，如烦躁明显，可适当应用镇静药，如水合氯醛保留灌肠。

六、肺炎

（一）肺炎链球菌肺炎

（以 1 岁 10kg 为例）

长 期 医 嘱	临 时 医 嘱
儿科护理常规	血常规
二级护理	尿常规

续表

长 期 医 嘱	临 时 医 嘱
流质饮食	粪常规
或半流质饮食	C反应蛋白❻
吸氧、吸痰　　prn❶	电解质、心功能、肝功能
甘草合剂　1.5ml po tid❷	痰培养＋药物敏感试验❼
沙丁胺醇　1.2mg po tid❸	胸正侧位片❽
氨溴索　7.5mg　雾化吸入 bid❹	血气分析
NS　2ml	青霉素皮试
NS　50ml　iv gtt bid❺	布洛芬(托恩)　2ml po prn❾
青霉素钠　50万 U	

❶ 凡有呼吸困难、喘憋、口唇发绀、面色苍灰者应立即给予氧气吸入，较大儿童可采用鼻导管吸氧，氧流量为 0.5～1L/min，氧浓度一般不超过 40%，氧气应湿化，以免损伤气道上皮细胞的纤毛；对于小婴儿或缺氧明显者可选用面罩或头罩吸氧，此时氧流量应增大至 2～4L/min，氧浓度 50%～60%。

❷ 肺炎患儿往往痰多难以咳出，尤其重症者易痰阻窒息，故应时刻注意保持呼吸道通畅，临床常用祛痰药治疗，临床常用祛痰药物：甘草合剂，每次每岁 1ml；氨溴索口服液，2～5 岁患儿每次 2.5ml，每天 3 次，6～12 岁患儿每次 5ml，每天 2～3 次；若痰不多而咳嗽频繁者可短期应用镇咳化痰药，如复方福尔可定口服，2 岁以下每次 2.5ml，每天 3 次；2～6 岁儿童每次 5ml，每天 3 次；6 岁以上每次 10ml，每天 3 次。

❸ 咳嗽伴喘促者可加用 β_2 受体激动药，如沙丁胺醇（舒喘灵），每次 0.1～0.15mg/kg，每天 3 次，服药 15～30min 起效；喘促明显者临床常用特布他林雾化吸入，剂量为：20kg 以上儿童每次 5mg，20kg 以下儿童每次 2.5mg，每天最高可给药 4 次，5～10min 起效。注意该类药物过量可有心悸、震颤等副作用。

❹ 一般采用空气压缩雾化，化痰可用氨溴索或糜蛋白酶：
2 岁以下儿童氨溴索 7.5mg＋生理盐水 2ml 雾化，每天 2 次；
2～6 岁儿童氨溴索 15mg＋生理盐水 2ml 雾化，每天 2 次；

6 岁以上儿童氨溴索 15mg＋生理盐水 2ml 雾化，每天 2～4 次。

2 岁以上患儿也可用糜蛋白酶 5mg＋生理盐水 2ml 压缩雾化，每天 2 次。若患儿同时有气管痉挛，可将特布他林加入上述雾化液中雾化。

❺ 肺炎链球菌为革兰阳性球菌，青霉素敏感者首选青霉素或阿莫西林；青霉素低度耐药者仍可选青霉素，但剂量应加大，也可选用第一代或第二代头孢菌素，如头孢曲松、头孢噻肟、万古霉素。青霉素高度耐药或存在危险因素者首选万古霉素，或头孢曲松或头孢噻肟。青霉素：5 万～10 万 U/(kg·d)，每天 2～3 次；第一代头孢菌素，如头孢拉啶 50～100mg/(kg·d)，分 2 次加入 5％葡萄糖 50ml 中静滴；第二代头孢菌素，如头孢呋辛 30～100mg/(kg·d)，分 3～4 次静滴；第三代头孢菌素，如头孢曲松 50～80mg/(kg·d)，每天 1 次静滴，头孢噻肟钠 50～150mg/(kg·d)，分 2～4 次静滴。抗生素疗程一般用至体温正常后 5～7 天或临床症状基本消失后 3 天。

❻ C 反应蛋白免疫散射速率比浊法：正常值 0～8mg/L，为急性时相反应蛋白，急性感染或创伤几小时内即可明显升高；细菌感染时该值升高而病毒感染时该值一般不高；一般 6～10 天恢复正常。

❼ 痰培养标本留取前用清水漱口后拍背，用力咳出深部痰液。咳痰困难者可用雾化蒸汽吸入以利痰液咳出；幼儿可用手指轻叩胸骨柄上方气管以诱发咳痰或用压舌板压舌，咳嗽时可喷出肺部或气管分泌物，粘在拭子上送检，根据痰培养药物敏感试验选用敏感抗生素。

❽ 胸部 X 线片是确诊肺炎的重要辅助检查，多表现为支气管肺炎，少数可伴胸腔积液。

❾ 该型肺炎多以骤起高热为主要表现，最高可升至 40～41℃，故应控制好体温，可行酒精擦浴、冰枕等物理降温，药物退热可选用布洛芬制剂。

注：1. 肺炎链球菌是常见的大叶性肺炎的主要病原体，但儿童患儿多表现为支气管肺炎，临床可有脓胸、肺脓肿、心肌炎、心包炎及败血症等并发症，及时治疗者少见，故高热持续难退或热退复升者应注意并发症的情况。

2. 激素治疗　一般细菌性肺炎不需要应用糖皮质激素。下列情况下可加用激素：a. 中毒症状严重，如出现中毒性脑病、脑水肿、感染性休克、呼吸衰竭、超高热等；b. 支气管痉挛或分泌物多；c. 早期胸腔积液，为防止胸膜粘连可局部应用。用法：地塞米松 $0.3\sim0.5mg/(kg\cdot d)$，分 $2\sim3$ 次静脉注射，或氢化可的松 $5\sim10mg/(kg\cdot d)$ 静滴，一般不超过 $3\sim5$ 天，超过 7 天者应渐减量至停药。

3. 伴发心力衰竭的治疗　婴儿重症肺炎及伴发先天性心脏病者更容易发生心力衰竭，以镇静、强心、利尿、扩血管为基本原则，具体参阅心力衰竭。

4. 伴发腹胀的治疗　低钾者应及时补钾，可口服 10% 氯化钾，每次 $0.5ml/kg$，每天 $2\sim3$ 次，并根据电解质情况进行调整。如系毒素引起中毒性肠麻痹者，则应禁食、胃肠减压，联用酚妥拉明 $0.2\sim0.3mg/kg$，加入 10% 葡萄糖 $20\sim30ml$ 中静滴，2h 后可重复应用，一般 $2\sim4$ 次可缓解。肛管排气及盐水灌肠也可减轻腹胀。

5. 补充液体及纠正电解质紊乱　患儿高热，应注意补充水分，另外痰液黏稠者也需要水分稀释痰液以利于咳出；但合并心力衰竭者应注意控制液体量。一般肺炎患儿总液量应控制在 $60\sim80ml/(kg\cdot d)$，以 1/4 或 1/5 张液体为宜。电解质紊乱及酸碱失衡应根据电解质检查结果及血气分析情况进行调整，尤其注意有无低钠、低钙血症，低钙惊厥者可予以 20% 葡萄糖酸钙缓慢静滴，应用钙剂之后，若需用洋地黄制剂，需在 $6\sim8h$ 后方可给予。

6. 肺部湿啰音吸收慢者可加用肺部理疗，如肺部微波治疗以促进炎症消散。

7. 伴有体液免疫低下或病情危重者可酌情应用人血丙种球蛋白 $0.4g/kg$，静滴，用 $1\sim3$ 次，以提高免疫。

(二) 金黄色葡萄球菌肺炎

长期医嘱	临时医嘱
儿科护理常规	血常规
一级护理	尿常规
流质饮食	粪常规

续表

长 期 医 嘱	临 时 医 嘱
或 半流质饮食	C 反应蛋白
吸氧、吸痰　 prn	电解质、心功能、肝功能
病重通知❶	痰培养＋药物敏感试验
甘草合剂　 1.5ml po tid	血培养＋药物敏感试验❺
沙丁胺醇　 1.2mg po tid	胸部 X 线(正侧位)片❻
氨溴索　 7.5mg NS　 2ml ｝雾化吸入 bid	血气分析
	青霉素皮试
5%GS　 50ml 青霉素钠　 50 万 U ｝iv gtt bid❷	胸腔穿刺或胸腔闭式引流❼
	胸腔积液培养＋药物敏感试验
5%GS　 50ml 苯唑西林　 0.5g ｝iv gtt bid❸	
5%GS　 250ml 万古霉素　 200mg ｝iv gtt bid❹	

❶ 该型肺炎多见于婴儿，起病急骤，进展快，病情多危重。

❷ 对青霉素敏感者可选用青霉素，用量为 10 万～20 万 U/(kg·d)，分 2 次静滴。对青霉素过敏者可选用红霉素 20～30mg/(kg·d)，分次静滴。

❸ 对青霉素耐药株感染，应选用耐青霉素酶的半合成青霉素，如苯唑西林 50～100mg/(kg·d)，分 2～4 次静滴，或氯唑西林 50～100mg/(kg·d)，分 2～4 次静滴；或第一代头孢菌素，如头孢唑林 50～80mg/(kg·d)，分 2～4 次静滴，或头孢拉啶 50～100mg/(kg·d)，分 2～4 次静滴；也可选用 β 内酰胺酶类抗生素和 β 内酰胺酶抑制药的复方制剂，如阿莫西林/克拉维酸钾（安美汀）、氨苄西林/舒正坦（舒他西林，优立新）0.15g/(kg·d)，分 3～4 次静滴，舒普深（头孢哌酮/舒巴坦）40～80mg/(kg·d)，分 2～4 次静滴等。

❹ 对耐甲氧西林金黄色葡萄球菌（MRSA）株感染，可选用万古霉素 20～40mg/(kg·d)，分 2 次静滴，或去甲万古霉素 15～30mg/(kg·d)，分 2 次静滴。疗程一般至少需 3～4 周，或用至肺部炎症吸收、病情消除为止。

❺ 多数金黄色葡萄球菌对抗生素耐药性强，治疗困难，故需进行痰、血培养，尽可能通过药物敏感试验结果选用敏感抗生素。

❻ 该型肺炎胸部 X 线片具有如下特点：

a. 临床症状与胸部 X 线片表现不一致，临床毒血症状明显，但胸部 X 线片征象少；症状已恢复时胸部 X 线片反而可呈现肺脓肿、肺大疱等表现；

b. 病变发展迅速，数小时片状影可发展成脓肿；

c. 多合并小脓肿、脓气胸、肺大疱，严重者发生纵隔积气、皮下气肿、支气管胸膜瘘；

d. 胸部 X 线片阴影持续时间长，可达 2 个月。

❼ 该病极易合并脓胸、脓气胸、故需多次反复胸腔穿刺抽液；积液黏稠难以抽出时可行胸腔闭式引流；引流液需培养以选取敏感抗生素进行治疗。

注：1. 金黄色葡萄球菌肺炎因大多数菌株耐药，治疗困难，故治疗上常采用联合、大剂量、长疗程抗生素治疗。

2. 该病一般治疗同其他肺炎，但该型肺炎可有肺脓肿、肺大疱、脓胸、脓气胸、心力衰竭、呼吸衰竭、中毒性肠麻痹、中毒性休克、脑病、DIC 等多种并发症，临床应注意观察，治疗参考相关内容。

3. 并发 DIC 或伴发高凝状态者，可加用双嘧达莫（10mg，每 6h 肌注 1 次）或采用小剂量肝素疗法（每次 50U/kg，4～6h 静滴 1 次）（具体可参见相关内容）。也可用复方丹参改善微循环。

（三）腺病毒肺炎

（以 1 岁 10kg 为例）

长 期 医 嘱	临 时 医 嘱
儿科护理常规	血常规
一级护理	尿常规
婴儿饮食	粪常规
吸氧、吸痰　 prn	C 反应蛋白
病重通知	电解质、心功能、肝功能
维生素 C　 0.1g po tid	血清病毒抗体检测❻
复合维生素 B　 1 片 po tid	胸部 X 线（正侧位）片❼

续表

长 期 医 嘱	临 时 医 嘱
复方福尔可定　2.5ml po　tid❶	血气分析
布地奈德（普米克令舒）　1mg｜雾化吸 特布他林（博利康尼）　1.67mg｜入 bid❷	人血丙种球蛋白　2.5g iv gtt qd❻
5％GS　100ml 利巴韦林　0.1g ｜iv gtt qd❸	
5％GS　100ml 甲泼尼龙　10mg ｜iv gtt bid❹	
10％GS　50ml 青霉素钠　50万U ｜iv gtt bid❺	

❶ 咳嗽明显者可用复方福尔可定，2岁以下每次2.5ml，每天3次，口服。

❷ 该型肺炎以喘憋为主要特点，激素及支气管扩张药压缩雾化吸入可快速缓解喘憋症状。根据病情每天可用2~4次。

❸ 抗病毒治疗：利巴韦林为广谱抗病毒药，对早期腺病毒有效，用法：10~15mg/(kg·d)，肌注或静滴，也可雾化吸入，每天2~3次。干扰素：每次100万U，肌注或皮下注射，连续3天，也可将干扰素1万~2万U加入生理盐水20ml中超声雾化吸入，每天2次。聚肌胞为干扰素诱生剂，2岁以下1mg隔日肌注，2岁以上2mg隔日肌注，3~6次为1个疗程。也可将中药双黄连60mg/(kg·d)加入5％葡萄糖100~250ml中，每天1次，静滴。

❹ 激素治疗：对于呼吸道梗阻严重或中毒症状严重者可短期应用3~5天，具体用法参阅肺炎链球菌肺炎。

❺ 病程较长及合并细菌感染时可加用相应抗生素。

❻ 可用免疫荧光技术、酶联免疫吸附试验及特异性抗体IgM三种方法检测病毒抗体，临床多以3型、7型、11型、14型、24型多见。

❼ 早期肺纹理增厚、模糊；3~5天后可出现片状影及融合病灶，以两肺下野及右上肺居多；可合并肺气肿、胸膜反应、胸腔积液等表现。

⑧ 本病重症情况可应用人血丙种球蛋白进行支持治疗，剂量200～400mg/kg，静滴 3～5 天。注意用时冲管后再用其他药物，少数患儿可有过敏反应，可按输血过敏反应处理。

注：1. 腺病毒肺炎多见于 6 个月～2 岁婴幼儿，是婴幼儿肺炎中最严重的类型之一，具有流行性，临床以高热、喘憋为主要特点，可有心力衰竭、呼吸衰竭、中毒性脑病、肺气肿、胸腔积液等并发症。

2. 本病支持治疗很重要，尤应注意水、电解质、酸碱平衡，根据血气分析及电解质情况调整液体。

3. 注意并发症如心力衰竭、中毒性脑病等的及时处理，具体参阅心力衰竭等相关内容。

（四）支原体肺炎

（以 6 岁 20kg 为例）

长 期 医 嘱	临 时 医 嘱
儿科护理常规	血常规
二级护理	尿常规
清淡饮食	粪常规
复方福尔可定　5ml po tid❶	C 反应蛋白
氯雷他定片　5mg po qd❷	电解质、心功能、肝功能
维生素 C　0.1g po tid	肺炎支原体抗体 IgM 测定❹
沙丁胺醇　1.2mg po tid	胸部 X 线（正侧位）片❺
阿奇霉素（希舒美）　100mg po qd❸	常规心电图❻

❶ 支原体肺炎呈刺激性咳嗽，频繁咳嗽时可用镇咳化痰药物，临床常用复方福尔可定（内含福尔可定、曲普利定、伪麻黄碱及愈创木酚甘油醚），2 岁以下儿童每次 2.5ml，每天 3 次；2～6 岁儿童每次 5ml，每天 3 次；6 岁以上儿童每次 10ml，每天 3 次。

❷ 临床卡他症状明显者可用氯雷他定抗过敏治疗，体重 30kg以上者每天 10mg；30kg 以下者每天 5mg。

❸ 本病可选用大环内酯类药物：阿奇霉素 10mg/（kg·d）加入 5% 葡萄糖 250ml 中静滴，每天 1 次，连用 3 天，停 4 天后进行下一疗程，第 2 疗程可口服阿奇霉素，一般需 2～3 个疗程。也可用红霉素 30～50mg/（kg·d），分 3 次口服；罗红霉素 5～10mg/（kg·

d) 或克拉霉素 15mg/(kg·d)，分 2 次口服。该类药物有胃肠道及影响肝功能的副作用，故同时可加用维生素 B$_6$ 或黏膜保护剂以减轻胃肠道副作用。

❹ 肺炎支原体抗体 IgM 阳性（>1∶80）可明确支原体感染，感染 1 周后其水平上升，3～4 周达高峰。

❺ 以肺门阴影增浓增粗为主，可见支气管肺炎改变或间质性肺炎改变或均一的肺实变影。

❻ 肺炎支原体感染不仅可影响肺部，同时可侵犯心脏、肝脏等脏器，故应行常规心电图、心功能、肝功能检测。

注：1. 支原体肺炎多见于较大儿童，临床特点为咳嗽时间长，体征轻微而症状及胸部 X 线片阴影明显为该病的特点，可伴发多脏器、多系统损害，故咳嗽时间较长的较大儿童一般抗生素治疗无效或伴其他系统损害者应注意该病的可能。

2. 病情严重者可视情况短期应用糖皮质激素。

3. 对症处理同其他肺炎。

七、支气管哮喘

（以 6 岁 20kg 为例）

（一）中度发作

长 期 医 嘱	临 时 医 嘱
儿科护理常规	血常规❻、尿常规、粪常规
一级护理	痰液嗜酸性粒细胞检测❼
半流质饮食❶	血嗜酸性粒细胞计数❼
吸氧（2～4L/min）	体液免疫功能检测❽
泼尼松　10mg po tid❷	变应原检查
特布他林　2.5mg　雾化吸入	全套血生化检查
布地奈德　1mg　bid～tid❸	肺功能测定❿
或 沙丁胺醇　0.5ml　氧驱动雾化（6～	胸部 X 线摄片⓫
异丙托溴铵　1ml　8L/min）tid～qid	心电图⓬
孟鲁司特　5mg po qn❹	5%GS　50ml　iv gtt
氯雷他定　5mg po qd❺	氨茶碱　100mg　qd×1⓭

❶ 应避免摄入引起哮喘发作的食物，以清淡饮食为主，哮喘中度发作时可给予半流质饮食。

❷ 哮喘中度发作应考虑使用全身性糖皮质激素，如口服泼尼松 $1\sim2mg/(kg\cdot d)$，总量不超过 40mg/d，分 $2\sim3$ 次，短期口服疗程 $1\sim7$ 天（《儿童支气管哮喘防治常规》推荐）。不依赖皮质激素的患儿应用 10 天可全部停用，无需递减，依赖皮质激素或病情顽固易复发者则需长期口服，宜隔天清晨顿服。《全球哮喘防治创议》2002 年推荐静脉使用皮质激素，如甲泼尼龙每次 $1\sim2mg/kg$，每天 $2\sim3$ 次，病情稳定后，改为口服皮质激素，小儿疗程 $3\sim5$ 天，不主张延长至数周及剂量递减停用，建议用吸入皮质激素维持。

❸ 雾化吸入短效 β_2 受体激动药，如特布他林（体重超过 20kg，每次 5mg，24h 内最多用 4 次；体重低于 20kg，每次 2.5mg，24h 内最多用 4 次）、沙丁胺醇（小儿剂量为每次 $100\sim200\mu g$，即 $0.25\sim0.5ml$），同时可联合吸入皮质激素，如布地奈德（小儿剂量为每次 $0.5\sim1mg$，每天 2 次），其他如丙酸倍氯米松、丙酸氟替卡松等，可减轻气道慢性炎症。若对 β_2 受体激动药吸入疗效不理想则加抗胆碱能药物，如异丙托溴铵（小儿规格为 $250\mu g/1ml$，学龄患儿每次 $0.5\sim1ml$，<6 岁者每次 $0.25\sim0.5ml$）吸入。二者联合应用会产生较大疗效，每间隔 20min 吸 1 次，可连用 3 次，以后隔 $2\sim4h$ 吸 1 次。

❹ 此外，可联合使用半胱氨酰白三烯受体拮抗药，从而抑制白三烯引起的支气管平滑肌收缩和对气道的致炎作用。如孟鲁司特：$2\sim5$ 岁服咀嚼片 1 片（4mg）；$6\sim14$ 岁服咀嚼片 1 片（5mg）；15 岁以上者服普通片 1 片（10mg）；均为每天 1 次，睡前服。

❺ 亦可联合使用抗组胺药，如氯雷他定，体重 30kg 以上的患儿每天 1 次，每次 10mg；30kg 以下的患儿每天 1 次，每次 5mg。或应用酮替芬、西替利嗪等。

❻ 血常规中红细胞、血红蛋白、白细胞总数及中性粒细胞一般正常，若合并肺气肿或肺心病造成慢性缺氧（小儿罕见）时，红细胞计数可轻度升高。合并细菌感染时白细胞总数及中性粒细胞上升。

❼ 哮喘患儿痰液多为白黏痰。痰及血中嗜酸性粒细胞（EOS）上升，末梢血中 EOS $250\sim400$ 个/mm^3，伊红美蓝染色可见很多

EOS 及破裂细胞释放的颗粒，其他疾病痰中很少有 EOS。

⑧ 除 IgE 上升外，其他大多为正常。

⑨ 检查变应原可做以下试验：a. 皮肤点刺试验；b. 血清总 IgE 与特异性 IgE 测定；c. 嗜碱性粒细胞组胺释放试验；d. 嗜碱性粒细胞脱颗粒试验。

⑩ 临床上常以 FEV_1（第 1s 用力呼气容积）的实测值/预计值来反映患儿的肺功能情况，其值下降程度表示气道阻塞程度。用 PEF（最大呼气峰流速）的实测值/预计值来反映气道的阻塞程度，吸入平喘药 PEF 改善率、PEF 昼夜波动率可用于监测病情变化。

⑪ 哮喘患儿若无并发症，胸部 X 线检查无特殊发现，少数患儿仅呈单纯性过度充气或肺门阴影加深，肺纹理粗。

⑫ 长期哮喘反复发作，心电图可出现高尖 P 波（肺性 P 波）、电轴右偏、RV_1 和 RV_2 增高及 SV_5、SV_6 加深等右心负荷增加的改变（小儿罕见）。

⑬ 哮喘急性发作时首先考虑应用大剂量皮质激素及吸入短效 β_2 受体激动药，只有出现致命性哮喘或对 β_2 受体激动药无效时才考虑应用氨茶碱，且氨茶碱控制夜间发作是有效的，慎与 β_2 受体激动药联用，易诱发心律失常。24h 内未用过茶碱者，首用 4～6mg/kg 的负荷量，静脉滴注 20～30min，继用维持量 0.75～1mg/(kg·h) 静脉滴注，以 3h 为度，若不用维持量，则可在 6h 后按开始剂量重复 1 次。<2 岁、6h 内用过茶碱或病史不清者，不给负荷量，而直接以 1mg/(kg·h) 静脉滴注，或采用间歇给药方法，每 6h 缓慢静脉滴注 4～6mg/kg。长期使用者最好监测茶碱血药浓度，使其血药浓度维持在 10～15mg/L 为宜。

注：1. 哮喘的治疗原则　抗变态反应性炎症的治疗越早越好；坚持长期、持续、规范、个体化治疗原则。治疗包括：a. 发作期快速缓解症状：抗炎、平喘；b. 缓解期防止症状加重或反复：抗炎、降低气道高反应性、防止气道重塑、避免触发因素。

2. 哮喘的治疗目标

a. 有效控制急性发作症状，并维持最轻的症状，甚至无症状；

b. 防止症状加重或反复；

c. 尽可能将肺功能维持在正常水平或接近正常水平；

d. 防止发生不可逆的气流受限；

e. 保持正常活动（包括运动）能力；

f. 避免药物的不良反应；

g. 防止因哮喘而死亡。

需要强调的是：必须进行积极治疗，争取完全控制症状；尽可能维持正常肺功能；减少或避免药物不良反应。

3. 哮喘中度发作　PEF 达预计值或个人最佳值的 60%～80%，体格检查；中度症状，辅助呼吸肌呼吸，每小时吸入 1 次速效 β_2 受体激动药，考虑使用全身性糖皮质激素，在有所改善的情况下，继续治疗 1～3h。

4. 哮喘急性发作期在进行治疗前，首先进行初始评估，包括病史、体格检查（听诊、辅助呼吸肌呼吸、心率、呼吸频率、PEF 或 FEV_1、血氧饱和度及其他必要的检查）。治疗过程中要进行重新评估，以判断病情是否好转，再决定下一步的治疗方案。

（二）重度发作

长 期 医 嘱			临 时 医 嘱	
儿科护理常规			血常规、尿常规、粪常规	
一级护理			痰液嗜酸性粒细胞检测	
半流质饮食❶			血嗜酸性粒细胞计数	
病重通知			体液免疫功能检测	
吸氧❷			变应原检查	
半卧位			全套血生化检查	
心电、呼吸、血氧饱和度监护			血气分析❺	
5%GS　100ml	iv gtt bid❸		肺功能测定	
甲泼尼龙　20mg			胸部 X 线摄片❻	
沙丁胺醇　0.5ml	氧驱动雾化（6～		心电图	
异丙托溴铵　1ml	8L/min) tid～qid❹		5%GS　50ml	iv gtt
			氨茶碱　100mg	qd×1❼

❶ 哮喘重度发作时可给予半流质饮食，注意以清淡饮食为主，避免食入引起哮喘发作的食物。

❷ 吸氧浓度以 40% 为宜，相当于 4～5 L/min，面罩雾化吸入

氧气更为合适，使 PaO_2 保持在 $9.3\sim12.0kPa$（$70\sim90mmHg$）较为理想。

❸ 哮喘重度发作应使用全身性糖皮质激素，静脉注射应首选甲泼尼龙，小儿剂量为每次 $1\sim2mg/kg$，每天 $2\sim3$ 次（《儿童支气管哮喘防治常规》推荐），首次剂量 $2mg/kg$（静脉推注宜缓慢，约 $30min$），以后 $1mg/kg$，每 $6h$ 1 次，溶于 5% 或 10% 葡萄糖注射液，静脉滴注维持疗效。

❹ 哮喘重度发作时，可选异丙托溴铵和短效吸入 β_2 受体激动药（如 0.5% 沙丁胺醇雾化溶液，小儿剂量为每次 $100\sim200\mu g$，即 $0.25\sim0.5ml$）合用，其所产生的支气管舒张作用优于两者单独应用，可使呼气峰流速和第 1 秒用力呼气容积上升更高。若 β_2 受体激动药吸入疗效不理想则加异丙托溴铵（小儿规格为 $250\mu g/1ml$，学龄患儿每次 $0.5\sim1ml$，<6 岁每次 $0.25\sim0.5ml$）吸入，可产生较大疗效，每间隔 $20min$ 吸 1 次，可连用 3 次，以后隔 $2\sim4h$ 吸 1 次。在哮喘病情转重考虑加用茶碱之前，先合用此两药雾化吸入，使支气管舒张作用增强并持久存在。但两者合用进行长期维持治疗是无益的，哮喘发作已控制者可及早停用异丙托溴铵。

❺ 在重症哮喘时应监测血气分析，特别是合并低氧血症和高碳酸血症者。

❻ 若哮喘严重发作，经积极治疗后病情改善不明显，可在床边摄片，借以发现气胸、纵隔气肿、肺大疱和颈部皮下气肿。此外，胸部 X 线检查还可以发现胸部感染性炎症、结核病变、肺气肿和肺不张等病变。

❼ 严重哮喘者短效吸入 β_2 受体激动药和吸入皮质激素未达到控制目的，可使用普通氨茶碱作为辅助支气管舒张药，但应注意使用短效吸入 β_2 受体激动药，不应常规加用氨茶碱，加用后只会增加不良反应，甚至偶因静注氨茶碱而发生死亡。当哮喘严重发作时呼吸道因黏液痰栓发生严重阻塞，吸入 β_2 受体激动药，不但药雾较难进入气道，反而成为刺激因素，使病情加重，此时宜静脉注射氨茶碱。

注：1. 在治疗哮喘重度发作前，同样也要作初始评估，包括病史、体格检查（听诊、辅助呼吸肌呼吸、心率、呼吸频率、PEF 或

FEV_1、血氧饱和度、血气分析及其他必要的检查）。治疗过程中也要进行重新评估，以判断病情是好转还是转为危重度（哮喘持续状态），再决定下一步的治疗方案。

2. 若合并细菌感染，应选用相应的敏感抗生素进行治疗。

3. 若伴有不同程度的脱水，应给予相应的补液措施，若合并酸中毒，应纠正酸中毒，同时要见尿补钾。

（三）危重型

长 期 医 嘱	临 时 医 嘱
儿科护理常规	血常规、尿常规、粪常规
转 ICU 病房	痰液嗜酸性粒细胞检测
一级护理	血嗜酸性粒细胞计数
半流质饮食	体液免疫功能检测
病重通知	变应原检查
吸氧❶	全套血生化检查
半卧位	血气分析❺
心电、呼吸、血氧饱和度监护	肺功能测定❻
沙丁胺醇　0.5ml｜氧驱动雾化(6～8L 异丙托溴铵　1ml｜/min) tid～qid❷	胸部 X 线摄片
	心电图
5%GS　100ml｜iv gtt q4～6h❸ 甲泼尼龙　20mg	5%GS　50ml｜iv gtt 氨茶碱　100mg｜qd×1d❼
10%GS　20ml｜iv gtt qd❹ 硫酸镁　2ml	10%GS　250ml｜iv gtt 10%NaCl　10ml｜qd×1d❽ 10%KCl　5ml

❶ 一般应用面罩或双鼻导管，提供高浓度湿化氧气，以使血氧饱和度≥95%。初始吸氧浓度以 40%为宜，相当于 4～5L/min。

❷ β_2 受体激动药是危重哮喘患儿的首要治疗药物，首选吸入疗法，2003 年儿童《哮喘危重状态的诊断和治疗》推荐剂量为：第 1 小时可每 20min 吸 1 次，可连用 3 次，以后隔 2～4h 吸 1 次，药物剂量同前，或沙丁胺醇液与异丙托溴铵合用，效果更佳。少数危重患儿处于奄奄一息状态，吸入药雾无法进入气道，反而变为刺激

因素，需静脉给药以代替吸入。2003 年儿童《哮喘危重状态的诊断和治疗》推荐沙丁胺醇 15μg/kg，静脉注射（10min 以上），病情严重者需静脉维持，滴注剂量为 1～2μg/(kg·min)，最大量不超过 5μg/(kg·min)，使用过程中应注意心律失常、低钾血症等严重不良反应，并做必要的心电图、血气及电解质监测。

❸ 危重型哮喘应使用全身性糖皮质激素，儿童《哮喘危重状态的诊断和治疗》推荐：甲泼尼龙 0.5～2mg/kg 或琥珀酸氢化可的松 4～8mg/kg，每 4～6h 1 次，好转后改为口服泼尼松 1～2mg/(kg·d)，每天最大剂量为 60mg。治疗时间依病情而定，若连续用药超过 7天，应逐渐减量，同时辅助吸入皮质激素。

❹ 2003 年儿童《哮喘危重状态的诊断和治疗》认为硫酸镁是一种安全的治疗危重哮喘的药物。国内仅少量报道。其推荐剂量为 25～40mg/(kg·d)（25% 硫酸镁每次 0.1ml/kg），最大剂量 ≤2g/d，分 1～2 次加入 10% 葡萄糖注射液 20ml 中缓慢静脉推注，持续 20min 以上，酌情使用 1～3 天。

❺ 危重哮喘早期表现为低氧血症，以及由于代偿性过度通气导致的低碳酸血症。若病情进一步恶化，$PaCO_2$ 出现增高趋势即提示气道严重阻塞，患儿处于危急状态。

❻ 大多数患儿呼气峰流速 <50% 预计值，若呼气峰流速 <33% 预计值，提示气道严重阻塞。若重复应用支气管舒张药后，呼气峰流速或第 1 秒用力呼气容积仍 <40% 预计值，提示患儿处于哮喘危重状态。

❼ 静脉注射或静脉滴注氨茶碱是儿童危重哮喘的一种附加治疗选择。具体同"重度发作"的❼。

❽ 危重型哮喘常伴不同程度的脱水，导致痰液黏稠，促成痰栓，加重呼吸道梗阻，输液有助于纠正脱水，稀释痰液，防治黏液痰栓形成。输液初用 1/3～1/2 张含钠液 [5～10ml/(kg·h)]，2h 后用 1/4～1/3 张含钠液维持 [50～120ml/(kg·d)]，根据 24h 出入液量，调整每天输入量。

注：1. 对危重型哮喘必须分秒必争地进行抢救，千方百计地保持呼吸道通畅，改善缺氧状况，促进二氧化碳排出，借以提高 PaO_2 和 SaO_2，降低 $PaCO_2$，同时纠正酸碱失衡及电解质紊乱，以保障生命安全。

2. 纠正酸中毒 一般缺氧所致的轻度代谢性酸中毒，只要充分给氧，适当输液，同时保持气道通畅，则不必应用碱性液体。重者需用碳酸氢钠加以纠正。当 pH 值下降明显时，以碳酸氢钠纠正酸中毒，其用量为：按碳酸氢钠的毫摩尔数＝BE×0.3×体重（kg），先用 1/2～1/3 量，缓慢静脉滴注，在血气分析监护下进行调整。

3. 纠正电解质紊乱 哮喘严重发作时，体内酸碱平衡紊乱，摄入量不足，再加上大剂量激素和 β₂ 受体激动药的应用均可导致低血钾，故应注意补钾。

4. 若并发呼吸道感染，则选用对病原体敏感的抗菌药物。

5. 危重哮喘时左、右心室的后负荷明显增加，合并心力衰竭时慎用正性肌力药物，如确需使用，应做适当的剂量调整。

6. 危重哮喘患儿经氧疗、β₂ 受体激动药和全身性糖皮质激素等治疗后，病情继续恶化，表现为极度疲劳、嗜睡、意识障碍、呼吸音减低，几乎听不到哮鸣音，甚至呼吸减慢，节律不规则，应立即进行插管以辅助机械通气，切忌等到呼吸、心搏停止才考虑气管插管。

（四）缓解期

长 期 医 嘱	临 时 医 嘱
儿科护理常规	血常规
二级护理	尿常规
清淡饮食❶	粪常规
布地奈德　100μg 吸入 bid❷	血 IgE 测定
或 丙酸倍氯米松　100μg 吸入 bid	变应原筛查
或 氟替卡松　100μg 吸入 bid	呼气峰流速测定❼
或 沙美特罗替卡松　1 吸 吸入 bid	胸部 X 线摄片
孟鲁司特　5mg po qn❸	
茶碱缓释片　100mg po q12h❹	
福莫特罗　40μg po bid❺	
或 丙卡特罗（美普清）　25 μg po qd❺	
或 沙丁胺醇（全特宁）　4mg po bid❺	
或 班布特罗（帮备）　10mg po qn❺	
泼尼松　10mg po tid❻	

❶ 以清淡饮食为主，避免食入引起哮喘发作的食物。

❷ 病情缓解后，应继续吸入最低的有效维持量的皮质激素。

a. 轻度间歇发作（一级）患儿，可吸入布地奈德 $100\sim400\mu g/d$，或丙酸倍氯米松 $100\sim400\mu g/d$，或氟替卡松 $100\sim250\mu g/d$；

b. 轻度持续发作（二级）患儿，吸入皮质激素的同时可吸入长效 β_2 受体激动药，如沙美特罗替卡松吸入剂（舒利迭）（$50\mu g$ 沙美特罗/$100\mu g$ 丙酸倍氯米松），剂量为每次 1 吸，每天 2 次；

c. 中度持续发作（三级）患儿，吸入皮质激素如布地奈德 $200\sim400\mu g/d$，或丙酸倍氯米松 $200\sim400\mu g/d$，加吸入长效 β_2 受体激动药或吸入皮质激素 $400\sim600\mu g/d$；

d. 重度持续发作（四级）患儿，吸入皮质激素如布地奈德 $400\sim800\mu g/d$，或丙酸倍氯米松 $400\sim800\mu g/d$，或氟替卡松 $250\sim500\mu g/d$，加吸入长效 β_2 受体激动药或吸入布地奈德 $>800\mu g/d$，或丙酸倍氯米松 $>800\mu g/d$，或氟替卡松 $>500\mu g/d$。

❸ 缓解期可联合使用白三烯调节药，如孟鲁司特：$2\sim5$ 岁服咀嚼片 1 片（4mg）；$6\sim14$ 岁服咀嚼片 1 片（5mg）；15 岁以上者服普通片 1 片（10mg）；均为每天 1 次，睡前服。

❹ 重度持续发作患儿可联合应用缓释茶碱，尤其对夜间哮喘发作疗效较好，慎与 β_2 受体激动药联用，易诱发心律失常，茶碱缓释片剂量为每次 5mg/kg，每隔 12h 1 次。

❺ 重度持续发作患儿可联合口服长效 β_2 受体激动药，如福莫特罗［剂量为 $4\mu g/(kg\cdot d)$，分 $2\sim3$ 次口服］，或美普清（丙卡特罗）（6 岁以上，每次 $25\mu g$，6 岁以下，每次 $1.25\mu g/kg$，每晚临睡前服，或每天 2 次，早饭后及临睡前服），或沙丁胺醇（$5\sim12$ 岁患儿每次 4mg，每天 2 次，或临睡前服 4mg），或班布特罗（$2\sim5$ 岁患儿每次 5mg，$5\sim12$ 岁患儿每次 10mg，每天睡前服 1 次）。

❻ 重度持续发作患儿当吸入适量短效 β_2 受体激动药后，哮喘症状未见明显改善或吸入高剂量皮质激素疗效不佳，则应口服皮质激素。如泼尼松剂量为 $1\sim2mg/(kg\cdot d)$，总量不应超过 40mg/d，分 $2\sim3$ 次服，短期口服疗程 $1\sim7$ 天。不依赖皮质激素者应用 10 天可全部停用，无需递减，依赖皮质激素或病情顽固易复发者则需长期口服，宜隔天清晨顿服。越来越多的学者主张在开始口服皮质

激素的同时或 2～3 天后即辅助应用吸入皮质激素，两者重叠 2 周以上，逐渐停用口服皮质激素，仅用吸入皮质激素来维持。

❼ 鼓励患儿坚持每天定时测量呼气峰流速，监测病情变化并做好哮喘日记。

注：1. 缓解期应根据患儿的具体情况，包括了解诱因和以往发作规律，与患儿及其家长共同研究，采取一切切实可行的预防措施，包括避免接触变应原，防止哮喘发作，使病情长期稳定。

2. 哮喘的阶梯式治疗方案（因年龄和分级各异） 根据哮喘严重程度（级别）决定开始剂量，如治疗初期选择较大剂量吸入型皮质激素时，应在 2～3 个月内较快减量至能控制哮喘发作的本级别中最适宜的有效剂量。在各级治疗中，每 1～3 个月审核一次治疗方案，一旦症状得到控制，应至少巩固 3 个月，然后降级治疗，直到确定维持哮喘控制的最小剂量。若哮喘未获控制，应升级治疗。在升级治疗前首先检查患儿的吸药技术，是否遵循用药方案等情况，避免变应原和其他触发因素。

第九章 心血管系统疾病

一、房间隔缺损

（一）第一孔房间隔缺损

长 期 医 嘱	临 时 医 嘱
儿科护理常规	血常规、尿常规、粪常规
二级护理	心电图
普食	胸部 X 线摄片（正位片）
	超声心动图
	心导管检查
	房间隔缺损修补手术

注：1. 第一孔房间隔缺损，可在体外循环下做直视手术，二尖瓣裂缺可经房间隔缺损予以缝合，缺损较大者需予以补片，缝补时勿损伤房室传导组织，以免术后发生Ⅲ度房室传导阻滞。一旦发生则需安置永久性起搏器。

2. 完全性房室间隔缺损手术有一定的难度，特别是在婴儿期即出现肺动脉高压和心力衰竭的患儿。由于以上并发症可在 6 个月至 1 岁发生，手术干预应于婴儿期施行。手术时房室间隔缺损给予补片，同时重建房室瓣。

（二）第二孔房间隔缺损

长 期 医 嘱	临 时 医 嘱
儿科护理常规	血常规、尿常规、粪常规
二级护理	心电图
普食	胸部 X 线摄片（正位片）
	超声心动图
	心导管检查
	房间隔缺损修补手术或堵塞术

注：1. 本病个别病例其缺损有自发关闭的可能，发生于出生后1年内。绝大部分患儿在婴儿期无症状，至学龄期才出现活动耐力降低、劳累后呼吸急促等现象。常见的并发症为肺炎和心律失常。

2. 出现心力衰竭、阵发性心动过速、心房颤动及扑动时可给予洋地黄。

3. 出现呼吸道感染时应及时予以抗感染治疗。

4. 单纯性房间隔缺损有明显左向右分流者，即肺循环血流量为体循环血流量的1.5倍以上者，应争取在2～4岁时行手术修补治疗或应用蘑菇伞（amplatzer）等装置堵闭缺损。少数症状明显或并发心力衰竭者可提前给予治疗。手术时应注意心房内探查，如发现部分肺静脉异位回流，可在修补房缺时一并予以纠正。

5. 蘑菇伞封堵器经导管治疗房间隔缺损，具有操作简便、损伤小、成功率高、残余分流率极低、适用范围广等优点，是治疗房间隔缺损的主要介入治疗方法。其适应证为：房间隔缺损患儿，年龄在3岁以上，继发孔型房间隔缺损4～36mm，房间隔缺损距离冠状静脉窦、上腔静脉、下腔静脉、肺静脉等于或超过5mm者。近年来，又出现了新型的Helex封堵器（螺旋形封堵器），目前还在临床试验阶段。该封堵器金属含量小，输送方便，容易调整到理想的位置，未释放前可以方便回收或更换合适的封堵器。

6. 小型房间隔缺损，左向右分流量很小，即肺循环血流量与体循环血流量之比≤1.5者，不一定需要手术。

7. 有重度肺动脉梗阻性病变，出现发绀者为手术禁忌证。

8. 近年来发现，在学龄期和学龄期以后施行手术治疗的患儿，即便手术十分成功，经长期随访，其右心室容积和室间隔活动等均难以完全恢复正常，故手术于学龄前期进行为妥。

二、室间隔缺损

长期医嘱	临时医嘱
儿科护理常规	血常规、尿常规、粪常规
二级护理	心电图、超声心动图
普食	胸部X线摄片（正位片）

续表

长　期　医　嘱	临　时　医　嘱
吸氧（必要时）	心导管检查
心电、血压、经皮血氧饱和度监测（必要时）	左心室造影❶
	室间隔缺损修补术❷或堵塞术❸

❶ 室间隔缺损一般不做造影检查，当出现下列情况可以做左室选择性造影：重度肺动脉高压需与合并动脉导管未闭相鉴别；明确多个室间隔缺损的部位和大小；了解主动脉瓣脱垂情况。

❷ 室间隔缺损小者，不一定需要手术治疗，患儿一般能正常生活，不必限制活动，应注意防止细菌性心内膜炎。中型室间隔缺损临床上有症状者，宜于学龄前期在体外循环心内直视下做修补手术。位于室上嵴以上的缺损，容易继发主动脉瓣脱垂，应于婴儿期及时修补。大型室间隔缺损因血液循环异常，临床症状往往明显，心脏扩大，常易引起心力衰竭或发展成艾森曼格综合征，故必须早期手术治疗。

❸ 室间隔缺损应用蘑菇伞（amplatzer）予以堵闭，已有成功报道，但需慎重选择病例。室间隔缺损患儿，年龄≥3岁；胸骨左缘第3～4肋间收缩期杂音，心电图、心脏X线摄片符合室间隔缺损；肌部室间隔缺损≥5mm，有血流动力学改变，以致影响心导管术检查；肺循环、体循环流量比达（1.5～2）：1的膜部室间隔缺损，其缺损距离右冠状动脉瓣超过1～2mm；无合并必须行外科手术的其他心脏畸形；根据其缺损的大小、位置以及患儿家属的经济情况，可酌情选用蘑菇伞偏心封堵器、国产偏心封堵器或对称型封堵器。室间隔缺损介入治疗技术复杂，并发症发生率相对较高。因此，必须严格掌握适应证。

注：1. 大型室间隔缺损的手术指征

a. 6个月以内的婴儿发生内科难以控制的充血性心力衰竭，包括反复患肺炎和生长缓慢，应予以手术治疗。

b. 6个月至2岁的婴儿，虽然心力衰竭能够控制，但肺动脉压力持续增高，大于体循环动脉压的1/2，或者2岁以后肺循环量与体循环量之比＞2：1，亦应手术修补缺损。

2. 当婴儿心内直视手术有困难时，可做一简单易行的肺动脉环扎术，以减少左向右分流及肺充血，减少肺炎和心力衰竭的发生，避免发展为不可逆性肺动脉高压，3～4年后再解除环扎带，同时施行根治手术。只是先后两次手术其病死率亦较高。故近年来主张，有条件时，在深低温体外循环下可于婴儿期一次手术予以根治。

3. 已有肺动脉高压但尚未出现右向左分流时尚可进行手术，但手术病死率较一般为高。一旦患儿出现青紫，表示已发展成为艾森曼格综合征，则属手术禁忌。

三、动脉导管未闭

(以1岁10kg为例)

长 期 医 嘱	临 时 医 嘱
儿科护理常规	血常规、尿常规、粪常规
二级护理	心电图
普食	胸部 X 线摄片（正位片）
书面病重通知	超声心动图
吸氧	心导管检查[2]
心电、血压、经皮血氧饱和度监测	心血管造影[3]
吲哚美辛　2mg po bid 或 tid[1]	动脉导管结扎或切断术、堵塞术[1]

[1] 疗效与用药早晚有关。用药时相当于胎龄 36 周以上的婴儿效果较差，1200g 以下的早产儿效果也不佳。无效时可间隔 8～12h 波动时重复 1～2 次，口服剂量为每次 0.1～0.2mg/kg，总剂量不超过 0.3～0.6mg/kg。使用时必须密切观察尿量、黄疸及出血倾向，口服吲哚美辛时偶见肠穿孔。有坏死性小肠炎、胃肠道或其他部位出血、高胆红素血症（未结合胆红素＞171μmol/L）、氮质血症（尿素氮＞8.9μmol/L）及肌酐血症（血清肌酐＞106μmol/L）者均属禁忌证。

[2] 如果临床杂音不典型，或怀疑合并其他畸形时，应做右心导管检查。心导管检查可进一步明确分流部位、有无肺动脉高压以及动脉导管的粗细。若肺动脉血液含氧量较右心室高 0.5%（容积）以上，表示大动脉水平有左向右分流。合并肺动脉高压的患儿，肺动脉压力等于或超过主动脉压力时，可产生自肺动脉向主动脉的反

向分流使主动脉血氧不饱和。在近半数病例，可将导管经动脉导管插入降主动脉，小儿较成人插入的机会多。

❸ 诊断困难的病例，尤其是发生肺动脉高血压者，血氧改变不明显时，或与高位室间隔缺损鉴别困难时，可考虑心血管造影。若将导管自上臂动脉或股动脉插入升主动脉或主动脉弓，注射造影剂，则肺动脉与主动脉同时显影，并可直接看到动脉导管，其大小、长度及形态均可显现。

❹ 可选择微型弹簧圈或蘑菇伞（amplatzer）堵闭动脉导管。其适应证：动脉导管未闭患儿年龄≥3个月，体重≥4kg，左向右分流动脉导管未闭。如果动脉导管未闭直径≤2mm，可选用弹簧圈；如果动脉导管未闭直径超过2mm，可选用蘑菇伞封堵器或国产封堵器。目前认为，蘑菇伞封堵器是动脉导管未闭直径超过2.5mm的首选介入治疗方法。

注：1. 手术理想的年龄是3～6岁，必要时任何年龄均可手术。如心脏明显扩大、有心力衰竭或肺动脉压力增高者均应及早手术。合并亚急性细菌性动脉内膜炎者，在感染控制3个月后即可施行手术治疗。若感染无法控制，手术结扎或切断动脉导管，然后应用抗生素，可视为治疗细菌性动脉内膜炎的方法之一。并发肺动脉高压时，只要分流仍是由左至右，即肺动脉压力仍低于主动脉，手术后肺动脉压力尚有可能降至正常。一般手术效果良好，杂音消失，心脏缩小，肺充血改善，生长发育良好。

2. 手术的主要禁忌证是有其他畸形存在，而动脉导管起代偿作用，如合并法洛四联症或严重肺动脉狭窄或主动脉中断等，则动脉导管不应结扎。如并发严重肺动脉高压而引起右向左分流时，禁忌手术。

3. 本病导管口径较细，分流量较小者，虽预后良好但也可并发亚急性细菌性动脉内膜炎。导管口径较粗，分流量较大者，婴儿期容易患肺部感染及心力衰竭，是本病死亡的常见原因。若患儿能度过婴儿期，临床症状常逐渐好转，但肺循环阻力及肺动脉压力逐渐增高，最后终因严重肺动脉高压，出现反向分流，产生青紫及右心衰竭而于成人期死亡。因此本症一旦确诊，不论症状轻重，心脏是否增大，宜早期给予治疗。

四、肺动脉瓣狭窄

长 期 医 嘱	临 时 医 嘱
儿科护理常规	血常规、尿常规、粪常规
一级护理	心电图
普食	胸部 X 线摄片（正位片）
书面病重通知	超声心动图
吸氧（必要时）	心导管检查
心电、血压、经皮血氧饱和度监测（必要时）	心血管造影
	导管介入治疗❶ 或 手术治疗❶

❶ 首选经皮球囊瓣膜成形术，适应证：典型的肺动脉瓣狭窄、右心室与肺动脉瓣跨瓣压差≥50mmHg（10mmHg=1.33kPa），年龄不限，严重者包括新生儿期在内的婴儿期也可进行，可选用单、双球囊或 Inoue 球囊，通常选用的球囊/瓣环比值为1～1.4。

注：1. 轻度狭窄预后良好，无需手术。

2. 多数可以获得满意的近期疗效和远期疗效。合并漏斗部狭窄者，球囊导管扩张效果不佳。婴儿右心室压力高达150～200mmHg者，提示严重梗阻，应紧急施行手术，切开狭窄的瓣膜，以免延误时间，出现顽固右心衰竭，失去治疗机会。

3. 重度狭窄常早期发生心力衰竭。常见的并发症为亚急性细菌性心内膜炎及心力衰竭。

五、法洛四联症

长 期 医 嘱	临 时 医 嘱
儿科护理常规	血常规、尿常规、粪常规
一级护理	心电图
普食	胸部 X 线摄片（正位片）
病重	超声心动图

续表

长 期 医 嘱	临 时 医 嘱
或 病危通知	心导管检查
卧床休息	心血管造影
吸氧	体肺循环分流术❶
心电、血压、经皮血氧饱和度监测	或 心内直视术
	或 根治术❷

❶ 体肺循环分流术的目的在于增加肺循环血流量，使缺氧现象有所改善，等待患儿成长至合适年龄再根治。体肺循环分流术后部分病例可发生吻合口阻塞，或吻合口过大，可发生心力衰竭甚至肺水肿。如在婴儿期缺氧、青紫严重而直视手术条件尚未具备，分流手术仍然是抢救生命的有效措施。

❷ 心内直视术或根治术：即在体外循环下切开右心室，解除肺动脉狭窄，修补室间隔缺损，一次根治全部畸形，是理想的手术方法。由于体外循环时膜式氧合器的广泛应用和手术方法的不断改进，手术病死率已降到 5％以下。对于接受心外科根治术后留下的肺动脉分支狭窄问题，近年来已开始施行支架（stenting）植入术或应用球囊扩张术以避免再次开胸手术。

注：1. 本病平时除注意预防感染外，应摄入足够水分，如遇高热、呕吐、腹泻等情况，更需注意及时补液，防止血液过于浓缩而发生脑栓塞等并发症。

2. 贫血者应补充铁剂。

3. 婴幼儿则需特别注意合理护理，以免引起阵发性脑缺氧发作。

六、完全性大动脉错位

长 期 医 嘱	临 时 医 嘱
儿科护理常规	血常规、尿常规、粪常规
一级护理	心电图
普食	胸部 X 线摄片（正位片）

长 期 医 嘱	临 时 医 嘱
卧床休息	超声心动图
病重	心导管检查
或 病危通知	心血管造影
吸氧	手术治疗❶
心电、血压、经皮血氧饱和度监测	

❶ 大部分病例都在出生后数周内施行 Jatene 手术（或称为 Switch 手术），即将错位的主动脉和肺动脉纠正过来，恢复其正常位置。该手术能保存左心室的优良功能，并防止心律失常的产生，远期效果良好，目前已成为首选治疗方法。

注：1. 出生后如青紫严重，须尽力改善缺氧、酸中毒和可能存在的低血糖等情况。

2. 大多数患儿在出生后 6～15 个月间死于缺氧或心力衰竭，洋地黄治疗心力衰竭虽可延长生命，但病死率仍然很高。

七、病毒性心肌炎

（一）轻型

（以 6 岁 20kg 为例）

长 期 医 嘱		临 时 医 嘱
儿科护理常规		血常规、尿常规、粪常规
一级护理		血心肌酶谱、肌钙蛋白、抗心
普食		肌抗体❺
卧床休息		血 ASO、血沉、黏蛋白
10%GS 50ml	iv gtt ❶	血柯萨奇病毒抗体测定
青霉素 60 万 U	q8h	心电图❻
10%GS 100ml	iv gtt ❶	24h 动态心电图❼
利巴韦林 200mg	qd	胸部 X 线摄片
5%GS 100ml	iv gtt ❷	超声心动图
二磷酸果糖(FDP) 5g	qd	青霉素皮试

续表

长 期 医 嘱	临 时 医 嘱
10%GS 150ml ｜ iv gtt❸ 丹参注射液 10ml ｜ qd	
维生素 E 200mg po tid❹	
α-干扰素 100 万 U im qd❶	
泛癸利酮 10mg po bid❹	

❶ 病毒和细菌是病毒性心肌炎的重要条件因子，并且链球菌具有与心肌细胞相同的抗原，为防止链球菌侵犯心肌可用青霉素 5～10 万 U/(kg·d)（若皮试阳性可口服红霉素），疗程一般 10～14 天；抗病毒可用利巴韦林 10mg/(kg·d)，静滴，每天 1 次，或干扰素每次 100 万 U，肌注，每天 1 次；前者疗程 10～14 天，后者疗程 5～10 天。

❷ 二磷酸果糖（FDP）可改善心肌代谢，用量 100～250mg/(kg·d)，静滴 5～7 天为 1 个疗程，可连用 2～3 个疗程。

❸ 丹参注射液静滴 10～14 天，用量 0.5～1ml/(kg·d)。

❹ 维生素 E 20～30mg/(kg·d)，口服，每天 3 次；泛癸利酮 1mg/(kg·d)，口服，每天 2～3 次。

❺ 检查 CK-MB 及心肌肌钙蛋白对心肌炎的诊断具有重要意义。评价 CK-MB 时要注意正常值的年龄特点。血清病毒抗体滴度需在病程早期及恢复期测定，恢复期滴度较第一份血清升高或降低 4 倍以上，或血清柯萨奇病毒 IgM 阳性对病原学诊断有所帮助。

❻ 心电图 T 波平坦或倒置，为病变的心肌细胞复极异常所致，多见于 Ⅰ、Ⅱ、aVF 导联，如累及左胸导联提示病变较为广泛；ST 段降低提示存在心内膜下心肌损害，重型患儿心肌梗死样 ST 段抬高；低电压提示心肌水肿；可有期前收缩（早搏）、异位心动过速、传导阻滞、Q-T 间期延长等心律失常。

❼ 24h 动态心电图检查可捕捉到阵发性心律失常及活动状态下心肌缺血的表现。

注：1. 休息 1～2 个月。

2. 频发早搏选用抗心律失常药。

（二）重型

（以 6 岁 20kg 为例）

长期医嘱	临时医嘱
儿科护理常规	血常规
一级护理	尿常规
普食 或 半流质	粪常规
病重 或 病危通知	血心肌酶谱、肌钙蛋白、抗心肌抗体
卧床休息[1]	血 ASO、血沉、黏蛋白
吸氧（必要时）	血柯萨奇病毒抗体测定
心电、血压监护	床边心电图
维生素 E　200mg po tid	24h 动态心电图
10%GS　50ml 青霉素 60 万 U　iv gtt q8h	胸部 X 线摄片
α-干扰素　100 万 U im qd[2]	超声心动图
5%GS　100ml 二磷酸果糖（FDP）　5g　iv gtt[3] qd	青霉素皮试
10%GS　250ml 氢化可的松　100mg　iv gtt[4] qd	
10%GS　150ml ATP　20mg CoA　100U 维生素 C　3g　iv gtt qd[5] 或 10%GS　50ml 维生素 C　2g　iv gtt qd	
10%GS　150ml 丹参注射液　20ml　iv gtt qd[5]	
泛癸利酮　10mg im qd[6]	

❶ 卧床休息至临床症状消失、心影大小正常，一般需 3 个月。有心力衰竭者卧床休息至症状好转，需要 3～6 个月或更长。

❷ α-干扰素疗程 5~10 天，必要时可重复 1~2 个疗程。

❸ 参见（一）轻型。

❹ 轻型病毒性心肌炎通常不主张应用糖皮质激素。对于重型病毒性心肌炎、CK-MB 进行性增高、合并心力衰竭、重度房室传导阻滞、广泛导联 ST-T 变化、心源性休克时应早期应用糖皮质激素。静滴氢化可的松 5mg/(kg·d) 至症状缓解后，改为口服泼尼松 1~2mg/(kg·d)，每 2 周减量 2.5mg，疗程 4~6 周。一般情况下，特别是在起病早期 10 天内尽量不用糖皮质激素。

❺ 能量合剂、丹参注射液静滴 10~14 天为 1 个疗程，可连用 2~3 个疗程。维生素 C 有消除氧自由基的作用，3~4 周为 1 个疗程。

❻ 泛癸利酮 5~10mg/d，肌内注射，每天 1 次，连用 10~14 天，以后改为口服，1mg/(kg·d)，分 2 次，应用 2~3 个月。

注：1. 合并心力衰竭者应及时处理　由于病毒性心肌炎对洋地黄药物敏感性高，一般给予常用剂量的 1/2~2/3，必要时可应用利尿药和血管扩张药。

2. 镇静及镇痛处理　患儿有烦躁不安、心前区痛、腹痛及肌痛，必须及时对症处理，可用镇痛药、镇静药，如苯巴比妥、阿司匹林、索米痛、可待因，必要时可注射吗啡。

3. 免疫抑制药适用于重症病例及急性心力衰竭、心源性休克和严重心律失常（完全性房室传导阻滞、室性心动过速、心室颤动）暴发起病者的抢救。危重病例可采用冲击疗法，用甲泼尼龙 15~30mg/kg，2h 静脉输入，连续用 3 天，然后逐渐减量或改为口服，减量方法及疗程同❹。

4. 免疫球蛋白可用于重症急性心肌炎病例，用法为丙种球蛋白 2g/kg，单剂 24h 静脉注射。静脉输入大剂量丙种球蛋白，可增加心室前负荷，促使心力衰竭加重，故必须在 24h 内缓慢输入。治疗中应密切观察心力衰竭症状是否恶化，以及有无过敏反应。

5. 心力衰竭多呈急性发病，控制急性期心力衰竭多选择快速洋地黄制剂毛花苷 C（西地兰），饱和后再用地高辛维持。慢性心衰多用地高辛维持。由于心肌炎时心肌对洋地黄较敏感，故应慎用，且随时注意洋地黄中毒，使用时量应偏小（一般为饱和量的 1/2~2/3），饱和时间应延长，还可配合应用强效利尿药、非洋地黄正性肌力药、血管扩张药等。发生急性左心衰竭肺水肿时，应立即给予氧气吸入；皮下注射吗啡 0.1mg/kg；毛花苷 C（西地兰）首次给予饱和量的 1/2 静脉推注，以后隔 6h 再给 1/4 饱和量，给 2 次，呋塞米（速尿）1～2mg/kg，静脉缓注；酚妥拉明每次 0.3～0.5mg/kg，加入 10% 葡萄糖液 50～100ml 中，以 1～5μg/(kg·min) 的速度静滴。在紧急情况下，可先用半量酚妥拉明以 10～20ml 葡萄糖液稀释后在 10～20min 内静注（具体治疗参见心功能不全）。

6. 合并各种心律失常　如早搏、心动过速等，可选用普罗帕酮（心律平）、乙吗噻嗪、普萘洛尔（心得安）、维拉帕米（异搏定）等药物。

（三）并发心源性休克型

（以 6 岁 20kg 为例）

长 期 医 嘱	临 时 医 嘱
儿科护理常规	血常规、尿常规、粪常规
一级护理	动脉血气分析
休克护理	血心肌酶谱、肌钙蛋白、抗心肌抗体
流质饮食或禁食	
书面病重或病危通知	血 ASO、血沉、黏蛋白
休克卧位❶	血柯萨奇病毒抗体测定
面罩或鼻导管给氧	血电解质
心电、呼吸、血压、经皮血氧饱和度监测	肝、肾功能
	床边心电图、24h 动态心电图
记录心率、呼吸、血压、体温、经皮血氧饱和度、意识　q15～30min	胸部 X 线摄片
	超声心动图
留置鼻胃管（必要时）	中心静脉压测定（必要时）
记录 24h 出入液量（记录尿量）　qh	肺毛细血管楔压测定（必要时）
留置导尿管	地西泮　5mg iv ❹
10%GS 150ml ｜ iv gtt❷ 甲泼尼龙 300mg ｜ qd(2h 滴完)	5%GS 50ml ｜ iv❺ 维生素 C 2.0g ｜
10%GS 100ml ｜ iv gtt(100μg/ 多巴胺 20mg ｜ min) qd❸	右旋糖酐-40 200ml iv gtt （30min 内滴完）

续表

长　期　医　嘱		临　时　医　嘱	
5%GS　　100ml 二磷酸果糖　　5.0g	iv gtt qd	10%GS　　100ml 5%NaHCO₃　50ml	iv gtt❻
		10%GS　　100ml 硝普钠　　10mg	iv gtt(避光， 50μg/min)❼

❶ 患儿呈头部抬高、下肢抬高体位以保证回心血量。

❷ 甲泼尼龙冲击疗法，15～30mg/kg，2h 静脉输入，连续用 3 天，后改为口服泼尼松 1～2mg/(kg·d)，每 2 周减量 2.5mg，疗程 4～6 周。

❸ 滴速为 2～15μg/(kg·min)，病情稳定后逐渐减量停药。

❹ 地西泮 0.1～0.3mg/kg 静脉注射，或苯巴比妥 6～8mg/kg 肌内注射，必要时皮下或肌内注射吗啡 0.1～0.2mg/kg。

❺ 维生素 C 100～200mg/kg，静脉注射，在 24h 内用 2 次，以后每天 1 次，每次剂量最大不超过 4g，疗程 15～20 天。

❻ 5%碳酸氢钠 5ml/kg，先用半量，稀释后静滴。

❼ 该药作用迅速，应从小剂量开始，逐渐递增，以 0.5～8μg/(kg·min) 的速度静滴，并监测血液动力学参数。本药可降低血压，应密切监测血压以调整用量；当四肢温暖，肛温与腋温相差＜0.5℃时可停用。

注：1. 心源性休克治疗措施很多，应分清先后，绝大多数药物应由静脉输入，而输入液体量不能过多（尤其是婴幼儿），必须根据监测指标采取不同的治疗措施。

（1）保持安静，以减少耗氧量　镇静药常用地西泮、苯巴比妥或吗啡；高热时应积极降温。

（2）改善机体氧供，纠正酸碱失衡　可用鼻导管或面罩给氧；酸中毒时应予以纠酸。

（3）补液及纠正电解质紊乱　患儿休克时微循环功能发生障碍，大量血液淤滞于毛细血管床，回心血量减少，有效循环量不足。心源性休克主要由心功能不全引起，扩容往往不能使心排血量增多；故输液过多或过快，反而导致肺水肿，使病情恶化，故输液应谨慎。首次输液可予右旋糖酐-40 10ml/kg，半小时内静脉滴注完，休克状态无改善可重复应用 1 次。除纠正酸中毒用 5% 碳酸氢钠溶液外，其余液量可用 1/2～1/3 张液体补充，见尿后补钾。如患儿血压回升、四肢转暖、尿量增多，应减慢输液速度，并根据中心静脉压或肺毛细血管楔压再决定扩容与否。在患儿无呕吐、腹泻或其他额外体液丢失的情况下，每日输液量应控制在 1000～1200ml/m² 。另外，电解质紊乱可使心源性休克恶化，故应积极纠正电解质紊乱。

2. 心血管活性药物　在保证足够血容量的基础上加用血管活性药物。最常用的为多巴胺，剂量为 2～15μg/(kg·min)；或多巴酚丁胺，剂量为 2～20μg/(kg·min)。多巴胺升血压作用强于多巴酚丁胺，但易引起心律失常，尤其是快速型心律失常。多巴酚丁胺强心作用优于多巴胺，较少引起心律失常，但升压作用较差。因此如心源性休克患儿无心律失常则首选多巴胺。多巴胺可增加耗氧量，因此以最小有效量为宜，使婴幼儿收缩压大于 80mmHg，年长儿大于 90mmHg，两者的脉压差大于 30mmHg 则较为理想。开始用小剂量，如效果不显著则逐步加量，以达到有效剂量。如剂量达到 20μg/(kg·min)，仍不能有效维持血压，则应考虑改用肾上腺素，剂量为 0.05～2μg/(kg·min)。使用多巴胺后如血压能维持正常水平，甚至轻度升高而末梢循环不见改善，四肢仍发凉，尿量少，则可加用硝普钠，多巴胺与硝普钠剂量之比为 2∶1。血管扩张药可减轻心脏前后负荷，提高心排血量，改善末梢循环。此类药物作用时间短，需持续静脉点滴，应从小剂量开始，根据血流动力学监测结果调整剂量，当四肢温暖，肛温与腋温差别＜0.5℃，则可停用硝普钠。

3. 改善心肌代谢　常用药物为二磷酸果糖，静脉注射用量为每次 100～200mg/kg，最大量为 5g，每天 1～2 次。

4. 病因治疗　病毒性心肌炎并发心源性休克，使用大剂量糖皮质激素是治疗的重要措施。采用甲泼尼龙冲击疗法，每次 15～30mg/kg，每天 1 次，连用 3 天。或地塞米松，常规剂量为每次 0.2～0.4mg/kg，暴发性心肌炎可加大至每次 0.5～1mg/kg。这对暴发性心肌炎合并心力衰竭或心源性休克激素治疗有肯定疗效，这是目前国内外学者的一致意见。用大剂量激素的同时加用大剂量维生素C治疗暴发性心肌炎合并心源性休克亦有一定疗效，但不如治疗克山病合并心源性休克疗效显著。维生素C的治疗剂量为100～200mg/kg，在5～10min内缓慢静脉注射；维生素C静脉注射开始每天不超过2次，以后每天1次，每次最大剂量不超过4g。由于患儿在2～3周后氧自由基恢复正常，因此静脉注射大剂量维生素C疗程以15～20天为宜。

八、心肌病

（一）扩张型

（以6岁20kg为例）

长 期 医 嘱	临 时 医 嘱
儿科护理常规	血常规
一级护理	尿常规
普食	粪常规
病重通知	血心肌酶谱测定
卧床休息	血柯萨奇病毒抗体（IgG、
吸氧（必要时）	IgM）测定
心电、血压、经皮氧饱和度监测	心肌肌钙蛋白测定
地高辛　0.1mg po q12h❶	抗心肌抗体测定
卡托普利　12.5mg po q12h❶	血沉
呋塞米　10mg po bid❷	肝功能
维生素C　0.2g po tid	血尿素氮、肌酐测定
维生素E　100mg po qd	T淋巴细胞亚群及细胞因子
氨苯蝶啶　20mg po bid❸	检测❻
10%KCl　10ml po tid	24h动态心电图
10%GS　100ml ⎱ iv gtt❹	胸部X线摄片
二磷酸果糖　5.0g ⎰ qd	超声心动图
泛癸利酮　10mg po tid	核素心肌灌注检查（必要时）
10%GS　250ml ⎱ iv gtt	
或 门冬氨酸钾镁　20ml ⎰ qd	

续表

长 期 医 嘱		临 时 医 嘱
10%GS 100ml 多巴胺 25mg 多巴酚丁胺 25mg	iv gtt(微泵)❺	

❶ 本病主要表现为慢性充血性心力衰竭，地高辛、卡托普利应用于心功能不全代偿期或严重心力衰竭病情稳定后。应用地高辛时应注意心率变化。卡托普利应从小剂量开始逐步增加。地高辛0.01mg/(kg·d)，口服，每12h 1次；卡托普利0.5~4mg/(kg·d)，口服，每12h 1次。

❷ 心功能不全代偿期在治疗过程中出现肝脏肿大、水肿时可静脉加用呋塞米，病情稳定后长期口服，但应注意定期检查血电解质。呋塞米1mg/(kg·d)，口服，每12h 1次。

❸ 心功能不全失代偿期可与呋塞米合用。氨苯蝶啶2mg/(kg·d)，口服，每12h 1次。

❹ 二磷酸果糖（FDP）用量为100~250mg/(kg·d)。

❺ 心功能不全失代偿期或严重心功能不全应用多巴胺和多巴酚丁胺微泵维持静滴，各按5μg/(kg·min)的滴速24h维持静滴。同时给予心电图、血压及经皮氧饱和度监测，并给予小流量间歇性吸氧。症状缓解后逐渐缩短多巴胺及多巴酚丁胺使用时间，然后停药。也可短期应用磷酸二酯酶抑制药。

❻ 该项检查可了解患儿免疫调节情况。

注：1. 本病有明确病因者，首先应消除病因，如感染、药物或酒精中毒等，并予以对症治疗。病因不明确或未能消除者，主要是控制心力衰竭，纠正心力衰竭，保护心肌代偿能力，阻止和延缓病情的进展。

2. 慢性心功能不全应用β受体阻滞药的机制尚未完全明了，需持续用药数月（至少3个月）才发挥疗效，故临床上不宜用于严重心功能不全尤其是合并严重水钠潴留及心源性休克的患儿，初次用药从小剂量开始。目前用于治疗扩张性心肌病的β受体阻滞药主要有第二代的美托洛尔，为选择性β₁受体阻滞药，以及第三代的卡维地洛，为非选择性β受体阻滞药，同时具有α受体拮抗作用，可扩张血管，减少心脏前后负荷，此外尚有抗氧化、减少心肌细胞凋亡的作用。目前慢性心功能不全患儿应用β受体阻滞药的经验有限，对有哮喘病史的患儿可选择第二代的美托洛尔，初始剂量 $0.2\sim0.5mg/(kg \cdot d)$，分2次服，2～3周内逐渐递增，最大耐受量 $2mg/(kg \cdot d)$。

3. 如患儿有不规则低热、血沉增快、抗心肌抗体阳性及心肌酶谱升高，可短期使用糖皮质激素，如泼尼松 $1mg/(kg \cdot d)$，4～8周后逐渐减至 $5mg/d$，1次晨服，必要时可加用其他免疫抑制药。应积极寻找病因，针对病因进行治疗。

4. 辅以营养心肌治疗，尤其是心肌酶谱异常者。常用药物有泛癸利酮、三磷腺苷、二磷酸果糖（FDP）等。

5. 应用大剂量免疫球蛋白治疗小儿急性重症心肌炎已取得有益效果。应用静脉丙种球蛋白（IVIG）$1g/(kg \cdot d)$，连用2天，每3个月重复1次。部分扩张型心肌病患儿早先有病毒性心肌炎，其发病机制可能为病毒感染继发的自身免疫反应。

6. 扩张型心肌病并发室性心律失常可选用胺碘酮。发生栓塞应行溶栓治疗。

7. 急性严重心力衰竭除内科治疗外，需用体外辅助心室功能的机械装置进行抢救，如主动脉内球囊反搏及心肺机等。少数患儿治疗后病情仍不断恶化，最终需行心脏移植治疗。

（二）肥厚型

（以6岁20kg为例）

长　期　医　嘱	临　时　医　嘱
儿科护理常规	血常规、尿常规、粪常规
二级护理	肝、肾功能
普食	心脏 MRI（必要时）
普萘洛尔　　10mg po bid①	心电图
或 维拉帕米　15mg po tid②	胸部 X 线摄片
或 硝苯地平　5mg po tid	超声心动图
泛癸利酮　10mg po tid	24h 动态心电图
维生素 C　0.2g po tid	核素心肌灌注检查（必要时）

❶ 普萘洛尔（心得安）具有抗交感神经的作用，可减慢心率，降低左心室收缩力和室壁应力，改善舒张功能。应用普萘洛尔进行治疗，约1/3患儿症状完全缓解，但对肥厚的程度和进展，以及室性心律失常均无效用，也不能消除猝死危险。用量1～2mg/(kg·d)，口服，分2次。

❷ 维拉帕米（异搏定）可有效降低左心室压力阶差，改善舒张期充盈状态，并可减慢心率，降低血压，使心肌氧耗下降，从而缓解临床症状，并提高运动耐力。用量2～3mg/(kg·d)，口服，分3次。对β受体阻滞药无效者，换用钙通道阻滞药，可获效益。有严重传导阻滞者禁用维拉帕米。硝苯地平（心痛定）作用同维拉帕米。用量0.5～1.5mg/(kg·d)，口服，分3次。曾报道婴儿应用硝苯地平或维拉帕米，导致猝死增加，故不宜用于1岁以内的患儿。普萘洛尔、维拉帕米可单用或联合应用，适当调节用量后，应长期服用。

注：1. 应限制患儿参加紧张或剧烈的活动，避免运动后发生猝死。洋地黄、异丙肾上腺素、多巴胺等正性肌力药及强效利尿药应避免应用。正性肌力药可增加左心室压力阶差，使临床症状加重，并可引发室性心律失常。强效利尿药可减轻心室前负荷，导致左心室流出道梗阻加重。肥厚型心肌病收缩功能正常，因舒张功能障碍引起肺淤血，应谨慎使用利尿药，并可与普萘洛尔合用。

2. 有严重室性心律失常者选用胺碘酮进行治疗，长期用药可改善舒张功能，提高运动耐力及存活率。

3. 对于药物治疗无效的左心室流出道梗阻患儿，以往采用外科手术治疗，做左心室部分心肌切除术或二尖瓣置换术。近年研究了两种可代替外科手术、减轻左心室流出道梗阻的有效方法，即双腔全自动起搏器和经皮室间隔消融术。

（三）限制型

（以1岁10kg为例）

长 期 医 嘱	临 时 医 嘱
儿科护理常规	血常规、尿常规、粪常规
一级护理	肝、肾功能

续表

长 期 医 嘱	临 时 医 嘱
低盐普食 　或 低盐半流质	心脏 MRI 检查❹
	心电图
病重通知	胸部 X 线摄片
避免剧烈运动	超声心动图
氢氯噻嗪　5mg po q12h❶	心导管造影检查(必要时)
氨苯蝶啶　10mg po bid❷	
10%KCl　5ml po tid❸	

❶ 使用利尿药时应注意不能减低心室充盈。氢氯噻嗪 1mg/(kg·d)，口服，分 2 次。

❷ 氨苯蝶啶 2mg/(kg·d)，口服，分 2 次。

❸ 10%氯化钾 1~3ml/(kg·d)，口服，分 3 次。

❹ 心脏 MRI 检查有助于限制型心肌病与缩窄性心包炎的鉴别，必要时尚需行心导管及心肌内膜活检。

注：本病治疗以控制心力衰竭为主。通常洋地黄类药物作用不佳，因为其基本病变为心肌纤维化及心腔缩小。如发生心房颤动、心室率较快可用地高辛，以减低心室率，改善心功能。对腹水及水肿者可用利尿药。近年曾试用外科手术进行治疗，如心内膜切除术及心瓣膜修补术或置换术等。治疗无效可行心脏移植术。

九、心内膜弹力纤维增生症

(以 1 岁 10kg 为例)

长 期 医 嘱	临 时 医 嘱
儿科护理常规	血常规、尿常规、粪常规
一级护理	心肌酶谱
婴儿配方奶喂养	血柯萨奇病毒抗体(IgG、IgM)
病重通知	测定❺
吸氧(必要时)	抗心肌抗体测定
心电、血压、经皮血氧饱和度监测	血沉

续表

长 期 医 嘱		临 时 医 嘱
地高辛　0.05mg po q12 h❶		肝功能
卡托普利　5mg po q12 h❷		血尿素氮、肌酐测定
泼尼松　5mg po bid❸		胸部 X 线摄片❻
维生素 C　0.1g po tid		核素心肌灌注检查(必要时)
10%GS　100ml	iv gtt❹	超声心动图❼
二磷酸果糖　1.0g	qd	血地高辛浓度测定(必要时)
泛癸利酮　5mg po bid❹		

❶ 首选地高辛治疗心内膜弹力纤维增生症。长期维持 6 个月至数年，至胸部 X 线摄片示心脏缩小接近正常，心电图及左心室射血分数（EF）和短轴缩短率（FS）恢复正常为止。地高辛剂量0.01mg/(kg·d)，分 2 次口服。如 EF 及 FS 接近或恢复正常，随年龄增长、体重增加，可不必相应增加地高辛剂量。停药指征为症状消失 1 年以上，X线和心电图均正常。

❷ 卡托普利（开搏通）可以减轻心脏负荷，用量 1mg/(k·d)，口服，分 2 次。如有肝大、水肿可加用利尿药（氢氯噻嗪加氨苯蝶啶），但应注意定期检查血电解质。

❸ 对心内膜弹力纤维增生症，目前仍主张加用糖皮质激素进行治疗。通常选用泼尼松 1~2mg/(kg·d)，4~8 周后逐渐减量，每隔 2 周减 2.5~1.25mg，至每天 0.25~0.5mg/kg 作为维持量，至心电图正常，胸部 X 线摄片脏接近正常，疗程 1~1.5 年。

❹ 营养心肌可应用泛癸利酮 1mg/(kg·d)，口服，分 2~3 次；二磷酸果糖（FDP）100~250mg/(kg·d)，静脉滴注，每天 1 次。

❺ 临床研究发现柯萨奇病毒侵犯心肌是本病的发病原因之一。

❻ 本病临床上极易误诊为肺炎，必须重视心脏检查，胸部 X 线检查对诊断价值较大，表现为左心室增大明显，心影普遍增大，近似主动脉型心影，左心缘搏动减弱，左心房常增大。肺纹理增多，肺淤血明显。

❼ 超声心动图检查对诊断本病十分重要，可见左心室腔扩大，左心室后壁运动幅度减弱，左心室心内膜回声增强，左心室收缩功

能减退，缩短分数及射血分数均降低。

注：1. 心内膜弹力纤维增生症的基本治疗方法目前较一致的意见为长期地高辛小剂量疗法，并用泼尼松辅以血管扩张药卡普托利。国内多采用地高辛加泼尼松联合应用。泼尼松减至小剂量后持续应用直到心脏缩小接近正常停用。另一种方法为地高辛加两种免疫抑制药，即泼尼松应用 3～4 周后减量，心影仍缩小不明显，每次给予环磷酰胺 200mg/m²，静脉冲击，备用碱化液。间隔 10～15 天重复应用，连用 5 次停药。同时小剂量泼尼松维持至心影接近正常。或环磷酰胺 2mg/(kg·d)，早餐后一次顿服。用药 3 个月，休息 2 个月，再开始第 2 个疗程，一般需要 3～4 个疗程。

2. 合并感染时合理选用抗生素，控制入量和输液速度。

3. 近年来随着对心衰机制的加深认识，关注到 β 受体阻滞药能使心肌细胞的 β 受体密度重新上调，恢复心肌对儿茶酚胺及洋地黄的敏感性，提高抗心衰疗效。美托洛尔初始剂量为 0.2～0.5mg/kg，分 2 次服，2～3 周内逐步递增，最大耐受量为 2mg/(kg·d)，分 2 次服，疗程 8 周至 6 个月以上，以小剂量开始、逐步递增、长疗程为宜。

4. 对于心脏重度扩大、射血分数严重降低及药物治疗反应差者，考虑进行心脏移植术。

十、急性心包炎

（一）急性化脓性心包炎

（以 6 岁 20kg 为例）

长 期 医 嘱	临 时 医 嘱
儿科护理常规	血常规
一级护理	尿常规
普食	粪常规
病重通知	CRP、ESR
卧床休息	ASO、黏蛋白（MTP）测定
吸氧（必要时）	血培养＋药物敏感试验[2]
氢氯噻嗪　10mg po q12h[1]	床边心电图

续表

长 期 医 嘱		临 时 医 嘱
氨苯蝶啶　20mg po q12h❶		胸部 X 线摄片❹（正位片，必要时加侧位片）
5%GS　100ml	iv gtt❷	超声心动图❺
头孢唑林　1.0g	bid	
5%GS　100ml	iv gtt❷	心包穿刺❻
克林霉素　250mg	bid	心包液常规、生化、涂片、细菌培养＋药物敏感试验
5%GS　250ml		
10%KCl　6ml	iv gtt qd	
维生素 C　2.0g		

　　❶ 化脓性心包炎如有肝脏增大（肝脏淤血）可予以利尿药治疗。可用氢氯噻嗪 1mg/(kg·d)，口服，每 12h 1 次；氨苯蝶啶 2mg/(kg·d)，口服，每 12h 1 次，应注意电解质平衡。

　　❷ 化脓性心包炎最常见的病原菌为金黄色葡萄球菌、肺炎双球菌、流感嗜血杆菌、链球菌及厌氧菌等。在心包穿刺液细菌培养结果未出来之前可选用半合成耐青霉素酶的青霉素类，或头孢菌素，或抗厌氧菌类药物，多联用两种抗生素［如头孢唑林 50～100mg/(kg·d) 与克林霉素 15～25mg/(kg·d) 合用］；再根据细菌培养、药物敏感试验结果及临床疗效进行调整，疗程 4～6 周。

　　❸ 化脓性心包炎不但有心包渗液的症状，而且可引起严重的全身脓毒症状，或并发肺炎、脓胸。宜做血培养以证实败血症，还便于选择适宜的抗生素。

　　❹ 胸部 X 线检查：心影呈梨形或烧瓶状，左、右心缘各弓消失，腔静脉影增宽。卧位与立位心影显著差异，卧位时心底变宽为心包积液另一指征。透视下心搏减弱或消失。肺野大多清晰，可伴有胸腔积液。心包积液时，心影于短期内（1～4 周）迅速增大，与其他心脏病之心影逐渐增大不同。

　　❺ 超声心动图检查对心包渗液的诊断比 X 线和心电图敏感，不仅能探知有无心包积液，而且能判断积液量的多少。

　　❻ 心包穿刺的目的是为了解渗液的性质及致病菌、解除心脏压塞及治疗化脓性心包炎，以及局部注射抗生素和引流。心包穿刺

有一定危险性,可误穿心脏引起心包积血,发生心脏压塞。为避免损伤心肌,心包穿刺可在超声心动图的引导下进行,如脓液黏稠,引流不畅或渗液反复出现,可用经皮穿刺心包于心包腔内留置导管行闭式引流。如有大量心包积液,心包液引流每分钟不超过 20~30ml,同时进行心率、呼吸及血压监测。心包穿刺抽液第 1 次不宜超过 100~200ml,以后每次不超过 200~500ml,以避免心脏突然承受大量血液而引起心功能不全。如心包液血性应送病理检查。

注:1. 应针对病因进行治疗。患儿应卧床休息,呼吸困难时采取半卧位并供氧,胸痛应予以对症治疗,可用阿司匹林、磷酸可待因,必要时可注射哌替啶或吗啡。

2. 本病应加强支持疗法,供应足够的蛋白质及维生素,如有贫血,应小量多次输血。

3. 化脓性、结核性心包炎发生积液时,均宜加用肾上腺皮质激素(口服或局部应用),以促进渗液或脓液的吸收,从而减少缩窄性心包炎的继发。

(二)急性结核性心包炎

(以 6 岁 20kg 为例)

长 期 医 嘱	临 时 医 嘱
儿科护理常规	血常规、尿常规、粪常规
一级护理	CRP、ESR
普食	ASO、MTP 测定
病重通知	血培养+药物敏感试验
卧床休息	床边心电图
氢氯噻嗪　10mg po q12h	胸部 X 线摄片(正位片,必要时
氨苯蝶啶　20mg po q12h	加侧位片)
异烟肼　200mg po qd[1]	超声心动图
利福平　200mg po qd[1]	心包穿刺
泼尼松　7.5mg po tid[2]	心包液常规、生化、涂片、细菌培养+药物敏感试验
	PPD 试验
	血及心包液结核抗体测定

❶ 结核性心包炎的抗结核治疗与活动性肺结核一致，采用口服异烟肼加利福平的联合治疗。异烟肼 10mg/(kg·d)，每天 1 次；利福平 10mg/(kg·d) 每天 1 次；前者疗程 12～18 个月，后者 3～6 个月。注意药物的肝脏毒性作用。亦有人采用三联疗法，异烟肼、利福平加吡嗪酰胺 20～30mg/(kg·d)，疗程 3～6 个月。

❷ 急性期加泼尼松 1mg/(kg·d)，口服，以利心包液的吸收，减少粘连或防止缩窄性心包炎的发生。

（三）缩窄性心包炎

（以 6 岁 20kg 为例）

长 期 医 嘱	临 时 医 嘱
儿科护理常规	血常规、尿常规、粪常规
一级护理	肝、肾功能
低盐半流质	血检结核抗体
书面病重通知	ESR
卧床休息	胸部 X 线摄片（正位片）
记录 24h 出入液量	床边心电图
氢氯噻嗪　10mg po q12h❶	超声心动图
氨苯蝶啶　20mg po q12h❶	胸、腹部 MRI 检查❷
	中心静脉压测定
	心导管检查（必要时）
	腹部 B 超
	胸外科会诊（必要时）
	PPD 试验

❶ 该病临床主要表现为慢性心脏压塞现象，常见肝脏明显肿大和腹水，也可见胸腔积液及踝部水肿。使用利尿药可减轻胸、腹腔积液并减轻心脏前负荷，有利于施行心包剥离术。氢氯噻嗪 1mg/(kg·d)，口服，每 12h 1 次；氨苯蝶啶 2mg/(kg·d)，口服，每 12h 1 次。

❷ 该检查可鉴别临床表现与缩窄性心包炎极为相似的限制型心肌病。

　　注：1. 缩窄性心包炎的有效治疗是施行心包剥离术，并切除一部分增厚的心包，以解除心脏压迫及束缚。诊断确立后应早期进行手术。做好术前准备，卧床休息，供应充分的蛋白质及维生素，改善患儿营养状况，限制食盐，并间歇使用利尿药以控制腹水及水肿。病程较久的患儿，心肌损伤亦较重，不能耐受因解压迫及束缚后静脉回心血量增多的负担，术前可给予洋地黄化。

　　2. 小儿时期以结核性缩窄性心包炎及化脓性缩窄性心包炎多见，对于化脓性病例，应追查身体各部的感染病灶，给予适当的治疗。可根据血培养结果来选用抗生素；对于活动性结核病例，应给予抗结核治疗，以异烟肼 10mg/(kg·d) 口服，每天 1 次，利福平 10mg/(kg·d) 口服，每天 1 次；待结核活动静止或在积极抗结核治疗下进行手术，以免造成结核扩散。术后应继续抗结核治疗 12～18 个月。诊断明确后应尽早施行心包剥离术，因为病程延长可引起心肌萎缩而影响手术效果。

　　3. 胸腔积液及（或）腹腔积液经利尿药治疗仍无改善时，可穿刺放液，以减轻内脏淤血。

十一、感染性心内膜炎

（一）草绿色链球菌心内膜炎

（以 1 岁 10kg 为例）

长 期 医 嘱	临 时 医 嘱
儿科护理常规	血常规、尿常规、粪常规
一级护理	CRP、ASO、类风湿因子
半流质	ESR
病重通知	黏蛋白（MTP）测定
卧床休息	免疫复合物测定
测体温　q6h	血培养＋药物敏感试验 q2h×
5%GS　100ml ┃ iv gtt [1] 青霉素钠　100 万 U ┃ q6h	2 次 [2]
	肝、肾功能
或 5%GS　10ml ┃ iv [1] 　　氨苄西林　250mg ┃ q6h	床边心电图
	胸部 X 线摄片（正位片）

续表

长 期 医 嘱			临 时 医 嘱
或 5%GS 50ml	iv gtt❶		超声心动图❸
头孢曲松 1.0g	qd		青霉素皮试
或 5%GS 10ml	iv❶		眼底检查❹
哌拉西林 1.0g	q8h		
金双歧 1片 po tid			
或 培菲康 1粒 po bid			

❶ 病原菌为草绿色链球菌者，首选青霉素 40 万 U/(kg·d)，分 4 次静滴；或氨苄西林 200mg/(kg·d)，分 3~4 次静脉注射；或哌拉西林 300mg/(kg·d)，分 3~4 次静脉注射，疗程 4~6 周；或头孢曲松 100mg/(kg·d)，静滴，连用 4 周。联合用药：青霉素或头孢曲松加氨基糖苷类（注意该类药物的耳、肾毒性，若因病情需要确要应用，应在患儿家属知情并在知情同意书上签字后方可使用）静脉注射。对 β 内酰胺类过敏者，可选用万古霉素 40~60mg/(kg·d)（≤2 g/d），分次缓慢静脉滴注，4 周为 1 个疗程。

❷ 应用抗生素前做血培养 2~3 次（包括需氧菌培养及厌氧菌培养，必要时做真菌培养），标本及时送检。如在治疗前已不规则用过抗生素，应在停用抗生素 72h 后采血，或在送检时注明。标本持续培养 2~3 周可提高阳性率。

❸ 超声心动图检查如发现心脏、大血管中有赘生物及瓣膜穿孔、修补的瓣膜有新的部分裂开或心肌脓肿则对诊断有所帮助。如未发现赘生物，在治疗中应每 1~2 周复查 1 次超声心动图，可提高赘生物的检出率。

❹ 眼底检查时注意眼底出血点，即 Roth's 斑。

注：1. 抗生素的治疗原则是早期、足量、长疗程，联合应用具有杀菌作用的抗生素，不必等待血培养结果，以免延误治疗，但应用抗生素前应先做几次血培养，培养出病原菌及其药物敏感试验结果，对选用抗生素及其剂量有指导意义。若病原菌为革兰阴性菌者，选用头孢哌酮或头孢曲松，剂量均为 100mg/(kg·d)，分 1~2 次静滴；若为铜绿假单胞菌，加用阿莫西林 200mg/(kg·d)，分

3～4 次静滴，或用头孢他啶 $100mg/(kg \cdot d)$，分 2～3 次静滴，疗程 4～6 周。若致病菌不明者可选用青霉素、万古霉素加第三代头孢菌素。应用广谱强有力抗生素的同时应注意防止菌群失调，因此有必要应用调节肠道微生态环境的药物（如培菲康等）或抗真菌药（氟康唑等）。近年来由于抗生素的广泛应用及心血管手术和有创性检查技术、静脉留置针（管）的应用等，感染性心内膜炎的致病菌发生了变化。临床资料表明金黄色葡萄球菌和草绿色链球菌的发生率较以前有所下降，而其他革兰阳性球菌包括四联球菌、腐生葡萄球菌、表皮葡萄球菌，以及条件致病菌、耐药菌的发生率明显增高。对条件致病菌、耐药菌可选用万古霉素、第三代头孢菌素和其他广谱抗生素。真菌感染可应用氟康唑，口服，$1～2mg/(kg \cdot d)$，每天 1 次；或静滴（3 岁以上儿童），$2～4mg/(kg \cdot d)$，每天 1 次。感染性心内膜炎血培养阴性者可选用青霉素、氨苄西林、哌拉西林。

2. 治疗有效者体温通常在 2～3 天后即可下降。停药指征：一般情况好，体重增长；体温、脉搏正常；栓塞表现消失，血象正常，血沉正常，血培养至少 3 次以上阴性。

3. 其他治疗　包括休息、营养丰富的饮食、铁剂等，必要时可输血或输入人血丙种球蛋白。并发心力衰竭时应用洋地黄、利尿药等。并发于动脉导管未闭的感染性动脉内膜炎患儿，经抗生素治疗常可迅速控制并发动脉内膜炎。

4. 治疗中如体温下降后又升高，应考虑以下可能：

a. 药量不足；

b. 静脉炎；

c. 新的栓塞形成；

d. 感染扩散；

e. 重复感染；

f. 药物热等，应及时进行鉴别，对症处理。

5. 如病变累及心脏瓣膜或存在先天性心脏病、合并充血性心力衰竭，在抗感染的同时应积极控制心力衰竭。

6. 外科手术指征

a. 瓣膜受损所致的进行性或难以控制的心力衰竭；

b. 顽固性感染，多因细菌深藏于赘生物中，或由于瓣环周围脓肿或心肌脓肿所造成；

    c. 人工瓣膜感染或扩散至瓣膜外的感染；

    d. 心腔内有大型摆动的赘生物，并有脱落发生栓塞的可能；

    e. 感染性动脉瘤位于主动脉，并有破裂可能；

    f. 新发生的心脏传导阻滞。

    7. 手术时需根据患儿的实际情况而定。通常需在感染控制（体温正常至少1～2周、血培养转阴、血沉及C反应蛋白恢复正常）后进行。术后继续用原有效抗生素，使总疗程达6周。

（二）金黄色葡萄球菌心内膜炎

（以1岁10kg为例）

长 期 医 嘱	临 时 医 嘱
儿科护理常规	血常规、尿常规、粪常规
一级护理	CRP、ESR、ASO、MTP 测定
半流质	类风湿因子、免疫复合物测定
病重通知	血培养＋药物敏感试验　q2h×
卧床休息	2次
测体温　q6h	肝、肾功能
5%GS　100ml　｜iv gtt❶ 万古霉素　100mg｜q6h	眼底检查
5%GS　100ml　｜iv gtt❶ 磷霉素　600mg｜q8h	床边心电图
或 利福平　50mg po q12h	胸部 X 线摄片（正位片）
培菲康　1粒 po bid	超声心动图
氟康唑　10mg po qd	

    ❶ 病原菌为金黄色葡萄球菌者，对青霉素敏感者联用青霉素与利福平，青霉素剂量、疗程同草绿色链球菌心内膜炎❶，利福平10mg/(kg·d)，分2次口服，疗程6～8周；对青霉素耐药者静脉滴注苯唑西林 [200mg/(kg·d)，分3次]＋庆大霉素 [2～4mg/(kg·d)（＜80mg/d），分3次] 或者选用头孢唑林 [50～100mg/(kg·d)，分3次] 或头孢曲松 [100mg/(kg·d)，分2次] 或万古霉素 [40mg/(kg·d)]；联合用药：可静脉滴注万古霉素＋磷霉素

［200mg/（kg·d），分3次］或万古霉素＋磷霉素＋利福平。

十二、期前收缩（早搏）

（一）房性期前收缩

（以6岁20kg为例）

长 期 医 嘱	临 时 医 嘱
儿科护理常规	血常规、尿常规、粪常规
二级护理	血心肌酶谱、抗心肌抗体、心
普食	肌肌钙蛋白测定
心电图监测（必要时）	血钠、钾、氯测定
ATP 20mg po tid	心电图
泛癸利酮 10mg po bid	运动试验（必要时）❺
维生素C 100mg po tid	24h 动态心电图❻
普罗帕酮 100mg po q8h❶	胸部 X 线摄片（正位片）
或 普萘洛尔 20mg po bid❷	超声心动图
或 乙吗噻嗪 100mg po tid❸	
或 胺碘酮 100mg po tid❹	

❶ 普罗帕酮（心律平）每次5～7mg/kg，口服，每8h1次；维持量每次2～3mg/kg，口服，每8h1次。

❷ 房性早搏伴心率较快时宜选用普萘洛尔（心得安），1～4mg/（kg·d），口服，分2次；或美托洛尔（倍他洛克），1～1.5mg/（kg·d），口服，分2次。

❸ 乙吗噻嗪主要用于顽固性早搏的治疗。用量每次5mg/kg，口服，每天3次。

❹ 胺碘酮10～15mg/（kg·d），分3次口服，1～2周后减量至3～5mg/（kg·d），每天1次或隔日1次口服，因其负性心肌作用弱，故特别适合于心功能不全的患儿。

❺ 运动试验在运动负荷状态下记录的心电图，有助于良性早搏和器质性早搏的鉴别；也有助于激发潜在心律失常，以及评价窦房结、房室结功能。注意，在确诊或疑有心肌炎的急性期不宜进行运动试验，以免引起不良后果。

⑥ 动态心电图检查记录患儿在不同状态下的心电活动可提高一过性心律失常及一些复杂心律失常的诊断率，也可作为了解治疗效果的一种方法。

注：1. 患儿需注意休息，避免紧张劳累。

2. 心脏早搏应进行相关检查以明确病因，针对病因进行治疗。对经各种检查明确为无器质性心脏疾病的良性早搏，不必急于使用抗心律失常药物，应予以观察随访。尤其是新生儿，多数早搏通过病因治疗可在出生后数日至数周内自然消失。器质性早搏，特别是患有器质性心脏病者需用抗心律失常药，要注意药物的选择、用量和用法。

3. 交界性早搏的处理同房性早搏。

4. 频发室上性早搏有发生室上性心动过速倾向者可服用普萘洛尔、维拉帕米（每日 3～5mg/kg，分 3 次口服）或地高辛负荷量口服（早产儿 0.01～0.025mg/kg，足月新生儿 0.02～0.03mg/kg，1 个月至 2 岁 0.03～0.04mg/kg，2 岁以上 0.025～0.03mg/kg；首次量为总量的 1/2，余量分 2 次，每 6h 1 次）。

（二）室性期前收缩

（以 6 岁 20kg 为例）

长 期 医 嘱	临 时 医 嘱
儿科护理常规	血常规
二级护理	尿常规
普食	粪常规
心电图监测（必要时）	血心肌酶谱、抗心肌抗体、心
ATP　20mg po tid	肌肌钙蛋白测定
泛癸利酮　10mg po tid	血钠、钾、氯测定
维生素 C　100mg po tid	心电图
普罗帕酮　100mg po q8h	运动试验（必要时）
或 美西律　100mg q8h❶	24h 动态心电图
或 乙吗噻嗪　100mg po q8h	胸部 X 线摄片（正位片）
或 胺碘酮　100mg po tid	超声心动图

❶ 美西律（慢心律）5～15mg/(kg·d)，口服，每 8h 1 次。

注：1. 患儿需注意休息，避免紧张劳累。

2. 复杂性室性早搏及发生于心脏病者应及时控制，一般选用ⅠB及Ⅱ类抗心律失常药，如乙吗噻嗪、普萘洛尔（每天 1~4mg/kg，维持量每天 1~2mg/kg，分 3 次口服）、阿替洛尔 [1~2mg/(kg·d)，分 2 次口服] 等；心功能正常者可用普罗帕酮。对难治型或发生血液动力学障碍者可用胺碘酮。

3. 室性早搏应进行相关检查以明确病因，针对病因进行治疗。如洋地黄中毒引起的室性早搏，应停用洋地黄，给予苯妥英钠（2~5mg/kg，每天 3 次口服）及氯化钾 [75~125mg/(kg·d)，分 3 次口服]。

4. 单源性室性早搏、早搏配对时间固定、无器质性心脏病、无症状者、运动试验后早搏消失或减少，可无须应用抗心律失常药，定期随访。

5. 多源性室性早搏、成对出现的室性早搏、短阵发性室性心动过速，运动后早搏增多，Q-T 间期延长、器质性心脏病者，应及时应用抗心律失常药进行治疗。如二尖瓣脱垂综合征及长 Q-T 综合征发生早搏可用普萘洛尔治疗，并避免应用延长 Q-T 间期的药物，如奎尼丁、胺碘酮等。

十三、室上性心动过速（室速）

（以 1 岁 10kg 为例）

长 期 医 嘱	临 时 医 嘱
儿科护理常规	血常规、尿常规、粪常规
一级护理	血心肌酶谱、肌钙蛋白、抗心肌
半流质	抗体测定
病重通知	床边心电图
心电图监测	胸部 X 线摄片
ATP 10mg po tid	10%GS 10ml iv[1]（慢） 毛花苷 C 0.2mg
泛癸利酮 5mg po bid	
维生素 C 100mg po tid	10%GS 10ml iv[2]（慢） 普罗帕酮 10mg
	或 10%GS 10ml iv[3]（慢） 维拉帕米 1mg

续表

长 期 医 嘱	临 时 医 嘱
	普萘洛尔 1mg iv（慢）❶
	ATP 0.5mg iv（快速）❸
	食管心房调搏术（必要时）❸

❶ 洋地黄类药物是治疗小儿室上性心动过速的首选药物，因为该药能增强迷走神经张力，延长房室结不应期，减慢传导时间，可终止顺向型房室旁路折返，因此可治疗室上性心动过速。常用毛花苷 C、地高辛等药物进行快速饱和治疗。毛花苷 C 静脉注射饱和量：新生儿 0.02～0.04mg/kg，1 个月至 2 岁 0.03～0.04mg/kg，2 岁以上 0.02～0.03mg/kg。治疗室上性心动过速常予静脉注射毛花苷 C，先给予饱和量的 1/2，余量分 2 次，间隔 4～6h。地高辛口服饱和量未成熟儿为 0.01～0.02mg/kg，足月新生儿 0.02～0.03mg/kg，婴幼儿 0.03～0.04mg/kg，年长儿 0.025～0.03mg/kg。首次剂量为负荷量的 1/2，余量再分 2 次，每次间隔 6～8h。静脉注射用量为上述量的 3/4，有心肌病变（如心肌炎）者，宜适当减少剂量。地高辛口服吸收更好。洋地黄类药不能用于逆转型房室折返性心动过速，对房室旁路传导有加速作用，可能引起室颤，因此用药前应进行心内电生理检查和食管心房调搏检测，根据心电生理检测结果，正确选用药物，如果用药过程中出现了新的心律失常，应立即停药，同时应补钾，并给予苯妥英钠。由洋地黄中毒引起的室上性心动过速禁用洋地黄类药物，可选用苯妥英钠（参见心功能不全）。室上性心动过速并发心源性休克时应用多巴胺、间羟胺或去甲肾上腺素、甲氧明等升压药。

❷ 普罗帕酮的治疗谱广、起效快，静脉注射可迅速复律，是治疗室上性心动过速的常药。静脉注射每次 1～2mg/kg，加入 10%葡萄糖溶液 10～20ml 中缓慢注入。首剂无效，间隔 20～30min 给第 2 次，一般不超过 3 次。有明显心功能不全及传导阻滞者禁用。

❸ 维拉帕米为钙通道阻滞药，对房室结有显著抑制作用，但可增进旁道折返心动过速。静脉注射每次 0.1～0.15mg/kg，一次

量不超过 3mg，加入葡萄糖溶液中缓慢注入，15～20min 后未转复者，可再给 1 剂。静注维拉帕米时，密切注意心率变化，减慢即停。小于 6 个月的婴儿应尽量避免使用维拉帕米，以免出现低血压、休克、传导阻滞和心脏停搏等严重副作用。并发心力衰竭、低血压及传导阻滞者禁用。严禁与 β 受体阻滞药合用。其疗效与普罗帕酮相近，但对新生儿及小婴儿易致血压下降、心脏停搏，故不宜应用。静注时应有心电及血压监护，并应备 10％葡萄糖酸钙或阿托品、异丙肾上腺素等药物，以便必要时给予拮抗。

❹ 预激综合征并发室上性心动过速时宜首选 β 受体阻滞药，主要药物有普萘洛尔（心得安）和阿替洛尔。普萘洛尔：0.05～0.20mg/kg，溶于 10％葡萄糖液 10ml 中，缓慢注射 10min，最大量不超过 3mg。阿替洛尔为长效制剂，1～2mg/(kg·d)，分 2 次口服；近年来研究显示，其不仅用于年长儿童，对 5 岁以下儿童和婴儿亦是安全的，被推荐为治疗房室结折返致室上性心动过速的一线药物，但有哮喘和心功能不全者慎用。

❺ 三磷腺苷（ATP）：快速静脉注射有强烈兴奋迷走神经的作用，并可减慢房室传导，抑制窦房结、心房及浦肯野纤维的自律性。静脉注射每次 0.05～0.1mg/kg，于 5s 内快速静注。ATP 起效快，平均复律时间在 20s 内。首剂无效，3～5min 后用量可加倍，重复应用 1～2 次，有效率达 85％～90％。其副作用有面潮红、呼吸急促、恶心、呕吐、呼吸暂停、哮喘发作、头痛、窦性心动过缓、交接性心律、完全性房室传导阻滞及室性早搏，但持续数秒即自行消失。有传导阻滞和窦房结功能不全、哮喘及对 ATP 过敏者慎用。

❻ 药物复律效果不佳，可用食管心房调搏超速抑制治疗或直流电同步电击复律。

注：1. 年长儿、无心功能不全患儿可先用刺激迷走神经的方法，如刺激咽喉部产生恶心、呕吐，压迫颈动脉窦及潜水反射法，终止室上性心动过速。

2. 曾有反复发作者经药物控制发作后，可口服地高辛维持量或普罗帕酮（心律平）6 个月至 1 年，预防复发。

3. 室上性心动过速反复发作，药物难以控制，发作时并发严重血流动力学障碍，或有旁道折返，可选用射频消融治疗。

十四、室性心动过速（室速）

（以 1 岁 10kg 为例）

长 期 医 嘱	临 时 医 嘱
儿科护理常规	血常规、尿常规、粪常规
一级护理	血心肌酶谱、肌钙蛋白、电解质
半流质	测定
病重通知	床边心电图
或 病危通知	胸部 X 线摄片（正位片）
心电图、血压监护	10%GS　20ml　　　　iv(慢)
10%GS　250ml　　iv gtt❶ 门冬氨酸钾镁　5ml　qd	利多卡因　10mg❷
	或 10%GS　20ml　　iv(慢) 　普罗帕酮　10mg❸
	或 10%GS　20ml　　iv(慢) 　美西律　20mg❹
	或 10%GS　20ml　　iv(慢) 　胺碘酮　25mg❺
	或 10%GS　20ml　　iv(慢) 　维拉帕米　1mg❻
	或 NS　20ml 　苯妥英钠　10mg　　iv(慢)❼

❶ 门冬氨酸钾镁每次 5～20ml，加入 10%葡萄糖 250～500ml 中静滴，每日 1 次。

❷ 本病首选利多卡因，每次 1～2mg/kg，加入葡萄糖液中静脉缓注，必要时 5～10min 可重复使用，总量不超过 5mg/kg。室性心动过速纠正后 20～30μg/(kg·min) 静滴，维持 7～10 天，总量＜5mg/(kg·d)。利多卡因能降低心室肌应激性，延长有效不应期，抑制浦肯野纤维自律性，因此可终止室性心动过速。本药可引起心动过缓、心衰、血压下降及抽搐，故房室传导阻滞、心衰、癫痫病例禁用。

❸ 普罗帕酮（心律平）每次 1～2mg/kg，加入葡萄糖液中静

脉缓注，首剂静注无效，20min 后可重复使用，不超过 3 次。转律后 $5\mu g/(kg \cdot min)$ 静滴维持。

❹ 美西律（慢心律）每次 1～3mg/kg，加入葡萄糖液中静脉缓注，1h 后可重复。转律后 $20\mu g/(kg \cdot min)$ 静滴维持。

❺ 胺碘酮每次 2.5～5mg/kg，加入葡萄糖液中静脉缓注，因其为长效抗心律失常药，一般不作为一线用药。

❻ 维拉帕米（异搏定）每次 0.1～0.2mg/kg，加入葡萄糖液中静脉缓注，1 次量不超过 5mg，用于特发性室性心动过速。

❼ 苯妥英钠对洋地黄中毒引起的自律失常和先天性心脏病术后的室性心动过速效果好。本药能引起骨质疏松、白细胞减少及血压下降，故应补充钙和维生素 D，并定期复查血象。用量每次 1～3mg/kg，静脉注射。

注：1. 室性心动过速是一种可危及生命的严重心律失常。治疗目标：终止发作，抢救心源性脑缺氧综合征，尽快恢复有效血循环，积极纠正病因。

2. 胸外心脏按压，吸氧，必要时行气管插管以供氧。

3. 急处理后病情稳定或病情较轻的室性心动过速，可选用普罗帕酮、美西律、胺碘酮、维拉帕米等口服制剂。

4. 病态窦房结综合征、Ⅲ度房室传导阻滞、Q-T 间期延长综合征所致尖端扭转型室性心动过速，可用异丙肾上腺素 0.1ml（0.05mg）加 10% 葡萄糖 10ml，每次 0.5～1ml，缓慢静注，必要时可重复，然后 0.05～0.2$\mu g/(kg \cdot min)$ 静滴维持。不宜使用延长 Q-T 间期的抗心律失常药（如奎尼丁、胺碘酮等）。

5. 反复阿-斯综合征发作、有严重循环障碍、药物治疗无效易发展成室颤引起猝死的患儿应用同步直流电电击复律（注意由洋地黄中毒引起者禁用），每次 2J/kg，婴儿 1 次最大量不超过 50J，儿童不超过 100J 或者人工心脏起搏。

6. 药物治疗无效的顽固性室性心动过速者（如特发性室速、束支折返性室速）可考虑射频消融治疗。

7. 镁有延长有效不应期、促进钾内流的作用，可使易激期缩短，复极过程均一化，有助于心律失常的控制。也有人应用硫酸镁治疗尖端扭转型室性心动过速。

8. 预防复发　肥厚型心肌病患儿服用普萘洛尔或维拉帕米可预防室性心律失常。心肌炎、扩张型心肌病及缺血性心肌病患儿可服用普罗帕酮、美西律、乙吗噻嗪或胺碘酮以预防复发。苯妥英钠和胺碘酮对先天性心脏病发生的室性心动过速疗效较好。

十五、房室传导阻滞

（一）Ⅰ度、Ⅱ度房室传导阻滞

（以 6 岁 20kg 为例）

长 期 医 嘱	临 时 医 嘱
儿科护理常规	血常规、尿常规、粪常规
二级护理	血心肌酶谱
普食	ASO、ESR
心电图监测	CRP、黏蛋白测定
ATP　20mg po tid	血钠、钾、氯测定
泛癸利酮　10mg po bid ❶	胸部 X 线摄片
维生素 C　100mg po tid	超声心动图
维生素 E　200mg po tid❷	心电图
	24h 动态心电图
	运动试验

❶ 泛癸利酮 1mg/(kg·d)，口服，每天 3 次。

❷ 维生素 E 20～30mg/(kg·d)，口服，每天 3 次。

注：1. 应注意休息，尤其是Ⅱ度房室传导阻滞者不宜参加剧烈活动，避免兴奋。必要时可应用镇静药。

2. Ⅰ度房室传导阻滞主要针对病因进行治疗，心肌炎引起者可酌情应用糖皮质激素，风湿性心肌炎引起者需抗风湿治疗，洋地黄药物中毒引起者应停用洋地黄，电解质紊乱引起的则积极纠正电解质紊乱。迷走神经张力不稳定引起者无需药物治疗（运动加快心率后Ⅰ度房室传导阻滞可消失）。

3. Ⅱ度Ⅰ型房室传导阻滞也是主要针对病因进行治疗。Ⅱ度Ⅰ型房室传导阻滞也可因迷走神经张力不稳定而引起，是暂时性的，多可恢复。

4.Ⅱ度Ⅱ型房室传导阻滞多由病毒感染引起，除积极控制感染外，应严密观察，部分患儿可能转为Ⅲ度房室传导阻滞。

（二）Ⅲ度房室传导阻滞

长 期 医 嘱		临 时 医 嘱
儿科护理常规		血常规
一级护理		尿常规
普食		粪常规
或 半流质		血心肌酶谱、肌钙蛋白、心肌抗
病重通知		体测定
或 病危通知		血柯萨奇病毒抗体测定
心电图监测		ASO、ESR
10%GS　250ml	iv gtt❶	血钠、钾、氯测定
氢化可的松　100mg	qd	胸部 X 线摄片（正位片）
10%GS　250ml	iv gtt❷	超声心动图
异丙肾上腺素　1mg	qd	心电图
10%GS　10ml	iv(慢)	24h 动态心电图
阿托品　0.5mg	q4～6h❸	安装人工起搏器（必要时）❺
10%GS　100ml		
ATP　20mg		
辅酶 A　100U	iv gtt qd	
维生素 C　3g		
10%GS　150ml	iv gtt❶	
丹参注射液　15ml	qd	

❶ 急性病毒性心肌炎引发的Ⅲ度房室传导阻滞除积极抗感染外，应迅速经静脉给予糖皮质激素，开始用氢化可的松 5～10mg/(kg·d)，或地塞米松 0.25～5mg/(kg·d) 静滴，1～2 周后改为泼尼松 1～2mg/(kg·d)，口服，疗程 1～8 周，以消除炎症，控制病情进展。

❷ 异丙肾上腺素静滴以 0.025～0.05ml/(kg·min) 的速度维持。该药能增加窦房结及房室结自律性、改善心脏传导功能、提高心率，每次 5mg，每天含化 4 次；或每次 0.5～2mg，加入 5%葡萄糖内，按 0.1～0.2μg/(kg·min) 的速度静滴，根据心率再调速。

本药能引起严重心律失常、血压升高、脑出血，因此剂量不易过大，速度不易过快，疗程要短。

❸ 阿托品能解除迷走神经对心脏的抑制，可加快心率，用量每次 0.01～0.03mg/kg，每 4～6h 口服、肌注或静注 1 次，剂量过大可致心动过速及抽搐。

❹ 丹参注射液 0.5～1ml/(kg·d)，静滴，每天 1 次。

❺ 放置起搏器的适应证：心力衰竭、阿-斯综合征、心室率持续缓慢（婴儿<55 次/分，如有先天性心脏病则<65 次/分，儿童<45 次/分）、频发室性早搏或室性心动过速、阻滞部位在希氏束以下、QRS 波时间增宽、运动耐力中度或重度受损、新生儿期并发呼吸窘迫综合征时可应用临时起搏器。急性心肌炎或心内手术后发生严重完全性房室传导阻滞，采用临时起搏治疗，如 2 周后仍未恢复，则需要安置永久起搏器。

注：1. 先天性Ⅲ度房室传导阻滞，如无症状，可不用药物进行治疗，定期随访观察。

2. 治疗过程中应注意酸碱平衡，及时纠正电解质紊乱。

3. 氨茶碱和碳酸氢钠也可治疗房室传导阻滞。氨茶碱有拮抗腺苷受体的作用，逆转腺苷对心脏的异常电生理效应，提高高位起搏点心率，改善心脏传导。口服 4～6mg/kg，每天 3～4 次。必要时静脉滴注 2～4mg/kg，每天 1 次。碳酸氢钠适用于高血钾和酸中毒所致房室传导阻滞。另外，本药可改善心肌细胞应激性、促进传导系统心肌细胞对拟交感神经药物的反应。

十六、急性心功能不全

（以 1 岁 10kg 为例）

长 期 医 嘱	临 时 医 嘱
儿科护理常规	血常规
一级护理	尿常规
低盐饮食	粪常规
病危通知	血气分析
半卧位	血钠、钾、氯、钙及血糖测定❶

续表

长　期　医　嘱	临　时　医　嘱
绝对卧床休息	肝功能
吸氧	血尿素氮、肌酐测定
心电、血压、经皮血氧饱和度监测	心功能❸
记录 24h 出入液量	床边心电图
卡托普利　2.5mg po q12h❶	胸部 X 线摄片（正位片）
或 依那普利　1mg po q12h	超声心动图
呋塞米　5mg iv q12h	核素心室造影、心肌灌注
螺内酯　10mg po q12h	吗啡　1mg ih（必要时）
5%GS　60ml ⎤ iv gtt❷	5%GS　20ml ⎤ iv❺（慢）
多巴胺　25mg ⎬ （微泵）	毛花苷 C　0.2mg ⎦
多巴酚丁胺　25mg ⎦	或 地高辛　0.2mg po
胺碘酮　25mg po tid	5%GS　20ml ⎤ iv（慢）
5%GS　100ml ⎤ iv gtt	酚妥拉明　2.5mg ⎦（必要时）
二磷酸果糖　1.5g ⎦ qd	5%GS　100ml ⎤ iv gtt❻
泛癸利酮　5mg po bid	硝普钠　10mg ⎦（避光）

❶ 首次用药后应注意观察血压。

❷ 多巴胺、多巴酚丁胺各按 5μg/(kg·min) 的滴速 24h 维持。

❸ 婴儿心力衰竭常出现低钠血症，血钠低于 125mmol/L，说明有水潴留。低氯血症见于应用袢利尿药后。酸中毒时血钾水平可升高。用强效利尿药可致低钾血症。新生儿低血糖和低血钙均可引起心力衰竭。

❹ 严重心力衰竭患儿应检测心功能，包括生命体征和介入性血流动力学监测，连续观察各项参数，并做详细记录，以便及时修改治疗措施。

❺ 急性心功能不全者洋地黄采用负荷量法治疗。

❻ 硝普钠作用迅速，应从小剂量开始逐渐递增，以 0.5～8μg/(kg·min) 的速度静滴，并监测血液动力学参数。本药可降低血压，故应密切监测血压，原有低血压者禁用。硝普钠溶液受光降解，使用及保存均应避光，随配随用。

注：1. 一般治疗

a. 卧床休息，烦躁不安者应使用镇静药，给予低盐饮食。严重心衰时应限制水摄入量，大约每日摄入量为 $1200ml/m^2$ 体表面积，或 $50\sim60ml/kg$。

b. 供给氧气，尤其是严重心衰有肺水肿者及依靠开放的动脉导管而生存的先心病新生儿。

c. 年长儿宜取半卧位，小婴儿可抱起，使下肢下垂，减少静脉回流。

d. 维持水、电解质平衡。

2. 病因及合并症的治疗 小儿心衰的主要原因之一为先天性心脏畸形，尤其是常见的左向右分流型先天性心脏病，应于适当时机行手术根治，避免发生不可逆性肺动脉高压，失去手术良机，内科治疗只是为手术治疗做准备。其他病因也应积极治疗；可用抗生素控制感染性心内膜炎或其他感染；输红细胞以纠正贫血；应用抗心律失常药或电学治疗控制心律失常；心包引流缓解心脏压塞；严重肺部疾病患儿可使用辅助呼吸措施以改善肺功能。对于急性风湿性心脏炎或心包炎患儿，给予肾上腺激素也十分重要。此外，心衰患儿可合并心律失常、心源性休克、水电解质紊乱等，均需及时纠正。

3. 洋地黄类药物治疗 儿科以地高辛为首选药物。地高辛可口服及静脉注射；毛花苷C及毒毛花苷K仅供静脉注射。早产儿及肾功能不良、心肌炎、心肌病、低血钾、酸中毒等患儿易致洋地黄中毒，宜减少用量。洋地黄有两种用法。

a. 负荷量法：在24h内投以负荷量，首次用量为负荷的1/2，余半量分2次，相隔6～12h 1次。负荷量12h后，再加用维持量。

b. 维持量法：地高辛维持量为负荷量的1/5～1/4，分2次服用。

每日服用地高辛维持量，经过4～5个半衰期，即6～8天，可达到稳定的有效血药浓度。对于起病迅速、病情严重的急性心力衰竭可采用负荷量，以便及时控制心力衰竭。慢性心力衰竭维持量应持续多久，视病因能否解除而定。短期内可消除病因者，往往不需用维持量，或用数日即可停止；不能消除病因者，需持续用药数年。

具体用量：地高辛，口服负荷量（毛地黄化量）早产儿 0.01～0.02mg/kg，足月新生儿 0.02～0.03mg/kg，婴幼儿 0.03～0.04mg/kg，年长儿 0.025～0.03mg/kg。静脉注射用量为口服量的 3/4，有心肌病变（如心肌炎）者，宜适当减少剂量。首次剂量为负荷的 1/2，余量再分 2 次，每次间隔 6～8h。用最后一次负荷量后 12h 开始给予维持量，每次为负荷量的 1/10～1/8，每天 2 次，间隔 12h。急性心力衰竭也可静注毛花苷 C（西地兰），负荷量：新生儿 0.02mg/kg，<2 岁 0.03～0.04mg/kg，>2 岁 0.02～0.03mg/kg。首次用负荷量的 1/2～1/3，余量分 2～3 次，每次间隔 6～8h。毒毛花苷 K 负荷量：<2 岁 0.007～0.01mg/kg，>2 岁 0.005～0.01mg/kg，静脉注射。

4. 洋地黄中毒的治疗 首先应立即停药，并测定患儿血清地高辛、钾、镁浓度及肾功能，建立静脉输液并监测心电图。若中毒较轻，血清钾正常，中毒症状一般在停药 12～24h 后消失。若中毒较重，血清钾低或正常、肾功能正常者，可静脉滴注 0.3％氯化钾；对洋地黄中毒所致房室传导阻滞、室性早搏、室上性心动过速及室性心动过速可用苯妥英钠进行治疗；严重洋地黄中毒伴有低血压、严重心力衰竭、高血钾及神经系统症状，并有生命危险者，静脉注射地高辛特异抗体（地高辛免疫 Fab）治疗。

5. 非洋地黄类正性肌力药 临床常用药物有以下几种。

（1）β受体激动药 常用于低输出量性急性心衰及心脏手术后低心排血量综合征。

a. 多巴胺：治疗心衰开始剂量为 2～5μg/(kg·min)，如有严重低血压可增加至 5～10μg/(kg·min)。碱性液可降低多巴胺活性，宜用 5％～10％葡萄糖液或生理盐水配制。应监测血压、中心静脉压和（或）肺毛细血管楔压、心率及尿量。

b. 多巴酚丁胺：初始量为 2～3μg/(kg·min)，可逐渐增加至 20μg/(kg·min)。必要时监测血流动力学指标、心率及血压。上述两药作用迅速，持续时间短，应持续静脉滴注。一般静脉输入后 1～2min 即显效，10～15min 达高峰，但停药 10～15min 药效即消失。通常用于急性心衰、心源性休克的短期应急治疗。

c. 多巴胺和多巴酚丁胺联合应用，各 7.5μg/(kg·min)，微泵输入（不宜与碱性液体同时输入），常取得较好效果，并可避免剂量较大引起周围血管收缩和心律失常的不良反应。此两药可与硝普钠合用。

(2) 磷酸二酯酶抑制药

a. 氨力农：静脉注射首剂负荷量 0.75～1mg/kg，必要时可重复 1 次，继以 5～10μg/(kg·min) 维持。

b. 米力农：作用较氨力农强 10 倍，副作用较轻。静脉注射首剂负荷量 50μg/kg，1min 内给予，后以 0.25～0.5μg/(kg·min) 持续静滴。用于低输出量性心衰、经常规治疗无效者。作为多巴胺、多巴酚丁胺的辅助治疗，短期静脉用药可改善血液动力学状况，但长期应用与安慰剂比较，病死率增高。

c. 环磷腺苷葡甲胺（心先安，MCA）是人工合成的环磷酸腺苷衍生物，剂量为 2～4mg/kg，溶于葡萄糖 10ml 中，缓慢静推，每天 1 次，共用 5～7 天。左西孟旦是钙增敏剂，治疗心脏手术后和扩张型心肌病所致心衰，短期使用具有良好疗效。负荷量静脉注射 12μg/kg，后以 0.1～0.2 μg/(kg·min) 维持，一般用 24h。

6. 利尿药 急性心力衰竭、肺水肿选用作用迅速的强效利尿药，静脉注射呋塞米，首剂 1～2mg/kg，静脉用药数日后，可继续口服以维持疗效。同类利尿药合用一般无协同作用，尚可增加不良反应。呋塞米与美托拉宗合用具有协同作用，在肾血流量下降、肾小球滤过率降低及肾前性肾功能不全时亦可发挥作用。应密切监测血压及水电解质紊乱。可隔日服药或间歇治疗，服药 4 天，停药 3 天，避免水电解质紊乱。保钾利尿药通常与其他类利尿药合用，可预防低钾血症。治疗心力衰竭时出现利尿药耐药性，多由于应用利尿药或血管扩张药造成血压下降、肾灌注不足、滤过率降低或原发严重心脏病心排血量过低而造成。应注意是否并发低血容量、低钠血症、低钾血症。低钠血症通常说明有水潴留。由于低钠血症、低钾血症祥利尿药效应不良，应短期内提高钠盐摄入，限制液量，但禁忌输入高渗盐水。利尿药联合应用非类固醇类抗炎药，如吲哚美辛、阿司匹林，可影响利尿效果。

7. 血管紧张素转换酶抑制药（ACEI） 儿科常用卡托普利、依那普利和苯那普利。

a. 卡托普利：口服从小剂量开始，7～10 天内逐渐增加至有效量。新生儿用量：每次 0.1～0.5mg/kg，每 8～12h 1 次，最大量 2mg/(kg·d)；>1 个月者：每次 0.5～1mg/kg，每 8～12h 1 次，最大量 4mg/(kg·d)。

b. 依那普利：口服从小剂量开始，于 1～2 周内逐渐加量。新生儿用量：每次 0.05～0.2mg/kg，每 12～24h 1 次，最大量 0.4mg/(kg·d)；>1 个月：每次 0.05～0.25mg/kg，每 12～24h 1 次，最大量 0.5mg/(kg·d)。本剂可供静脉注射，用量每次 5～10μg/kg，每 8～24h 1 次。

c. 苯那普利：口服用量从 0.1mg/(kg·d) 开始，于 1 周内逐渐增加至 0.3mg/(kg·d)，分 1～2 次服用。

现已公认 ACEI 为治疗心力衰竭的首选药物，可延长患儿寿命，改善生活质量。无症状性心力衰竭单用 ACEI；有症状者应与利尿药及（或）地高辛联合应用。

8. 扩张血管药物 扩张血管药物通常与正性肌力药和利尿药联合应用。

a. 硝普钠：每次 1～1.5mg/kg 加入 5% 葡萄糖溶液中，以 0.5～8μg/(kg·min) 的速度，静滴。效果显著者从小剂量开始，逐渐递增，应密切监测血压，原有低血压者禁用。长期大量应用扩张血管药物或肾功能障碍者，可发生氰中毒，出现恶心、呕吐、心动过速、定向力障碍、呼吸急促及意识障碍，应监测血硫氰酸盐浓度，如>10g/dl 为中毒。硝普钠溶液受光降解，使用及保存均应避光，随配随用。

b. 硝酸甘油：1～5μg/(kg·min)，静滴。口服每次 5mg，儿科用硝酸酯类不多。

c. 肼屈嗪：1～5μg/(kg·min)，静滴。大量长期用药可发生狼疮样综合征，停药后可消退。

d. 酚妥拉明：每次 0.1～0.3mg/kg，静脉推注，易致心动过速，甚至心律失常，故不常用于心衰患儿。

e. 哌唑嗪：口服，首剂用量 5μg/kg，如无低血压反应，可逐渐增加至每次 50μg/kg，每 6h 1 次，最大量不超过 0.1mg/kg。首剂 30～90min 可出现体位性严重低血压，尤其常见于低血容量及低钠血症患儿，应严密观察。

9. 抗心律失常药 严重心衰患儿常伴有症状性或无症状性心律失常，主要为室性早搏、室性心动过速等室性心律失常。少数发生晕厥或猝死。多种抗心律失常药，尤其第 1 类药均有负性肌力作用并致心律失常，可使心衰加重、心律失常恶化，故不宜应用。一般认为胺碘酮较安全、有效，但用量宜小，为 5mg/(kg·d)。心衰伴低血镁是引起心律失常的原因。心衰患儿利尿药及饮食治疗不佳，易发生低血镁。镁不足也是地高辛中毒心律失常的重要原因，应及时进行治疗。

10. 改善心肌代谢药物　心衰时心肌缺氧，有明显的能量代谢异常，可辅加改善心肌代谢药物，近年常用以下药物。

a. 泛癸利酮：用量 1mg/(kg·d)，分 2 次服，长期治疗，在 3 个月内显效。

b. 二磷酸果糖（FDP）：用量每次 100~250mg/kg，静脉输入，7~10 天为 1 个疗程。

11. 心脏移植　心衰病死率高，部分患儿最终需进行心脏移植。近年由于免疫抑制治疗的改进，心脏移植的存活率明显提高。手术指征为：心肌病终末期治疗无效，复杂先心天性心脏畸形手术危险极高，部分先天性心脏病术后获得性心功能不全治疗无效者。心脏移植术后死亡的主要原因有感染、排异反应、肺动脉高压等。

12. 急性左心衰竭（肺水肿）的治疗　急性肺水肿常发生于严重慢性心衰急剧加重时、急性心肌梗死、急性左心室容量负荷过重（瓣膜关闭不全或室间隔缺损）及二尖瓣狭窄。患儿发生急性呼吸困难、咳粉色泡沫痰、心动过速、大汗及青紫。肺部有喘鸣及啰音，动脉血氧饱和度下降，应紧急进行治疗。

(1) 面罩吸氧。可在通氧的水封瓶中加入 50%~70% 乙醇，每间隔 15~30min 给患儿吸通过乙醇的氧气 10min。

(2) 置半坐位或坐位，双腿下垂，以减少回心血量。

(3) 烦躁不安者可给予吗啡，每次 0.05~0.1mg/kg，皮下注射。

(4) 应用速效利尿药，如呋塞米（速尿），每次 1~2mg/kg，症状缓解后改为口服。

(5) 静脉输注硝酸甘油 1~5μg/(kg·min)，以降低前、后负荷。

(6) 紧急时可选毛花苷 C（西地兰），剂量 0.01~0.02mg/kg，给 1/2 量，缓慢静注。1~2h 后用地高辛洋地黄化。

(7) 酚妥拉明为 α_1 受体阻滞药，是急性肺水肿时的首选药物，紧急时每次 0.05～0.1mg/kg，静注，然后以 2～6μg/(kg·min) 速度静滴。其副作用有心动过速、心律失常、低血压。应用时注意补充血容量。根据血压监测，剂量可增至 15μg/(kg·min)。病情改善后给予卡托普利（开搏通）口服。

（8）应用镇静、洋地黄、利尿、扩血管药物后，如症状改善不明显，可用 β_1 受体激动药，如多巴胺、多巴酚丁胺各 5μg/(kg·min)。

（9）定时做血气分析及血电解质测定，根据血气分析结果，纠正酸中毒。如有明显 CO_2 潴留及动脉血氧饱和度降低，应予以呼气末正压机械通气。

（10）糖皮质激素可降低毛细血管通透性，解除支气管痉挛以改善通气，必要时可给地塞米松 5mg 静注。

（11）水肿严重者应限制水、钠摄入，控制静脉补液量，婴儿入量 60～80ml/(kg·d)，年长儿 40～60ml/(kg·d)，24h 均匀给予。

（12）积极治疗原发疾病，去除诱发因素。

十七、慢性心功能不全

（以 1 岁 10kg 为例）

长 期 医 嘱	临 时 医 嘱
儿科护理常规	血常规
一级护理	尿常规
奶糊喂养	粪常规
病重	心电图
吸氧（必要时）	血地高辛浓度测定（必要时）
心电、血压、经皮血氧饱和度监测（必要时）	血钾、钠、氯测定
	肝、肾功能
记录 24h 出入液量	胸部 X 线摄片（正位片）
地高辛　0.05mg po q12h[1]	超声心动图
卡托普利　5mg po q12h[2]　或 依那普利　0.5mg po qd	
氢氯噻嗪　5mg po q12h	
螺内酯　10mg po bid	

长 期 医 嘱		临 时 医 嘱
美托洛尔　2.5mg po bid❸		
5%GS　100ml	iv gtt	
二磷酸果糖 1.5g	qd	
泛癸利酮　5mg po bid		

❶ 地高辛维持量用法：为负荷量的 1/5～1/4，分 2 次口服，5～7 天后可达稳定血浓度。

❷ 卡托普利 0.5～2mg/(kg·d)，分 2 次口服，初次应用应从小剂量开始，逐步增加。

❸ 美托洛尔从 0.5mg/(kg·d) 逐步递增至 3mg/(kg·d)，口服，分 2 次；有心动过缓、传导阻滞者不宜使用。

注：1. 慢性心功能不全的常用药物为强心苷、ACEI、利尿药及 β 受体阻滞药。临床应用方法如下。

(1) 洋地黄类是抗心力衰竭的主要基础药物，与血管紧张素转换酶抑制药或 β 受体阻滞药合用可提高疗效。

(2) 托塞米和布美他尼口服吸收好，利尿作用强，疗效好于呋塞米。临床常用的利尿药还包括噻嗪类利尿药和保钾利尿药。噻嗪类利尿药多用于轻、中度慢性心衰，临床常用的是氢氯噻嗪。保钾利尿药有螺内酯、氨苯蝶啶、阿米洛利等，利尿作用较弱，一般不单独使用。

(3) 神经内分泌拮抗药的应用

a. β 受体阻滞药：除美托洛尔外还有卡维地洛，从小剂量 0.1mg/(kg·d) 开始逐步递增至 0.5mg/(kg·d)，必须注意剂量个体化，长疗程。有心动过缓、传导阻滞者不宜使用。

b. ACEI：临床常用药物有卡托普利、依那普利、贝那普利、培哚普利等。

注意事项：ACEI 药物必须在心衰症状稳定时使用，与地高辛维持量联合应用，效果较好；小剂量开始，逐步递增，剂量应个体化，长疗程。

禁忌证：低血压、肾功能不全、高血钾、血管神经性水肿等。

c. ARB，常用药有氯沙坦、缬沙坦，亦可与 ACEI 同时使用。

（4）脑钠肽（BNP）　可作为监测心衰程度的重要生物学标志。目前，外源性 BNP 已应用于心衰的治疗，疗效显著。

（5）心肌营养代谢药物　如二磷酸果糖（FDP）。分 FDP 可供应心肌足够能量，抑制氧化应激反应，减少心肌细胞损伤，有利于心肌细胞的修复。

2. 慢性心衰根据心功能情况选用药物

a. NYHA Ⅰ 级：ACEI。

b. NYHA Ⅱ 级：ACEI、利尿药、β 受体阻滞药，根据临床情况用或不用地高辛。

c. NYHA Ⅲ 级：ACEI、利尿药、地高辛、β 受体阻滞药。

d. NYHA Ⅳ 级：ACEI、利尿药、地高辛、醛固酮拮抗药，慎用 β 受体阻滞药。

上述药物中利尿药、地高辛、ACEI 可减轻症状，ACEI 与任何 β 受体阻滞药联用可延长患儿生命。

3. 非药物治疗

a. 心室辅助装置（VAD）：主要用于心衰末期，药物不能控制的心衰，可作为心脏移植等待时期的治疗方法。

b. 膜性人工肺（ECMO）：应用指征与 VAD 基本相似，除适用于心功能不全外，还可用于因肺部疾病显著缺氧者。

c. 主动脉内球囊反搏（IABP）：对于心脏手术后或心肌炎、心肌病等并发心衰者，药物不能控制时可选用该法。

d. 心脏移植：复杂先心病、心肌病等各种心脏病所致难治性心衰的终末期，可行心脏移植。严重肺动脉高压或肺部疾病而导致心衰不能控制时，需行心肺同时移植。

e. 基因治疗：随着分子克隆和基因重组技术的发展，通过改变基因结构和功能以达到治疗心力衰竭的目的。

4. 合并心律失常的药物治疗原则

a. 非持续性心律失常可不用抗心律失常药；

b. 持续性室性心动过速、心室颤动、室上性心动过速，应使用抗心律失常药；

c. Ⅰ类和Ⅱ类抗心律失常药可减弱心功能，不宜使用；

d. Ⅲ类抗心律失常药中的胺碘酮不影响心功能，可以使用，负荷量为5~7mg/kg，1 h内静脉滴注，维持量为5~15μg/(kg·min)；

e. Ⅲ度房室传导阻滞需安装起搏器；

f. 寻找原因，如血压过低、心肌缺血、低钾血症或低镁血症等，应及时纠正。

十八、风湿性心脏病

(以 6 岁 20kg 为例)

长 期 医 嘱	临 时 医 嘱
儿科护理常规	血常规
一级护理	尿常规
普食	粪常规
或 半流质饮食	ASO[8]、ESR 测定
病重通知	黏蛋白、CRP 测定
卧床休息	血抗透明质酸酶、抗链球
青霉素　40 万 U im q8h[1]	菌激酶测定[9]
泼尼松　12.5mg po tid[2]	咽拭子培养
地高辛　0.1mg po q12 h[3]	心肌酶谱
10%KCl　10ml po tid[4]	血清免疫球蛋白测定[10]
氢氯噻嗪　10mg po bid[5]	肝功能
卡托普利　10mg po bid[5]	床边心电图
维生素 C　0.1g po tid	胸部 X 线摄片(正位片)
阿司匹林　500mg po qid[6]	超声心动图
10%GS　150ml 多巴胺　20mg 多巴酚丁胺　20mg　iv gtt(100μg/min，维持3h) bid[7]	青霉素皮试

❶ 为了控制和预防链球菌感染，防止风湿活动，并且预防感染性心内膜炎，风湿活动期每日注射青霉素 80 万~160 万 U，不能用青霉素时可口服红霉素 30mg/(kg·d)，分 3~4 次，共 7~10 天。平时每月注射长效青霉素 120 万 U。

❷ 泼尼松用量为 2mg/(kg·d)，分 3~4 次，口服至心功能控

制，实验室检查恢复正常；停用泼尼松时必须缓慢渐停，一般需要3~4周。

❸ 风湿性心脏病常合并心功能不全，除限制患儿活动量外，可给予利尿药和洋地黄制剂以控制心力衰竭。常用地高辛，饱和量均分4次口服，末次口服12h后用地高辛饱和量的1/4（维持量），分2次，每12h口服1次。慢性心功能不全者可用地高辛饱和量的1/8，每12h口服1次，经5~7天后可达到稳定的血浓度。氢氯噻嗪 1mg/(kg·d)，口服，分2次。

❹ 10%氯化钾 1~3ml /(kg·d)，口服，分3次。

❺ 二尖瓣关闭不全、主动脉瓣关闭不全或二尖瓣关闭不全合并主动脉瓣关闭不全引起的心功能不全，可口服卡托普利（开搏通），用量 0.5~1mg/(kg·d)，分2次，可降低心脏后负荷，使反流减轻。

❻ 阿司匹林 80~100mg/(kg·d)，每日用量不超过3~4g，少数病例需增加到120mg/(kg·d)，每6h1次，分4次口服，效果不明显或出现中毒反应时，宜测血清阿司匹林水平，宜调节剂量，应将阿司匹林水平保持在 20~25mg/dl，避免中毒反应。开始剂量用至体温下降，关节症状消失，血沉、C反应蛋白及白细胞降至正常；大约2周减为原量的3/4；再用2周左右，以后逐渐减量至完全停药。如有耳鸣、听力障碍应减量，发生酸中毒及精神症状时应停药；还可引起肝细胞损害、转氨酶升高等中毒性肝炎的表现。

❼ 静脉滴注β受体激动药多巴胺 [5μg/(kg·min)] 和多巴酚丁胺 [5μg/(kg·min)] 既可增强心肌收缩力，又有扩张血管的作用，有助于心功能不全的控制。

❽ 溶血性链球菌感染后2周左右，血清中出现ASO，以后逐渐升高，至4~6周达到高峰，8~10周逐渐恢复正常。20%风湿热病人ASO不升高，可能包括隐匿型心脏炎和舞蹈病患儿。ASO下降较慢，在血沉正常后5~6个月仍可持续增高，抗风湿治疗可使其降低。

❾ 链球菌感染1周后这些抗体升高，可持续数月。连续检查时抗体滴度上升或下降则具有诊断价值。

❿ 急性期IgA增高，亚急性或慢性期则IgG增高。无明显风湿热活动的慢性瓣膜病患儿20%~30%呈阳性，链球菌感染后亦可

呈阳性。

注: 1. 临床上很难区分哪些症状及体征是由心肌炎、心内膜炎或心包炎所引起,故统称为风湿性心脏炎或全心炎。70%心脏炎在发病初2周内发生,少数可延至6个月才发生。合并心力衰竭者需绝对卧床至病情控制后2周,心脏扩大者休息3~6个月。

2. 阿司匹林和泼尼松均有退热、消除关节症状及抑制心脏炎的抗炎作用,药物的选择、用量及疗程必须根据临床表现确定。肾上腺皮质激素作用较强,心脏炎伴有心力衰竭时首选泼尼松,可挽救危重患儿的生命。用肾上腺皮质激素及阿司匹林治疗后,停药或减量时常出现反跳现象,但前者较常见,产生反跳的原因尚未明了,可能是风湿性炎症过程尚未结束就过早停药使风湿热的自然病程又重新出现。反跳现象多在减量或停药2周内出现。

3. 慢性心瓣膜病的治疗,除临床上仍表现为活动性需给予抗风湿药物外,对无风湿活动者,治疗时主要考虑以下几个方面。

a. 控制活动量:由于瓣膜器质病变引起心肌肥厚扩大及心脏代偿功能减退,对这些患儿应注意控制活动量,避免剧烈运动。

b. 洋地黄长期治疗:有慢性充血性心力衰竭者长期口服洋地黄,要随时调整剂量,保持有效维持量。

c. 扁桃体摘除:如有慢性扁桃体炎,于风湿热控制后可摘除扁桃体,但在术前2~3天及术后1~2周注射青霉素,以防止发生感染性心内膜炎。在拔牙前后也应如此治疗。

d. 手术问题:心瓣膜严重损害时,可做瓣膜成形术或置换术,从而恢复瓣膜的正常功能,可使危重患儿的临床症状显著好转。但由于儿童期不断生长发育,可造成置换瓣膜相对狭窄,还要考虑置换瓣膜的耐久性、术后抗凝治疗及预防感染等问题,需掌握适应证。

二尖瓣置换的适应证:心功能Ⅲ~Ⅳ级;血栓栓塞发生2次以上;左心房大,有心房纤颤、房壁钙化者;进展性肺动脉高压,病情逐渐恶化者。

主动脉瓣置换的适应证:主动脉瓣病变导致明显冠状动脉供血不足、晕厥或心力衰竭者;如患儿各项客观检查指标阳性,并有心肌缺血症状,亦可放宽手术指征。

十九、克山病

(以 1 岁 10kg 为例)

长 期 医 嘱		临 时 医 嘱
儿科护理常规		血常规
一级护理		尿常规
半流质		粪常规
病危通知		心肌酶谱
绝对卧床休息		血柯萨奇病毒抗体 IgG、IgM
吸氧		测定
心电、血压、经皮血氧饱和度监测		ESR、ASO 测定
5%GS 20ml	iv ❶	胸部 X 线摄片(正位片)
维生素 C 1.0g	q4h	床边心电图
10%GS 100ml	iv gtt❷	超声心动图
多巴胺 10mg	(50μg/min,	24h 动态心电图
多巴酚丁胺 10mg	微泵)	复方冬眠灵 10mg im q4～
10%GS 250ml	iv gtt qd❷	6h❶
琥珀酸氢化可的松 75mg		右旋糖酐-40 100ml iv gtt❸
10%GS 100ml	iv gtt❸	(30min 滴完)
二磷酸果糖 2.0g	qd	
10%GS 150ml	iv gtt❸	
ATP 20mg	qd	
辅酶 A 100U		
泛癸利酮 5mg po bid		

❶ 大剂量维生素 C 静脉注射,每次 100～200mg/kg,每 2～4h
1 次,随病情好转逐渐延长注射间隔时间。当休克缓解、心律失常
纠正后每天 1 次,共用 1～4 周。口服或缓慢静脉点滴效果不好。

❷ 大剂量维生素 C 治疗后如休克仍未控制,应注意扩充血容
量及血管活性药物的应用,可应用右旋糖酐-40、多巴胺、多巴酚
丁胺。多巴胺、多巴酚丁胺各按 5μg/(kg·min) 静滴;也可同时
应用琥珀酸氢化可的松 5～10mg/(kg·d) 静滴维持 6h 以上。治疗

中需严密监护，有条件者可测中心静脉压以指导补液量及速度，如出现肺水肿、严重心律失常或心力衰竭，应做相应治疗。

③ 能量合剂和二磷酸果糖以 7～10 天为 1 个疗程。二磷酸果糖（FDP）100～250mg/(kg·d)。

④ 患儿应重视休息，以便减轻心脏负担，可进行亚冬眠疗法。复方冬眠灵 1mg/kg，肌注，每 4～6h 1 次。

⑤ 右旋糖酐-40 应在 30～60min 内滴完，用量 10ml/kg。

注：1. 克山病多见于我国东北、西南地区，根据发病急缓及心功能状况可分为急型、亚急型、慢型及潜在型。主要临床表现为心源性休克，急、慢性心功能不全。发病急骤者必须及早诊断，及时治疗。

2. 急性型的治疗主要是抢救心源性休克，可立即给予大剂量维生素 C 以供给心肌能量，改善心肌代谢及血管代谢，增强心肌收缩力，增加心排血量。在大剂量维生素 C 治疗后，如休克仍未控制，可采用肾上腺皮质激素 [氢化可的松 5～10mg/(kg·d) 或地塞米松 0.2～0.5mg/(kg·d) 静滴，病情好转后逐渐减量至停用]、儿茶酚胺类药 [常用多巴胺 10mg 加入 100～150ml 10% 葡萄糖液中，以 2～5μg/(kg·min) 的速度滴入，病情稳定后渐减量停药] 及血管扩张药 [常用硝普钠，以 0.5～8μg/(kg·min) 的速度静滴]。静脉输液宜谨慎，可用 5%～10% 葡萄糖溶液或维持液缓慢输入，总量不宜超过 30～50ml/(kg·d)。心律失常应予抗心律失常治疗，对Ⅲ度房室传导阻滞频发阿-斯综合征者应紧急处理，异丙肾上腺素静滴或安装人工起搏器（具体可参见病毒性心肌炎）。

3. 亚急性型患儿在抢救心源性休克的同时还要着重治疗急性心力衰竭，毒毛花苷 K、毛花苷 C（西地兰）、地高辛等强心药均可选用。还可加用利尿药，以氢氯噻嗪和氨苯蝶啶并用效果较好。因此型患儿心肌损伤较重，功能修复需时较长，应根据具体情况用上述强心药维持治疗 1～3 个月或更长，以减少复发。

4. 慢性型该病患儿主要是针对心力衰竭进行治疗，可采用地高辛，持续时间有时达 1～2 年以上。当巩固治疗一定时间后可在医师指导下谨慎采用负荷与改变体位相结合的锻炼方法，如运动后 5min 内呼吸、脉搏和血压恢复正常，表示心功能代偿良好，即可逐步增加负荷量，否则应减少负荷量或暂停锻炼。

5.潜在型患儿常在一些诱因的作用下引起急性、亚急性发作或发展为慢性型，此类患儿可改善营养及口服维生素C。

6.有继发感染时应选用适当抗菌药物。并发脑、肾栓塞时可用血管扩张药，必要时用抗凝血药。急性、亚急性型患儿还可应用二磷酸果糖、能量合剂或泛癸利酮，以改善心肌代谢。

二十、高血压

（以6岁20kg为例）

长 期 医 嘱	临 时 医 嘱
儿科护理常规	血常规、尿常规、粪常规
二级护理	24h尿蛋白定量[2]
低盐、低脂、高钙、高钾饮食	中段尿培养＋艾迪计数＋药物敏
测血压　bid或tid	感试验[3]
卡托普利　12.5mg po tid[1]	尿17-羟类固醇、17-酮类固醇、醛
或 硝苯地平　5mg po bid	固酮测定[3]
或 普萘洛尔　5mg po bid	尿香草基杏仁酸、儿茶酚胺测定[4]
	血尿素氮、肌酐测定[2]
	血钠、钾、氯测定
	血脂、血胆固醇测定
	血肾素、血管紧张素、醛固酮测定[5]
	血沉
	T_3、T_4、TSH检查[6]
	胸部X线摄片
	尿路平片[2]
	腹部B超或CT检查[2]
	头颅CT或MRI检查[7]
	心血管造影、MRI检查[8]
	超声心动图[8]
	心电图
	眼底检查[9]

续表

长 期 医 嘱	临 时 医 嘱
	静脉肾盂造影❾
	肾动脉造影❿
	苄胺唑啉试验❺

❶ 高血压病起始治疗一般选用血管紧张素转化酶抑制药（ACEI）或钙通道道滞药（CCB）或β受体阻滞药。卡托普利（开搏通）0.5～4mg/(kg·d)，口服，分3次；硝苯地平（心痛定）0.25～1mg/(kg·d)，口服，分2次；普萘洛尔（心得安）每次0.5～1mg/kg，口服，分2次。

❷ 高血压病除常规筛选检查外，应根据可能引起高血压的各系统疾病，有计划地选择相关实验室检查。如疑有肾实质疾病时应做24h尿蛋白定量、尿路菌培养及艾迪计数、肾功能、尿路平片、静脉肾盂造影、腹部B超或CT检查。

❸ 用于怀疑有肾上腺疾病。

❹ 用于怀疑有嗜铬细胞瘤。

❺ 该检查对选择抗高血压用药有所帮助。

❻ 用于怀疑有内分泌疾病（如甲状腺功能亢进）。

❼ 用于怀疑有颅脑疾病（如肿瘤、出血等）。

❽ 用于怀疑有主动脉疾病。

❾ 用于判断高血压病的严重程度。

❿ 用于怀疑有肾血管疾病。

注：1. 高血压病的药物治疗指征

a. 症状性高血压；

b. 继发性高血压；

c. 靶器官损害及合并1型或2型糖尿病；

d. 经非药物治疗血压持续升高者。一般认为，血压持续升高6个月，对生活方式调整等非药物疗法无应答，就应考虑降压药物治疗。

患儿如在高血压危象控制后不能去除病因，也需要接受降压药物的长期治疗。根据2004年NHBPEP关于儿童青少年高血压的诊断和治疗建议，对高血压前期患儿应着重生活方式的调整，一般无需药物治疗，除非合并糖尿病或靶器官损害；对高血压Ⅰ期患儿，如有上述药物治疗指征则应开始药物治疗；对高血压Ⅱ期患儿，一经诊断即应开始药物治疗。无论是原发性高血压还是继发性高血压，降压药物治疗目标一般是将血压控制在正常范围，即同年龄儿童血压的第95百分位值以下，但对具有合并症的患儿应将目标血压降至第90百分位值以下。尽管原则上成人用降压药物大多可用于儿童，但某些药物在儿童期的药效学和药动学资料尚未明确，因此儿童高血压药物治疗应当高度个体化，很难有固定的药物选用方案。选择降压药时应结合患儿的病情、病理生理变化、有无并发症或靶器官损害及降压药物的药理作用等进行综合考虑。

2. 一般治疗原则 Ⅰ期高血压患儿从单药开始，Ⅱ期患儿可能起始即需要一种以上的药物进行联合治疗。药物治疗宜从小剂量开始，逐渐增大剂量，直至达到满意的血压控制水平，如已达到最大剂量，但疗效仍不满意或出现不能耐受的不良反应，则应考虑联合用药或换用另一类药物。进阶治疗方案：起始治疗一般选用血管紧张素转化酶抑制药（ACEI）、钙通道阻滞药（CCB）或β受体阻滞药。若血压仍高于同龄儿童第95百分位值，则3～4周后可采用药物联合治疗，常用组合为ACEI＋CCB、ACEI＋噻嗪类利尿药、β受体阻滞药＋CCB。若血压控制仍不满意，第三步联合应用ACEI＋CCB＋α受体阻滞药或β受体阻滞药或噻嗪类利尿药；其他可选用的尚有可乐定、拉贝洛尔、肼屈嗪或米诺地尔（长压定）等。特殊病例如原发性高血压首选CCB或ACEI，不能耐受者可选用β受体阻滞药。慢性肾脏疾病肾小球滤过率（GFR）大于$30ml/(min \cdot 1.73m^2)$时首选ACEI；GFR小于$30ml/(min \cdot 1.73m^2)$时首选CCB或β受体阻滞药。肾血管性疾病首选CCB或β受体阻滞药。

3. 利尿药主要为噻嗪类药物，其作用于髓袢升支的皮质部位和远曲小管前段，可抑制钠离子、氯离子和水的再吸收。由于ACEI和ARB等新型降压药的问世，加上噻嗪类利尿药长期应用可能引起糖脂代谢异常、血电解质和尿酸代谢紊乱等不良反应，因此一般不作为首选药。2003年欧洲高血压指南推荐噻嗪类利尿药与β受体阻滞药、ACEI、ARB、CCB配伍应用。但感染后肾小球肾炎水钠潴留引起的高血压患儿应首选利尿药。常用药物有呋塞米（速尿，推荐剂量为每天 1～2 次，每次 1～2mg/kg）；氢氯噻嗪（每天 1～2 次，每次 1～2mg/kg）及螺内酯（安体舒通，每天 1～2 次，每次 1～3mg/kg），应用时注意监测血电解质，长期应用时注意检查血脂和血糖。

4. 儿科临床常用的 CCB 为硝苯地平（心痛定），口服或舌下含服后 10～15min 起作用，60～90min 降压效果最显著，剂量每天 0.25～1mg/kg，分 3 次。成人使用硝苯地平后由于其突然血压下降，常可导致心律失常、晕厥、脑血管意外、心肌梗死甚至猝死，但对患儿上述不良反应罕见，临床应用是安全有效的。硝苯地平缓释片具有作用时间长、对外周血管作用较明显等优点。此外，苯磺酸氨氯地平（络活喜）起效和缓，渐进降压，不良反应相对较小，可显著逆转左心室肥厚、保护肾功能。儿科临床起始剂量为每天 1 次，每次 2.5～5mg，最大日剂量可至 10mg。

5. 肾素-血管紧张素系统抑制药

(1) 儿科临床最常用的 ACEI 是卡托普利，尤其适用于婴儿和新生儿。其半衰期为 2h，口服后 1～2h 达最大血药浓度，其清除率与肾功能呈正相关，一般推荐剂量为每天 3 次，早产儿及足月儿每次 0.1～0.3mg/kg，24～48h 后逐渐加量到每次 0.5mg/kg。6 个月以上患儿起始剂量为每次 0.3～0.5mg/kg，最大量为每天 4mg/kg。停药时逐渐减量。其他常用的 ACEI 还有依那普利、贝那普利（洛汀新）等。依那普利作用比卡托普利强，剂量为每次 0.08～0.1mg/kg，每天 1～2 次，逐渐增至最大量（每天 1mg/kg）。近年儿科临床研究肯定雷米普利（每天 1 次，每次 6mg/m^2）对多种小儿肾性高血压及其合并的蛋白尿有效，且研究证明其对血压正常的肾病儿童同样有减少蛋白尿的作用。肾血管狭窄所致肾性高血压患儿不宜使用 ACEI。患儿在接受 ACEI 治疗后如果出现血肌酐异常增高，需警惕肾血管性高血压的可能。ACEI 的常见不良反应有咳嗽、皮疹、粒细胞减少、高血钾、低血压、可逆性急性肾功能衰竭等。

(2) ARB 直接作用于血管紧张素 II 受体，可阻断血管紧张素 II 的血管收缩、水钠潴留及细胞增生等不良影响，且无咳嗽症状，作用较 ACEI 更完全。常用药物有缬沙坦（每天 1 次，每次 4～5mg/kg）和氯沙坦（每天 1 次，每次 0.7～1.4mg/kg）。

6. β受体阻滞药　主要用于轻中度高血压，适用于合并心绞痛、心肌梗死、充血性心力衰竭、快速型心律失常的患儿。常用药物有普萘洛尔（心得安，每天 2 次，每次 0.5～1mg/kg），禁用于哮喘及严重心脏传导阻滞者。最近的一项研究表明，美托洛尔（倍他乐克）日剂量为 1.0mg/kg 和 2.0mg/kg 时可明显降低收缩压，日剂量 2.0mg/kg 时可降低舒张压，且未发现严重不良反应。阿替洛尔（氨酰心安）降压作用与血浓度无密切关系。本类药物的主要不良反应是心动过缓。另外，其对糖脂代谢也有不良影响，糖尿病患儿使用本类药物后，在使用胰岛素时，可致明显的低血糖反应，且血糖水平上升趋缓。本类药物尚可引起甘油三酯升高、高密度脂蛋白胆固醇下降、总胆固醇及低密度脂蛋白胆固醇增加等。哮喘、慢性肺性疾病、糖尿病患儿（低血糖反应增加，掩盖了低血糖症状和体征，如心动过速、心悸、饥饿等）和运动员（降低心排血量和运动储备）禁忌使用。

7. 其他　常用的尚有α受体阻断药（哌唑嗪和酚妥拉明），在儿童不能作为一线药物治疗慢性高血压。哌唑嗪常用剂量为每日 0.02～0.05mg/kg，分 3～4 次服用，其主要不良反应有体位性低血压。酚妥拉明主要用于高血压危象，剂量为每次 0.05～0.1mg/kg，静脉注射，每 5min 1 次，直到血压控制，最大量 5mg。而肾上腺素能神经阻滞药可乐定和利血平等在儿科临床已较少应用。另外，动脉血管扩张药肼屈嗪及米诺地尔多用于中、重度高血压，在降压的同时可产生继发性交感神经兴奋，引起心率增快、心肌收缩增强及水钠潴留，因此与普萘洛尔（心得安）和（或）利尿药合用可增强疗效。肼屈嗪不引起肾血流下降，故可用于肾功能衰竭者，剂量每次 0.25～0.5mg/kg，每天 3 次，最大量每天 2mg/kg，静注每次 0.1～0.5mg/kg。米诺地尔降压作用比肼屈嗪强，可用于其他药物治疗无效的高血压，剂量为每天 0.2～1mg/kg，最大量 50mg/d。

8. 儿童高血压药物治疗应高度个体化，从小剂量或一般剂量开始，合理联合用药。无论应用何种降压药物，都应注意降压速度不宜过快，应逐渐降压，目的是要保证心、脑、肾等重要器官的供血。经治疗后若血压控制满意，服药半年至 1 年后可逐渐尝试减量直至停药。

二十一、高血压危象

（以 6 岁 20kg 为例）

长 期 医 嘱	临 时 医 嘱
儿科护理常规	血常规
一级护理	尿常规
低盐、低脂、高钙、高钾饮食	粪常规
病重通知	血尿素氮、肌酐测定
或 病危通知	血钠、钾、氯测定
心电、呼吸、血压、血氧饱和度监测❶	心脏远达片
测血压　tid	床边心电图
吸氧	超声心动图
记录 24h 出入液量	心血管 MRI 检查
	头颅 CT 或 MRI 检查
	眼底检查
	10%GS　250ml｜iv gtt(避光， 硝普钠　50mg｜10μg/min)❷
	酚妥拉明　2mg iv q5min❸
	拉贝洛尔　4mg iv❹
	20%甘露醇　100ml iv gtt(快 滴) q6~8h❺
	地西泮　5mg iv(必要时)❻
	毛花苷 C　0.2mg｜iv❼ 5%GS　10ml｜(慢)
	呋塞米　20mg iv q12h❽

❶ 应将高血压危象患儿安放在重症监护病房（ICU），实时监测血压、呼吸、血氧饱和度及心电图等，注意心、脑、肾的功能变化。

❷ 硝普钠先按 $0.5\sim1.0\mu g/(kg \cdot min)$ 静滴，以后每隔 5min 逐渐增量 $0.1\sim0.2\mu g/(kg \cdot min)$，通常剂量为 $3\sim5\mu g/(kg \cdot min)$，

可根据血压等调速。最大用量可达 $8\mu g/(kg\cdot min)$。滴瓶、滴管应避光。静滴时间超过 $4\sim 6h$ 应重新配制。

❸ 每次 $0.05\sim 0.1mg/kg$，静脉注射，每 5min 1 次，直到血压控制。

❹ 拉贝洛尔可静脉推注，剂量 $0.2\sim 1mg/kg$；或静脉滴注，剂量 $0.5\sim 3mg/(kg\cdot h)$。其总剂量应 $\leqslant 4mg/kg$。

❺ 20%甘露醇每次 $2.5\sim 5ml/kg$，静脉快滴，用于高血压脑病。

❻ 地西泮每次 $0.3mg/kg$，静脉推注，用于高血压脑病。

❼ 毛花苷 C $0.02\sim 0.03mg/kg$，静脉推注，24h 内达饱和量。用于高血压合并心力衰竭者。

❽ 呋塞米每次 $1\sim 2mg/kg$，静脉推注，每 12h 1 次。用于高血压合并脑病或心力衰竭者。

注：1. 治疗急性高血压或高血压危象，不论使用何种药物都必须注意控制降压速度。降压速度不宜过快，过快可能引起重要器官，特别是脑的灌注障碍，造成神经损伤。降压过程中应注意瞳孔光反射和视力的变化。应在 ICU 监护条件下使用静脉药物，同时要积极寻找和治疗原发病。常用急性危重症高血压的治疗药物有硝普钠、酚妥拉明、尼卡地平、拉贝洛尔、乌拉地尔等。

（1）硝普钠 硝普钠用于控制重症高血压具有很多优点，降压作用可靠且易于控制，不会引起心率的显著改变。但本品应用时间超过 72h 易致硫氰酸盐中毒，因而不适用于肾功能衰竭患儿。

（2）酚妥拉明 临床使用中除心率增快、鼻塞外未见明显不良反应，故也可广泛应用于其他原因所致的儿童高血压急症。

（3）尼卡地平 常用剂量为 $1\sim 3\mu g/(kg\cdot min)$ 静脉滴注，作用时间和半衰期较硝普钠长，用药后 $5\sim 10min$ 起效，维持 1h，无氰化物、硫氰化物中毒的危险，可以应用较长时间。常见不良反应有心动过速、头痛、面部潮红等。此外，本品尚有发生血栓性静脉炎的危险，并可能增加颅内压。本品禁用于心力衰竭患儿。

（4）拉贝洛尔 可静脉推注，剂量 $0.2\sim 1mg/kg$；或静脉滴注，剂量 $0.5\sim 3mg/(kg\cdot h)$。总剂量应 $\leqslant 4mg/kg$。由于其完全经肝脏代谢，因此用药剂量与肾功能无关，常用于嗜铬细胞瘤、主动脉狭窄、终末肾等引起的高血压危象治疗。不宜用于合并心衰、传导阻滞和哮喘的患儿。

(5) 乌拉地尔 可在 20min 内静脉推注 25mg，以后再将本品 250mg 加入生理盐水或葡萄糖注射液 500ml 中静脉滴注，开始滴速为每分钟 6mg，平均维持量滴速为每小时 120mg。

(6) 二氮嗪 适用于不宜使用硝普钠的高血压脑病患儿。剂量为 1～5mg/kg，静脉快速注入（15～30s），1～3min 后显效，降压作用持续 6～24h（平均 12～18h）。如果效果不佳，于 5～10min 后重复静脉注射。必要时静滴，先按 0.25μg/(kg·min) 的滴速静滴，最大剂量为 5μg/(kg·min)，持续滴注 20min。反复应用可致水钠潴留、心动过速、低血压、胃肠功能紊乱、高血糖、静脉炎等。

(7) 硝苯地平 硝苯地平用于儿科高血压危象的剂量为 0.25～0.5mg/kg，每 4～6h 1 次。其降压程度难以控制，作用持续时间长。因儿科未见有诱发心肌缺血和心肌梗死等严重不良事件的报道，故本品仍为处理儿童高血压危象的适用药物。

2. 高血压脑病时常有不同程度的脑水肿和颅高压，因此需积极应用甘露醇、呋塞米等药，以迅速缓解神经症状，并预防脑疝的发生。在降压、脱水的同时，如患儿发生惊厥，需及时给予苯巴比妥、地西泮、水合氯醛等以止惊。

3. 高血压并发急性左心衰竭的处理 除积极治疗引起高血压的原发病外，应及时降低血压。目前首选硝普钠静滴。此药在明显降低血压的同时，还能减轻心脏前后负荷。剂量、用法同❷，根据血压、心率、尿量等调整滴速。病情稳定后可改用硝苯地平和卡托普利口服。同时需经静脉给予毛花苷 C、地高辛等洋地黄制剂，以增加心肌收缩力；经静脉给予呋塞米等强效利尿药可有效减轻心脏前负荷，也有利于降低血压；另外，应给患儿吸氧，烦躁不安时需用镇静药。如发生肺水肿，可按常规处理（参见心功能不全）。

4. 高血压脑病和心力衰竭并存时，处理上存在矛盾，应予以兼顾。需注意甘露醇等脱水药应采用小剂量，必要时先用呋塞米，以免大剂量甘露醇加重心脏负担，使心力衰竭病情恶化。降压药物拉贝洛尔因 β 受体阻滞作用，可减弱心肌收缩力，急性心力衰竭时不宜选用。

第十章 泌尿系统疾病

一、急性肾小球肾炎

(以 6 岁 20kg 为例)

长 期 医 嘱	临 时 医 嘱
儿科护理常规	血常规、粪常规
二级护理	尿常规 [8]
低盐饮食 [1]	尿红细胞畸形率
卧床休息 [2]	24h 尿蛋白定量
记录 24h 出入液量 [3]	ASO [9]
测血压　bid	ESR [10]
青霉素钠　40 万 U im bid [5]	体液免疫功能检测 [11]
氢氯噻嗪　12.5mg po bid 或 tid [6]	全套血生化检查
或 呋塞米　20mg po bid	C 反应蛋白
硝苯地平　1.67mg 舌下含服　tid [7]	泌尿系 B 超检查
或 卡托普利　5mg po tid	胸部 X 线正位片
或 5%GS　100ml ｜ iv gtt prn	常规心电图
硝普钠　5～20mg ｜ 1μg/(kg·min)	青霉素皮试

❶ 对有水肿、高血压患儿应限盐饮食，食盐以 60mg/(kg·d) 为宜，严重者可短期暂时忌盐。水肿重且尿少者应限制水的摄入，水分以不显性失水加尿量计算。有氮质血症、肾功能不全者应限制蛋白质的摄入，仅予以优质蛋白饮食为主，蛋白量按 0.5g/(kg·d) 计算，以达到既减轻肾脏排泄氮质的负担，又保证一定营养供给的目的，还可能促进非蛋白氮的利用以减轻氮质血症。不加分析地控制蛋白质的入量，对于肾单位的修复不利，过高的蛋白质摄入也会促进肾小球硬化，同时还应注意临床常以糖类来提高热量。

❷ 急性期应卧床休息 2～3 周，待肉眼血尿消失、水肿消退、血压正常，可下床做轻微活动。血沉正常可上学，3 个月内避免剧

烈体力活动，尿沉渣红细胞绝对计数正常后可恢复体力活动。

❸ 水肿、尿少症状显著者应记录 24h 出入液量。

❹ 高血压者应注意监测血压，至少 1 日 2 次，若血压控制不理想，可适当增加测血压次数，可增至每日 3～4 次，甚至 1h 次。

❺ 对有感染灶者应给予青霉素。或根据细菌培养和药敏试验选择其他敏感抗生素治疗，以消除感染灶，疗程一般为 10～14 天。

❻ 凡经控制水盐入量仍有尿少、水肿、高血压者应给予利尿药。如氢氯噻嗪 1～2mg/(kg·d)，分 2～3 次口服。噻嗪类利尿药无效时可用强有力的袢利尿药，如呋塞米每次 1～2mg/kg，每天 2 次口服，静脉注射每天 1～2 次 [最大剂量 2～5mg/(kg·d)，剂量过大时可引起一过性耳聋]。此外，还可应用各种血管解痉药，以达到利尿目的，如利尿合药等。通过利尿达到消肿、降压、预防心脑并发症的目的。急性肾炎一般不用汞利尿药、储钾利尿药及渗透性利尿药。

❼ 凡经休息、控制水盐摄入、利尿而血压仍高者应给予降压药。临床上常用钙通道阻滞药，如硝苯地平 0.25mg/(kg·d)，最大剂量 1mg/(kg·d)，分 3 次含服，20min 起效，1～2h 达高峰，维持 6～8h。此外，亦常用 ACEI，如卡托普利，初始剂量为 0.3～0.5mg/(kg·d)，最大剂量为 5～6mg/(kg·d)，分 3 次口服，与硝苯地平交替使用效果更佳。对高血压脑病尤其是伴有肺水肿者，需紧急降压，可选用硝普钠静脉滴注，5～20mg 溶于 5% 葡萄糖液 100ml 中，以 1μg/(kg·min) 的速度静脉滴注，用药时应严密监测血压，随时调整药液滴速，不宜超过 8μg/(kg·min)，以防低血压，通常 1～5min 内可使血压降至正常，输液瓶应注意用黑纸包裹避光，以免药物遇光分解。

❽ 尿常规中尿蛋白可为 (＋)～(＋＋＋)，甚至达肾病水平的蛋白尿，需注意与特发性肾病综合征进行鉴别。疾病早期可见较多的白细胞和上皮细胞，并非感染。镜下血尿或少量蛋白尿可持续半年或更长时间。

❾ ASO 阳性率为 50%～80%，通常于链球菌感染后 2～3 周出现，3～5 周滴度达高峰，50% 患儿半年内恢复正常。

❿ 血沉增快，病后 2～3 个月恢复正常。

⓫ 血清补体呈动态变化，病程早期血清总补体及补体 C3 明显下降，6～8 周恢复正常，若低补体血症持续 8 周以上，应考虑其他肾炎的可能。咽炎后急性链球菌感染后肾小球肾炎（APSGN）患儿抗双磷酸吡啶核苷酸酶（ADNase）滴度升高。皮肤感染患儿 ASO 升高不明显，抗脱氧核糖核酸酶（ANDase-B）的阳性率高于 ASO，且年龄越小者阳性率越高，可达 92%，这是目前最有协助诊断价值的指标之一。血清抗链激酶抗体滴度增高，脓皮病后肾炎抗玻璃酸酶抗体滴度较高。

注：1. 通常典型病例不需做肾脏活体组织检查，但如与急进性肾炎鉴别困难，或病后 3 个月仍有高血压、低补体血症或肾功能进行性损害者可行肾脏组织活检以明确诊断，指导治疗。

2. 急性期并发症的治疗

（1）急性循环充血　应予以重症监护，密切观察病情变化，记录 24h 出入液量，严格限制液体量及盐的摄入。液体入量根据不显性丢失量加出量计算。重点在于纠正水钠潴留、恢复血容量，而不是应用加强心肌收缩力的洋地黄类药物。给予强利尿药（如呋塞米），肺水肿严重者可用硝普钠，经上述治疗仍未能控制者可行透析或血滤治疗，以及时迅速缓解循环过度负荷。

（2）高血压脑病　注意监测血压、心电、血氧饱和度，备好吸氧、吸痰等抢救措施，选用强有力的降压药，如硝普钠，对抽搐者可选用地西泮，每次 0.3mg/kg，总量不超过 10mg，缓慢静注，或采用其他止惊药。可选用 20% 甘露醇，每次 0.5～1g/kg，以降低颅内压，静脉滴注，0.5～1h 内完成，每 4～8h 可重复。

（3）急性肾功能衰竭　详见急性肾功能衰竭。

3. 高钾血症的治疗　限制含钾高的饮食的摄入，应用排钾利尿药，均可防止高钾血症的发生。而对于尿量极少，导致严重高钾血症者，尤其是急性肾衰时，则应及时应用透析疗法，如血透和腹透等。

4. 非链球菌感染后肾小球肾炎：除 A 组 β 溶血性链球菌会引起急性肾小球肾炎外，还有其他病原体会引起急性肾小球肾炎，其他细菌如草绿色链球菌、肺炎球菌、金黄色葡萄球菌、伤寒杆菌、流感杆菌等，病毒如柯萨奇病毒 B4 型、ECHO 病毒 9 型、麻疹病毒、腮腺炎病毒、乙型肝炎病毒、巨细胞病毒、EB 病毒、流感病毒等，还有疟原虫、肺炎支原体、白色念珠菌丝虫、钩虫、血吸虫、弓形虫、梅毒螺旋体、钩端螺旋体等。

二、急进性肾小球肾炎

(以 6 岁 20kg 为例)

长 期 医 嘱	临 时 医 嘱
儿科护理常规	血常规、粪常规
一级护理	尿常规❷
低盐、低蛋白饮食❶	尿红细胞畸形率
书面病重通知	24h 尿蛋白定量
卧床休息❶	血气分析
心电仪监护	内生肌酐清除率❸
5%GS 150ml ┐ iv gtt qd❷ 甲泼尼龙 400mg ┘	全套血生化检查
	体液免疫功能检测❾
5%GS 100ml ┐ iv gtt qd❸ 环磷酰胺 0.6g ┘	ASO❿
	自身免疫全套⓫
雷公藤多苷片 12.5mg po bid❹	抗肾小球基膜抗体⓬
5%GS 100ml ┐ iv gtt q6h❺ 肝素 2000U ┘	抗中性粒细胞胞质抗体(ANCA)⓭
	血冷球蛋白⓮
双嘧达莫 33.33mg po tid❻	尿纤维蛋白裂解产物⓯
	泌尿系 B 超⓰
	肾脏穿刺活检病理学检查⓱
	血浆置换疗法⓲
	透析疗法⓳

❶ 应绝对卧床休息，无盐或低盐、低蛋白饮食。保护残存肾功能。

❷ 病情相对较轻者可用肾上腺皮质激素与免疫抑制药联合治疗，泼尼松 [1~1.5mg/(kg·d)] 与环磷酰胺 [2.5~3mg/(kg·d)] 口服联合应用持续至病情缓解，再减量维持治疗。对病情进展迅速或较重者多采用甲泼尼龙冲击疗法，甲泼尼龙剂量为 15~30mg/(kg·d) (最大剂量不超过 1g/d)，溶于 5%葡萄糖 100~200ml 内，1~2h 静

脉滴注，连用 3 天为 1 个疗程，或隔日 1 次，3 次为 1 个疗程，最多可用 3 个疗程，以后改为口服泼尼松维持。但在冲击治疗前必须积极治疗感染及控制高血压。

❸ 在甲泼尼龙冲击治疗的基础上，可加上大剂量环磷酰胺冲击疗法。环磷酰胺剂量为 0.5～1g/m²，每月 1 次，连用 3～6 次，以后每 3 个月 1 次静脉滴注。

❹ 在上述治疗的同时加用雷公藤多苷片 25mg/d，口服。

❺ 抗凝治疗可选用肝素，剂量为 100～150U/kg，每 4～6h 1 次，静脉滴注，疗程 5～10 天。病情好转可改皮下注射或改华法林口服，持续较长时间。

❻ 可口服双嘧达莫以抗血小板聚集，剂量为 5～10mg/(kg·d)。

❼ 尿常规检查可见中度蛋白尿，部分患儿可有大量蛋白尿，甚至达肾病水平。血尿较常见，可见肉眼血尿。尿比重恒定。尿沉渣检查可见大量红细胞、白细胞、各种管型及（或）肾小管上皮细胞。

❽ 内生肌酐清除率明显降低，生化全套中肾功能多有损害，且呈进行性损害，血尿素氮及血肌酐明显升高。

❾ 体液免疫功能检测示补体 C3 多正常，但链球菌感染后肾炎、狼疮肾炎及膜增生性肾炎所致者可有补体 C3 降低，对明确病因有所帮助。

❿ ASO 检测可明确是否因链球菌感染后肾炎所致的急进性肾炎。

⓫ 自身免疫全套检测有助于明确是否因狼疮肾炎所致的急进性肾炎。

⓬ 少数患儿抗肾小球基膜抗体阳性。

⓭ 对特发性者应注意查抗中性粒细胞胞质抗体（ANCA），有助于病因诊断。

⓮ 如考虑有特发性混合性冷球蛋白血症时，应注意查血冷球蛋白。

⓯ 尿纤维蛋白裂解产物可持续阳性。

⓰ 泌尿系 B 超检查提示双肾大小正常或轻度肿大，病变弥漫，皮、髓质界限不清，显示肾实质病变。

⓱ 对病因不明，病情又许可应争取早期肾活检，但出血的危险性较一般的较大，应严格选择适应证。光镜检查示病变弥漫，新

月体形成的肾小球数＞50％，部分病例还存在毛细血管袢坏死，基膜断裂破碎。同时可见肾小管间质改变，肾小管萎缩、纤维化及坏死。还可见淋巴细胞浸润。电镜：新月体内除增生的上皮细胞外，尚可见较多的纤维素及红细胞等。毛细血管袢呈屈曲萎缩状态。内皮细胞下有电子致密物沉积，有时可见上皮细胞下或系膜内沉积。

⑱ 血浆置换疗法能有效清除血中免疫复合物及抗肾抗体，早期应用可使病情缓解，抗体于1～2周内消失。即放出患儿大量抗凝全血后，分离血浆及血细胞，去除血浆，补充等量健康人新鲜血浆或其他代用品。但停止治疗后病情可再次恶化，且价格昂贵，所以其应用受到限制。

⑲ 透析疗法的指征

a. 水血症伴心功能不全、肺水肿或高血压；

b. 血尿素氮＞29.5mmol/L；

c. 血钾＞6.5mmol/L；

d. 严重酸中毒、血 HCO_3^- 在12mmol/L以下者。

注：1. 诊断困难者，应尽早争取做肾活检组织病理学检查，以期早期明确诊断、估计病情及指导治疗。

2. 治疗过程中应注意调整水、电解质紊乱，纠正代谢性酸中毒。积极控制高血压。避免应用对肾脏有害的药物，积极防治感染。

3. 有人主张早期透析，肾功能没有恢复者待病情稳定后进行肾移植。但抗肾抗体阳性者，需待其阴性后再进行肾移植，否则可使移植肾再发生病变。

三、迁延性肾小球肾炎

(以6岁20kg为例)

长 期 医 嘱	临 时 医 嘱
儿科护理常规	血常规、粪常规
二级护理	尿常规①
清淡饮食	尿红细胞畸形率
	24h尿蛋白定量
	全套血生化检查②
	体液免疫功能检测

续表

长 期 医 嘱	临 时 医 嘱
	肾动态显像
	泌尿系统 B 超
	肾穿刺活检病理检查

❶ 尿常规可见镜下血尿和（或）蛋白尿。

❷ 血生化中肾功能一般正常。

注：1. 诊断过程中除参考病史、尿常规、肾功能、补体外，必要时可参考肾图、肾超声波检查，如难于鉴别，又经严密随访有进行性慢性肾炎可能时，应行肾穿刺检查以确定病理改变，从而区分是属于良性状况（如急性肾炎的恢复期）还是病理变化轻微的单纯性尿改变或是预后较严重的进行性慢性肾炎早期。

2. 患儿应预防感染，避免过劳。一般无特异治疗，如发现进行性肾小球肾炎则应进行针对治疗，参考慢性肾小球肾炎。

四、慢性肾小球肾炎

（以 6 岁 20kg 为例）

长 期 医 嘱	临 时 医 嘱
儿科护理常规	血常规❺
一级护理	尿常规❻
低盐、优质蛋白饮食❶	粪常规
病重通知	尿红细胞畸形率
卧床休息	24h 尿蛋白定量
氢氯噻嗪　12.5mg po tid❷	内生肌酐清除率❼
贝那普利　5mg po qd❸	全套血生化检查❽
或卡托普利　12.5mg po bid	体液免疫功能检测
双嘧达莫　33.33mg po tid❹	血气分析
	肾动态显像❾
	泌尿系统 B 超
	肾穿刺活检组织病理学检查❿

❶ 对伴有水肿、高血压者应适度限盐。当有肾功能不全时应对膳食中的蛋白质给予控制，小儿时期正值迅速生长发育期不宜过度限制，可依每日 1.2～1.6g/100cal 计算，且应以优质蛋白（如蛋、奶、瘦肉）为主，一般肾功能愈差则摄入蛋白量应越低，此时应适当增加碳水化合物以满足热量需求，还可适度辅以 α-酮酸或氨基酸。

❷ 对伴有高血压者应积极控制高血压。其中有明显水钠潴留者应给予利尿药，可选用噻嗪类利尿药，如氢氯噻嗪 [剂量为 1～2mg/(kg·d)]，但肾功能差、肾小球滤过率小于 25% 时常不奏效，此时需改用袢利尿药。

❸ ACEI 常被选为治疗慢性肾脏病高血压的一线药物，除能降低全身性高血压外，还能降低肾小球内压、降低尿蛋白、延缓肾小球硬化和肾功能恶化。如贝那普利（<5 岁：每次 3.33mg，每天 1 次；5～10 岁：每次 5mg，每天 1 次；>10 岁：每次 10mg，每天 1 次）或卡托普利 [剂量为 1mg/(kg·d)，最大量不超过 6mg/(kg·d)]。

❹ 对有高凝状态或某些具有高凝倾向的情况（如膜增生肾炎、膜性肾病、伴高脂血症等）可给予抗凝血药及抗血小板聚集药。抗血小板聚集药可选用双嘧达莫，剂量为 5mg/(kg·d)。

❺ 血常规可提示不同程度的贫血。

❻ 尿常规可见蛋白尿，急性发作时常加重；尿蛋白多少与肾功能变化不一定平行，随肾单位的减少，自肾小球滤过的蛋白亦减少；可有镜下血尿，并于病情急性加重时出现肉眼血尿；细胞管型及肾小管上皮细胞常提示疾病的急性发作，进入病程晚期还可见粗大的颗粒管型或蜡样管型。

❼ 内生肌酐清除率下降，具体计算公式详见急性肾功能衰竭。

❽ 血生化全套可提示电解质紊乱，血尿素氮、肌酐升高。

❾ 必要时可做肾动态显像，可显示肾脏摄取、浓聚和排泄的连续图像，以观察肾血流和肾实质功能。通过计算机处理所得信息，分别计算出双侧肾小球滤过率，以了解双肾功能。

❿ 应尽早争取肾活检，明确病理类型，以更好地指导治疗，制订治疗方案和判断预后。但是慢性肾炎晚期一般不行肾活检，因其病理改变多呈非特异性增生硬化改变，无助于诊断，且穿刺中易发生严重并发症。有作者报道 48% 病例肾活检有助于明确原基础病

变而指导治疗，故对于肾尚呈缩小者（可借助 B 超检查）、无严重高血压出血倾向者，如需明确原发病变以指导治疗时仍可进行活检。

注：1. 本病目前尚缺乏确实有效的特异治疗。其原则是保护肾脏，防治或延缓肾功能恶化；改善临床症状；避免和防治诱发恶化的因素；防治合并症。对明确病因者则采取相应治疗。

2. 多数患儿病因不明，少数病因明确者应给予相应治疗。如与细菌感染有关的分流肾炎给予抗菌治疗，狼疮肾炎给予相应治疗。

3. 合理安排生活，避免过劳，防治各种感染。选用药物时注意有无肾毒性。

4. 鉴于本病病因、病理改变、病期、肾功能状态等的不同，故激素和细胞毒药物的应用与否及方法应区别对待。一般认为下述情况可考虑应用：尿蛋白明显、肾体积正常（尚未缩小）；基础病理改变或病因属此类药物适应证者（如系膜增生、膜增生性肾炎等），在原肾功能尚稳定，但因某些因素而诱发新月体形成者可考虑给予此类药物治疗。也有学者认为，如患儿肾功能正常或轻度受损，病理改变轻微，如无禁忌，可试用激素和免疫抑制药，无效即撤。

五、原发性肾病综合征

（以 6 岁 20kg 为例）

（一）初治病例

长 期 医 嘱	临 时 医 嘱
儿科护理常规	血常规、尿常规、粪常规
一级护理	24h 尿蛋白定量
低盐、低脂、优质蛋白饮食①	全套血生化检查
记录 24h 出入液量②	血乙肝两对半检查⑤
测血压　bid	体液免疫功能检测
泼尼松　20mg po bid③	ASO⑥
10%氯化钾　10ml po tid④	血抗核抗体（ANA）、抗-dsDNA 抗体和 Smith 抗体
碳酸钙 D₃ 咀嚼片　1 片 po qd	
或 葡萄糖酸钙　0.5g po tid	双肾 B 超检查
维生素 E 胶丸　50mg po bid	

❶ 显著水肿和严重高血压者应短期限制水钠摄入，病情缓解后不必继续限盐。活动期病例供盐 1~2g/d。蛋白质摄入 1.5~2g/(kg·d)，以高生物价的动物蛋白（乳、鱼、蛋、禽、牛肉等）为宜。

❷ 水肿显著者应记录 24h 出入液量。

❸ 糖皮质激素治疗，先以泼尼松每天 60mg/m² 或 1.5~2mg/(kg·d)（每日总量一般不超过 60mg），分 2~3 次口服。若 4 周内尿蛋白转阴，则自转阴后至少巩固 2 周方始减量，后改为隔日 2mg/kg，早餐后顿服，疗程达 6 个月以上（中程疗法）。开始治疗后 4 周尿蛋白未转阴者可继服至尿蛋白阴转后 2 周，一般不超过 8 周，以后再改为隔日 2mg/kg，早餐后顿服，疗程 9 个月以上（长程疗法）。

❹ 水肿患儿开始利尿时要及时补充氯化钾，防止低血钾的发生，但少尿或无尿者应禁用氯化钾。

❺ 用于与乙型肝炎病毒相关性肾病相鉴别。

❻ 用于与急性链球菌感染后肾炎相鉴别。

注：1. 初始治疗原则

a. 诊断确定后即开始治疗；

b. 皮质激素选用半衰期 12~36h 的中效制剂（如泼尼松、泼尼松龙等），除能较快诱导缓解外，也适用于其后减量时的隔日用药；

c. 尿蛋白转阴后维持治疗阶段以隔日晨顿服投药法为宜，因体内自身肾上腺皮质激素分泌呈晨高夜低的规律，隔日晨顿服用药与生理昼夜分泌规律一致，对垂体肾上腺轴的反馈抑制作用小，而且对生长激素的影响也最小；

d. 维持阶段不宜过短，待病情稳定再停药。

2. 肾病综合征患儿易并发感染，在激素使用前需控制感染，若在激素使用期间发生感染应采取积极有效的措施控制感染，可根据病原学检查选择相应的抗生素。

3. 水肿治疗　轻度水肿患儿一般应用激素后 7~14 天开始利尿，故一般初始治疗不需要应用利尿药。但高度水肿、合并皮肤感染、高血压、激素不敏感者常需用利尿药。开始可用氢氯噻嗪 1mg/kg，每日 2~3 次，如 2 天内无效可加至 2mg/kg，并加用螺内酯。若上述药物疗效差时可加用具有强利尿作用的袢利尿药，如呋噻米（速尿）。对利尿药无效且血浆蛋白过低者，可先扩容继之利尿。扩容时可采用右旋糖酐-40（5～10ml/kg）、酚妥拉明（0.3mg/kg），滴毕静脉给予呋塞米（速尿）1～1.5mg/kg。在血蛋白<15g/L，一般利尿措施无效或伴低血容量者给予输注白蛋白或血浆，并继之给予呋塞米。利尿时注意尿中失钾及可能出现的低血容量性休克，应密切观察出入水量、体重变化及电解质紊乱。临床上不宜长期大量应用利尿药或骤然大量利尿。

（二）复发和糖皮质激素依赖性肾病

长 期 医 嘱	临 时 医 嘱
儿科护理常规	血常规
一级护理	尿常规
低盐低脂优质蛋白饮食	粪常规
记录 24h 出入液量	24h 尿蛋白定量
测血压　　bid	全套血生化检查
泼尼松　　40mg po(晨起顿服) qod❶	体液免疫功能检测
或 曲安西龙　　16mg po bid❷	血浆纤维蛋白原检测❸
或 地塞米松　　3mg po bid❸	尿纤维蛋白裂解产物
环磷酰胺　　15mg po tid❹	(FDP)检测
或 苯丁酸氮芥　　4mg po qd❺	早期肾损伤检查
或 环孢素口服液　　1ml po qd❻	
或 霉酚酸酯　　100mg po tid❼	
或 雷公藤多苷片　　10mg po bid❽	
双嘧达莫　　50mg po tid	
或 藻酸双酯钠　　50mg po tid	
或 华法林　　1.25mg po tid	
碳酸钙 D₃ 咀嚼片　　1 片 po qd	
或 葡萄糖酸钙　　0.5g po tid	
维生素 E 胶丸　　50mg po bid	
左旋咪唑　　25mg po bid(隔天)	

❶ 泼尼松治疗后或在减量过程中复发者，原则上再次恢复到

初始疗效剂量或上一个疗效剂量，或改隔日疗法为每日疗法，或将激素减量的速度放慢，延长疗程。

❷ 曲安西龙作用与醋酸泼尼松基本相同，4mg 曲安西龙相当于泼尼松 5mg，但几乎没有潴钠排钾作用。

❸ 地塞米松 0.75mg 取代泼尼松 5mg，分次口服，疗程 2～6 周，一般为 4 周，然后再换为泼尼松隔日顿服，病情稳定缓解则快速减为小剂量，泼尼松 10～15mg，隔日顿服，维持半年左右。或用曲安西龙（康宁克通 A）10～20mg，或每次 0.6～1mg/kg，第 1 年每月注射 1 次，第 2 年每 2 个月肌注 1 次。

❹ 环磷酰胺（CTX）可延长缓解期、减少复发，对频繁复发者疗效优于激素依赖者；对激素部分敏感者加用 CTX 后可诱导完全缓解；对激素耐药者可改善患儿对激素的效应。口服剂量为 2.0～2.5mg/(kg·d)，疗程 8～12 周，总剂量≤200mg/kg，1 年内禁第 2 个疗程的治疗。其近期副作用有胃肠道反应（恶心、呕吐等），肝功能损害，脱发（暂时性脱发，停药后复生），骨髓抑制（血白细胞减少，偶有血小板减少）。近年还有应用静脉冲击给药者，CTX 冲击疗法目前尚无统一方案，多数采用每次 CTX 8～15mg/kg 静脉滴注，2 天为 1 个疗程，间隔 15～30 天行下一个疗程，累积量<150～200mg/kg。

❺ 苯丁酸氮芥能减少复发，多用于频繁复发和激素依赖者。用量：0.15～0.2mg/(kg·d)，疗程不长于 8 周，总量宜少于 10mg/kg。其副作用与 CTX 相似。

❻ 环孢素（CSA）是一种选择性免疫抑制药，剂量 5mg/(kg·d)，或 150mg/m²，最大剂量不超过 200mg/m²，疗程一般 3～6 个月。疗程过短停药后易复发，疗程过长则可能导致 CSA 肾毒性，且加重患儿经济负担，因此 CSA 最适宜的剂量和疗程仍需进一步观察探讨。CSA 常见的副作用有肾毒性、肝毒性、高血压、恶性肿瘤、多毛、震颤、牙龈增生等，尤其以肾毒性最常见（血清肌酐水平升高）。

❼ 霉酚酸酯（MMF）是新一代免疫抑制药，与其他免疫抑制药比较，MMF 对肝、肾、骨髓的毒性均低，感染机会少，主要副作用为胃肠道反应，但多呈自限性。最初用于肾移植，近年来用于本病和狼疮肾炎、血管炎等。成人参考剂量：初始治疗 1.5g/d，分

3 次口服，共 3 个月，维持治疗 0.75～1.0g/d，分 2～3 次口服，维持 6～9 个月。儿童剂量：口服 MMF 治疗 [15～20mg/(kg·d)]，体重以标准体重和实际体重的平均值计，最大剂量不超过 1.5g/d]，服药时间不少于 6 个月。目前认为 MMF 是一种特异性高、不良反应少、安全有效、前景诱人的新型免疫抑制药，有可能为难治性肾病治疗开辟新的途径。

⑧ 雷公藤多苷为自卫茅科植物雷公藤根部提取物，有免疫抑制作用。剂量：1～1.5mg/(kg·d)，最大量为 30mg/d，分 3 次口服，疗程一般 3 个月。其副作用有白细胞减少、胃肠道反应和皮肤色素沉着，此外还可能对性腺功能产生一定影响，表现为月经紊乱、闭经、男性精子活动或数量减低。

⑨ 高凝状态检查。大多数患儿存在不同程度的高凝状态，血小板增高，血小板凝聚率增加，血浆纤维蛋白原增加，尿纤维蛋白降解产物（FDP）增高。

注：1. 糖皮质激素的剂量和疗程 糖皮质激素治疗后或在减量过程中复发者，原则上再次恢复到初始疗效剂量或上一个疗效剂量，或改隔日疗法为每日疗法，或将激素减量的速度放慢，延长疗程。同时注意查找患儿有无感染或影响糖皮质激素疗效的其他因素。或用甲泼尼龙冲击治疗：甲泼尼龙 15～30mg/(kg·d)，每天最多不超过 1000mg，溶于 5% 葡萄糖注射液 100～200ml，3 天为 1 个疗程，必要时隔 1～2 周再用 1 个疗程。

2. 免疫抑制药的应用 主要用于原发性肾病综合征频繁复发、糖皮质激素依赖、耐药或出现严重副作用者。在小剂量糖皮质激素隔日使用的同时可选用免疫抑制药。

3. 抗凝血药的应用 肾病综合征（NS）患儿常伴有高凝状态，除引发血栓、栓塞合并症外，临床上还常表现为激素不效应、尿蛋白持续不消等。因此，近年来多主张 NS 活动期伴发高凝状态者加用抗血小板聚集药，如肝素 100U/kg，静滴，每天 1～2 次。藻酸双酯钠 1～3mg/(kg·d) 静滴，每分钟不超过 20 滴，10 天为 1 个疗程，也可口服。华法林 2～8mg，分 2～3 次口服。双嘧达莫 5～10mg/(kg·d)，分 2～3 次口服，疗程 6 个月。复方丹参 1～4ml/d，静滴，10 天为 1 个疗程。此外，还有右旋糖酐-40、阿司匹林和抗纤溶药，如尿激酶、蝮蛇抗栓酶等。因普通肝素副作用较多，近年提倡使用低分子肝素。如依诺肝素（LMWH），剂量为 $60\sim100$ 抗因子 X_a 活性单位/(kg·d)，皮下注射，每天 $1\sim2$ 次，使用方便，出血危险性小，无需特别监护，便于临床应用。

4. 免疫调节剂　如左旋咪唑和转移因子（TF）等可用于激素的辅助治疗，尤其适合于常伴发感染的复发或激素依赖病例。左旋咪唑 2.5mg/kg，隔日口服，疗程 $0.5\sim1$ 年。转移因子（TF）2U，肌注，每周 2 次，$2\sim3$ 个月为 1 个疗程。静脉人血丙种免疫球蛋白 400mg/(kg·d)，静脉注射，5 天为 1 个疗程。

（三）激素耐药病例

长 期 医 嘱	临 时 医 嘱
儿科护理常规	血常规
一级护理	尿常规
低盐、低脂、优质蛋白饮食	粪常规
记录 24h 出入液量	24h 尿蛋白定量
测血压　bid	全套血生化检查
泼尼松　40mg po(晨起顿服) qod[1]	体液免疫功能检测
或 曲安西龙　16mg po bid	血浆纤维蛋白原检测
或 地塞米松　3mg po bid	尿纤维蛋白裂解产物
环磷酰胺　15mg po tid	(FDP)检测
或 苯丁酸氮芥　4mg po qd	早期肾损伤检查[3]
或 环孢素口服液　1ml po qd	
或 雷酚酸酯　100mg po tid	
或 雷公藤多苷片　10mg po bid	
双嘧达莫　50mg po tid	
或 藻酸双酯钠　50mg po tid	
或 法华林　1.25mg po tid	
卡托普利　12.5mg po bid[2]	
或 苯那普利　5mg po qd	
碳酸钙 D_3 咀嚼片　1 片 po qd	
维生素 E 胶丸　50mg po bid	

❶ 泼尼松诱导治疗 8 周尿蛋白仍不转阴者，可根据病情适当延长诱导时间至 12 周，并延长隔日用药时间。

❷ 应用时注意头昏、上腹不适、咳嗽、粒细胞减少、高血钾等不良反应，肾功能损害者慎用。

❸ 早期肾损伤检查包括尿微量蛋白系列和尿 NAG 酶。

注：1. 移行疗法　在诱导期结束后进行移行疗法，给药日量为 2 天总量的 2/3（最大量不超过 80mg，隔日 1 次），间歇日量为 2 天总量的 1/3，而且间歇日给药要在 2 周内均匀减完，以后逐步减量。

2. 泼尼松长期大剂量隔日疗法　泼尼松 1.5～2.0mg/kg，隔日晨起顿服，诱导缓解后逐渐减量，给泼尼松 0.5～1.5mg/kg（每天 40～60mg），隔日晨起顿服，以维持缓解 6 个月至 1 年，然后将泼尼松减量，3 个月至 1 年逐渐停药。

3. 血管紧张素转换酶抑制药（ACEI）的应用　对改善肾小球局部血流动力学、减少尿蛋白、延缓肾小球硬化具有良好作用。尤其适用于伴有高血压的肾病综合征。常用制剂有卡托普利、依那普利、福辛普利等。

4. 对症治疗　严重水肿、少尿时选用利尿药，如氢氯噻嗪、螺内酯、呋塞米等，必要时应用扩容利尿药。持续高血压者，可选用硝苯地平（心痛定）或卡托普利等；严重高凝或并发肾静脉血栓时，可选用肝素或抗栓酶。并发严重感染时，应采用足量、有效的抗生素以控制感染。

六、IgA 肾病

（以 6 岁 20kg 为例）

长 期 医 嘱	临 时 医 嘱
儿科护理常规	血常规
二级护理	尿常规
清淡饮食	粪常规
卧床休息❶	尿红细胞畸形率❻
双嘧达莫　33.33mg po tid❷	24h 尿蛋白定量❼
贝那普利　5mg po qd❸	全套血生化检查
或卡托普利　6.25mg po tid	体液免疫功能检测❻

长 期 医 嘱	临 时 医 嘱
泼尼松片　12.5mg po tid❶	血栓前状态❷
雷公藤多苷片　10mg po bid❸	早期肾损伤检查
或 环磷酰胺　20mg po bid	皮肤活检❿
或 霉酚酸酯　200mg po tid	肾穿刺活检病理检查⓫
或 环孢素　50mg po bid	
或 硫唑嘌呤　25mg po bid	

❶ 若表现为肉眼血尿，应注意卧床休息。

❷ 若血栓前状态提示高凝状态可选用双嘧达莫 [5mg/(kg·d)，分 3 次] 抗血小板聚集，2006 年，日本学者对抗血小板药物进行的荟萃分析，发现抗血小板药物能有效降低尿蛋白，保护肾功能，但由于缺乏高质量的原始资料，其结论需谨慎对待。

❸ 表现为蛋白尿者，可用 ACEI，如贝那普利（<5 岁：每次 3.33mg，每天 1 次；5～10 岁：每次 5mg，每天 1 次；>10 岁：每次 10mg，每天 1 次），或卡托普利 [1mg/(kg·d)]。

近几年 ACEI 与 ARB 联用，在减少包括 IgA 肾病在内的慢性肾脏病患儿蛋白尿方面取得了较好的效果。ACEI 联合 ARB 治疗可明显减少患儿尿蛋白排出并改善预后，对慢性肾功能不全的 IgA 肾病患儿使用 ACEI 治疗能延缓肾功能进展。ACEI 联合钙拮抗药、他汀类降脂药、抗血小板聚集药等药物，在某些特定的 IgA 肾病人群，可能比单独使用 ACEI 具有更好的疗效。以高血压表现的 IgA 肾病患儿，首选 ACEI 或（和）ARB。

对于血压正常的患儿使用 ACEI 或 ARB，需注意血压情况。过去认为血压正常的患儿使用 ACEI 或 ARB 对血压影响不大，但在临床实践中发现，血压正常的患儿使用 ACEI 或 ARB 血压也可能会下降，这些患儿尿蛋白往往降得比较快，这时要特别注意血肌酐等肾功能情况，以避免血压降得过低，影响脏器供血。

❹ 关于 IgA 肾病中应用激素的问题尚有争论，有学者认为 1/3 的 IgA 肾病患儿 25 年后可能进展为肾硬化和终末期肾病，激素不能改善其预后。也有学者认为早期激素治疗可减轻成人弥漫增殖性

IgA 肾病患儿的蛋白尿和肾脏细胞增殖等病理改变。有 6 项关于 IgA 肾病的免疫抑制治疗试验（共 341 例患儿）被认为具有足够的说服力（均经过荟萃分析）。分析显示肾上腺糖皮质激素疗法对减少蛋白尿和降低终末期肾病风险有效。循证医学也已经证明，肾功能正常时推荐单纯激素治疗；肾功能异常时（肌酐 < 250μmol/L），激素联合细胞毒药物治疗；当肌酐 > 250μmol/L，或者 GFR 丧失 50% 以上时，表明任何治疗都是无效的，此时即使联合激素和（或）细胞毒药物也难以阻止肾功能减退，因此不推荐使用。

❺ 必要时可加用免疫抑制药，如雷公藤多苷片 [剂量为 1mg/(kg·d)，分次口服]，或环磷酰胺、霉酚酸酯、环孢素、硫唑嘌呤。

❻ 多数病例尿红细胞呈多形性，但也有少数患儿尿红细胞呈均一性，这提示血尿可能不完全来源于肾小球性病变，尽管肾活检证实有肯定的肾小球病变。

❼ 尿常规检测有尿蛋白者，应常规做 24h 尿蛋白定量，以指导临床诊疗和病情预后判断。

❽ 在体液免疫功能检测中，国外报道约 50% 的患儿血清 IgA 水平升高，国内报道为 10%～73%。补体 C3 正常或升高，50%～75% 的患儿血中有 C3 碎片。37%～73% 的患儿测到包含 IgA 的特异性循环免疫复合物。

❾ 血栓前状态可提示有无并发高凝状态，如存在高凝状态，可加用肝素等抗凝。

❿ 20%～50% 的患儿皮肤活检可见 IgA、C3、备解素及纤维素在毛细血管壁沉积。当患儿临床表现再发性血尿时皮肤活检 IgA 沉积，往往和肾活检 IgA 系膜沉积相一致。无条件做肾活检的医院或不接受肾活检的患儿可以开展此项目。

⓫ IgA 肾病确诊只能依靠肾穿刺活检组织病理学检查。

注：1. 由于 IgA 肾病的发病机制尚不明确，因此目前尚无 IgA 肾病的特效治疗措施。由于 IgA 肾病的预后主要与大量蛋白尿、高血压、肾功能受损、肾小球硬化、间质纤维化，以及肾小球动脉硬化有关，因此 IgA 肾病的治疗应根据这些指标的有无及程度区别对待，重点在于减少蛋白尿、控制血压、延缓 IgA 肾病的进展。常用的治疗方法包括糖皮质激素、免疫抑制药、ACEI、ARB、

抗凝、抗血小板聚集及促纤溶药、鱼油、中药，以及扁桃体摘除术等。

2. 鱼油制剂　关于鱼油制剂用于治疗 IgA 肾病的初步研究报道，对于病情有进展危险的患儿，鱼油制剂有不可忽视的疗效，但是却没有更深入的研究来支持它的作用，而其他公开发表的研究报道经过荟萃分析，也没有证实其疗效。从目前有用的证据来看不推荐使用鱼油制剂治疗 IgA 肾病。

3. 扁桃体摘除　扁桃体主要与 IgA$_1$ 有关，在 IgA 肾病时是 IgA 紊乱的激活药和效应器，扁桃体免疫异常是引起 IgA 肾病的重要原因，切除扁桃体是治疗 IgA 肾病的有效手段之一。国内外学者通过随访比较施行或未施行扁桃体切除术组的 IgA 肾病患儿的血清肌酐、IgA 水平、尿检结果均认为扁桃体切除术组的疗效优于非手术组，尤其是血尿型患儿的疗效明显。

4. 治疗方案的选择　基于目前循证医学研究成果，对于 IgA 肾病治疗中常用的有关激素、免疫抑制药和 ACEI/ARB 的治疗原则推荐如下。

a. 对于低危组患儿，即尿蛋白<1g/d、肾功能正常时，ACEI/ARB 可以作为 IgA 肾病治疗的首选药物；当 ACEI 不能控制尿蛋白或出现肾功能进展时，则考虑加用激素或细胞毒药物，但是目前尚缺乏足够的证据证明激素治疗可使患儿获得额外好处。

b. 相对高危组患儿，即尿蛋白定量 1～3.5g/d、肾功能正常、病理分级轻到中度的患儿，接受 6 个月激素治疗能减少尿蛋白和保护肾功能；而 ACEI 亦可起到同样的作用，目前也缺乏足够的证据证明激素治疗优于 ACEI；对于肾病综合征、病理类型轻的患儿首选激素治疗，其临床缓解率较高。

c. 进展性 IgA 肾病、病理以活动性病变为主、血肌酐<250μmol/L 的患儿激素联合细胞毒药物能明显防止终末肾衰竭的发生；而进展性 IgA 肾病、病理以慢性病变为主，接受细胞毒药物或（和）激素治疗可延缓肾功能进展速度，但应重视治疗的毒性作用。

d. 对于血管炎和新月体性 IgA 肾病，激素联合细胞毒药物可改善病理、稳定肾功能。

七、慢性肾功能衰竭

（以 6 岁 20kg 为例）

长 期 医 嘱	临 时 医 嘱
儿科护理常规	血常规⑤
一级护理	尿常规⑥
低盐、优质蛋白饮食❶	粪常规
书面病重通知	24h 尿蛋白定量
或 病危通知	出血、凝血时间⑦
卧床休息	血气分析
记录 24h 出入液量	内生肌酐清除率
心电、血氧饱和度监测	全套血生化检查⑧
卡托普利　12.5mg po bid❷	心脏和泌尿系统 B 超⑨
碳酸钙 D₃ 片　0.6g po qd❸	胸部 X 线摄片⑩
促红细胞生成素　2000U ih qw❹	同位素检查⑪
	透析疗法⑫
	肾移植⑬

❶ 在饮食方面，应提供足够的热量、适量的蛋白、低磷饮食，必要时辅以氨基酸或 α-酮酸。婴儿至少给予 250～292kJ/kg（60～70kcal/kg），年长儿至少保证 126～167kJ/kg（30～40kcal/kg），主要从糖及脂肪中摄取。并选用高效价的优质蛋白（如蛋、牛奶、鱼、肉、禽等）。无水肿及高血压者一般不严格限制钠的摄入，但一般儿童每日不超过 2g 氯化钠。因患儿肾浓缩功能差，常有多尿，故一般不必限制水的摄入，而以患儿口渴感为准；但有水肿、高血压、少尿者则应按不显性失水加尿量计算。注意限制高磷食物（牛奶制剂）的摄入，并注意烹饪方法的影响（如肉、骨、鱼煮沸法可减少磷），尽量使磷的摄入量<10mg/(kg·d)。

❷ ACEI 如卡托普利（开博通），不仅可控制高血压、降低尿蛋白，亦有利于延缓慢性肾衰的进展。剂量为 1mg/kg，最大量不超过 6mg/kg。

❸ 慢性肾衰时存在钙磷代谢紊乱及肾性骨病，一方面注意低

磷饮食，另一方面要补充钙剂。

④ 慢性肾衰时的贫血主要与循环中红细胞生成素低下有关，目前可选用促红细胞生成素，剂量为 $50\sim150U/kg$，视贫血程度，每周 $1\sim3$ 次皮下注射。

⑤ 血常规一般可见正色素正细胞性贫血，血小板及白细胞计数一般正常。

⑥ 尿常规可见不等量的蛋白、红细胞、白细胞及管型（除颗粒管型外，有时可见蜡样管型及宽大管型），尿比重固定于 1.010 左右。

⑦ 出血、凝血时间可延长。

⑧ 血生化检查：尿素氮、肌酐增高，血钙下降，血磷升高，血镁增高，血钠一般低下，血钾至后期尿量减少时常增高，血 pH 下降，二氧化碳结合力下降。

⑨ 泌尿系统 B 超于终末期常见肾影缩小，但由于梗阻性肾病、多囊性肾病、骨髓瘤或淀粉样变所致者，肾影可不缩小。

⑩ 胸部 X 线检查示心影扩大及循环充血。

⑪ 除肾图、肾扫描、肾闪烁照相以反映肾功能外，还可用骨扫描，这有助于肾性骨病的诊断。

⑫ 透析治疗可暂时替代肾脏的排泄功能，维持生命。适用证如下。

a. 在肾小球滤过率 $<10ml/(min\cdot1.73m^2)$ 时、严重的内科非手术治疗无效的水电解质及酸碱平衡紊乱（如严重的循环充血、酸中毒、高血钾等）、充血性心力衰竭（因循环充血、高血压、尿毒症性心肌病导致者）、尿毒症性心包炎、脑病时应给予透析治疗。

b. 等待肾移植手术期。

c. 原有肾功能呈代偿不全，又因某些诱因（如感染）而肾功能急剧恶化时，有时可经短暂透析度过急性恶化期而恢复其恶化前的状态。

目前我国儿科多行腹膜透析，少数可行血透。

⑬ 终末期肾只能依赖透析维持生命，肾移植为最终的替代疗法。

注：1. 慢性肾功能衰竭可分为 3 个阶段。

（1）肾功能不全代偿期 肌酐清除率降至正常值的 50%，血肌酐正常，血尿素氮正常。

（2）肾功能不全期　肌酐清除率低于正常值的 50%，血肌酐超过 176.8μmol/L（2mg/dl），血尿素氮增高，其他各项肾功能进一步损害；并出现一些临床症状，如疲乏、不安、胃肠症状、皮肤瘙痒等。

（3）尿毒症期　血尿素氮超过 21.42mmol/L（60mg/dl），常伴酸中毒，出现严重的尿毒症临床表现。

2. 高钾血症的治疗参考急性肾功能衰竭。

3. 代谢性酸中毒的纠正　慢性肾衰竭时经常存在代谢性酸中毒，只有具有临床表现（如恶心、呕吐、乏力、呼吸加速等），血 HCO_3^- <15mmol/L 时给予纠正，通常用碳酸氢钠，一般剂量为 2～3mmol/kg，视临床反应决定是否继续应用。纠正酸中毒过程中应注意可能因游离钙下降诱发手足搐搦。当有高血压、水肿、尿少时尤应慎重。

4. 慢性肾衰竭患儿对中度贫血可较好耐受，一般不予输血，因为多次输血还可进一步抑制红细胞生成，但当血红蛋白<60g/L 或血细胞压积<20%，有脑缺氧症状，或伴发感染或出血时应输注新鲜血，最好输注红细胞，以免加重循环负荷。

八、乙型肝炎病毒相关性肾炎

（以 6 岁 20kg 为例）

长 期 医 嘱	临 时 医 嘱
儿科护理常规	血常规、尿常规、粪常规
二级护理	尿红细胞畸形率
清淡饮食❶	24h 尿蛋白定量
或 优质蛋白、低盐饮食	乙肝两对半检测
α- 干扰素　200 万 U im qod❷	HBV DNA 检测
胸腺素 α₁　1.6mg ih 每周 2 次❸	体液免疫功能检测
5%GS　150ml ⎫ iv gtt qd❹	全套血生化检查
阿糖腺苷　0.3g ⎭	自身免疫功能检测❺
葡醛内酯　50mg po tid❻	ASO❼
或 联苯双酯　20mg po tid	泌尿系统 B 超

❶ 应以清淡饮食为主，少食油腻。对表现为肾病综合征者，宜食优质蛋白饮食，伴有高血压者，宜食低盐饮食。

❷ 对 HBsAg 持续阳性者，可使用 α-干扰素抗病毒，100 万～300 万 U 肌注，隔日 1 次或每周 3 次，3～6 个月为 1 个疗程。主要通过干扰素与细胞膜上的干扰素受体结合，诱发多种抗病毒蛋白以阻碍病毒核酸及蛋白的合成，抑制病毒复制，但并不能将病毒排出体外。其主要副作用为发热、流感样症状、嗜睡、乏力，少数患儿发生多形红斑。个别患儿出现精神症状或原有神经症状加重，应及时减量或停药。

❸ 用前每瓶胸腺素 α₁（1.6mg）以 1ml 注射用水溶解后立即皮下注射（不应肌注或静注）。治疗慢性乙型肝炎的推荐剂量：每次 1.6mg，每周 2 次，2 次相隔 3～4 天，连续给药 6 个月（共 52 针），其间不应间断。临床试验提示胸腺素 α₁ 与 α-干扰素联用可能比单用 α-干扰素或单用胸腺素 α₁ 效果好。如联用 α-干扰素，一般胸腺素 α₁ 在上午给药而 α-干扰素在晚上给药。

❹ 阿糖腺苷 15mg/(kg·d) 静脉滴注，2 周为 1 个疗程，联合应用 α-干扰素可取得较好效果。

❺ 对有肝功能异常者，可用保肝药，如葡醛内酯，5 岁以上者，每次 50～100mg，口服，每天 3 次；或联苯双酯，每次 0.5～1mg/kg，口服，每天 3 次。

❻ 有肾实质损害表现者，如血尿和（或）蛋白尿，应行自身免疫功能检测以排除狼疮肾炎等继发性肾小球疾病。

❼ 本病可伴有补体 C3 下降，应与急性链球菌感染后肾小球肾炎相鉴别，故需检测 ASO。

注：1. 乙型肝炎病毒相关性肾炎的诊断标准

a. 血清 HBV 标志物持续阳性；

b. 患肾小球肾炎并可除外其他继发性肾小球疾病；

c. 肾组织切片中找到 HBV 抗原或 HBV DNA；

d. 肾组织病理为膜性肾病。凡符合第 a.、b.、c. 条可确诊，不论其肾组织病理为何；符合第 a.、b.、d. 条时，尽管其肾组织切片中未查到 HBV 抗原或 HBV DNA，可作为拟诊（中华儿科学会肾脏病学组于 2000 年珠海会议制定）。

2. 本病血尿程度可由轻微镜下血尿至肉眼血尿，蛋白尿多为轻、中度，有时可见大量蛋白尿，甚至达肾病水平。须与原发性肾小球疾病相鉴别。本病具有以下特点：非典型性、多变性及迁延性。

（1）非典型性　如患儿可表现为肾炎或肾病综合征，但多不典型，有的患儿有大量蛋白尿，颇似肾病，但水肿多不重，胆固醇升高也不明显；以血尿为主的患儿与肾炎相似，但血压多不高，血沉不快。

（2）多变性　起病时以肾炎为主要表现，经过一段时间可转为肾病综合征，反之亦然。

（3）迁延性　一般病程多迁延，对激素治疗反应欠佳，因此在临床表现不典型及多变时应想到本病，应及时做血 HBV 标志物检测和肾组织活检，以早期明确诊断。

3. 本病无特效治疗方法，以对症治疗为主，对激素及免疫抑制药的应用尚有争议。但对有肾病综合征表现者，可在医师密切观察下试用肾上腺皮质激素，以减轻或消除蛋白尿，但不宜单独使用。因糖皮质激素可延迟体内中和抗体的产生，延缓宿主清除 HBV 的能力，并有促进 HBV 在细胞内复制的潜在危险，使病理改变迁延不愈或加重。泼尼松治疗方案可参照"原发性肾病综合征"。乙型肝炎病毒相关性肾炎不宜应用免疫抑制药，这是由于免疫抑制药能加速 HBV 复制而加重 HBV 感染，因此肝炎活动或有 HBV 复制指标时（如高效价 HBc），IgM 或 HBeAg 阳性时，最好暂不应用。

4. 乙型肝炎病毒相关性肾炎的预后与其病理类型有关。膜性肾病 50% 可自发缓解，当血清 HBeAg 转阴而出现 HBeAb 时，尿和肝功能异常也相继改善。而病理类型表现为系膜毛细血管性肾炎者预后较差，可逐渐导致肾功能不全。

九、肾小管性酸中毒

（以 6 岁 20kg 为例）

长 期 医 嘱	临 时 医 嘱
儿科护理常规	血常规、粪常规
一级护理	尿常规❸
清淡饮食	血生化全套❹

长 期 医 嘱		临 时 医 嘱
枸橼酸钠　100g 枸橼酸钾　100g 蒸馏水　1000ml	25ml po tid❶	血气分析
		24h 尿钙/尿肌酐检测
		胸部、头颅、脊柱、四肢 X 线检查❺
氢氯噻嗪　12.5mg po tid❷		泌尿系统 B 超❻

❶ 枸橼酸钠钾合剂常从小剂量开始，Ⅰ型患儿每天 2～4mmol/kg；Ⅱ型患儿每天常需 10～15mmol/kg；Ⅲ型患儿每天常需 5～10mmol/kg；24h 均匀服用，需长期甚至终身服用。治疗过程中应根据血气、血电解质、尿钙等调整用量，保持血钙<10mg/dl，尿钙每日排出<4mg/kg。

❷ 在极重症患儿单纯碱剂难以奏效时可合用氢氯噻嗪，每天 1～2mg/kg，待酸中毒纠正后可减量。

❸ 尿液检查在Ⅰ型患儿中可见尿比重低，尿 pH>6，尿钠、钾、钙、磷增加，尿氨显著减少；在Ⅱ型患儿中可见尿比重和渗透压降低，尿 pH>6，当酸中毒加重，血 HCO_3^- <16mmol/L 时，尿 pH<5.5。

❹ 血生化检查可见血 pH、HCO_3^- 或 CO_2 结合力降低，血氯显著升高，血钾、血钠降低，血钙、血磷偏低，但Ⅳ型患儿血钾升高。

❺ X 线检查见骨密度降低和佝偻病表现。

❻ 泌尿系 B 超可见肾结石或肾钙化。

注：1. 饮食宜清淡，限盐、肉、蛋，减少 Cl^-、SO_4^{2-} 的摄入，由于肾浓缩功能差，每日应供应足量水分。对骨病者给予维生素 D 及钙，一旦骨病纠正则停用，以免增加肾钙化的危险。

2. 纠正低钾血症　开始纠正酸中毒时或有低钾时应补充钾盐，可用枸橼酸钠钾混合液或 10%枸橼酸钾，剂量为每天 2～4mmol/kg。Ⅳ型患儿禁钾。

3. 纠正酸中毒的治疗　可口服碳酸氢钠或 10%的枸橼酸钠钾合剂。其应用见❷。

4. 肾小管酸中毒（RTA）的分类

（1）Ⅰ型 RTA　即远端肾小管酸中毒，是由远端肾小管泌氢障碍所致。

（2）Ⅱ型RTA 即近端肾小管酸中毒，是由于近端小管重吸收碳酸氢根障碍，而远端酸化功能则完好无损。

（3）Ⅲ型RTA 则同时具有近端和远端肾小管酸中毒的特点。

（4）Ⅳ型RTA 合并高血钾的肾小管酸中毒，可能继发于醛固酮不足或肾小管对醛固酮不敏感。其中Ⅰ、Ⅱ、Ⅲ型均合并低钾血症。

5. Ⅳ型患儿高钾血症的治疗 血钾＞6.5mmol/L为危险界限，禁用含钾食物、药物、库存血，此外应积极进行如下处理。

（1）重碳酸盐 可纠正酸中毒，形成细胞外液轻度碱中毒，使钾离子由细胞外转移至细胞内，同时也可扩大细胞外液体积，稀释血钾浓度，可用5%碳酸氢钠，每次2ml/kg，在5min内静注，如EKG未恢复正常，15min后可重复1次。钠溶液作用迅速，但持续时间短，仅维持30～90min。

（2）葡萄糖酸钙 钙可拮抗钾离子对心肌的毒性作用，10%葡萄糖酸钙10ml静点，一般5min开始起作用，可持续1～2h，每天可用2～3次，但应用洋地黄者宜慎用。

（3）高渗葡萄糖和胰岛素 促进钾离子进入细胞内，每3～4g葡萄糖配1U胰岛素，每次1.5g/kg糖可能暂时降低血钾1～2mmol/L，15min开始起作用，可能持续12h或更长，必要时可重复。

以上3种疗法在高钾急救时可单独使用或联合使用，有一定疗效，但作用不能持久。因此在治疗的同时可开始准备透析治疗。

（4）阳离子交换树脂 经以上抢救EKG趋于正常，但血钾仍在5.5～7mmol/L，可给予阳离子交换树脂口服或灌肠，每次0.3～1g/kg。此药易引起便秘，因此可和10%～20%山梨醇混合口服或灌肠，山梨醇有渗透腹泻作用。灌肠后30～60min开始起作用，每天重复2～4次，也可放在胶囊内吞服。阳离子交换树脂每吸收1mmol钾离子可释放1mmol其他阳离子。

（5）透析 血透及腹透均有效，前者作用更快，能在1～2h内使血钾从7.5～8mmol/L降至正常范围内，后者需4～6h降至正常。

6. Ⅳ型肾小管酸中毒如系缺乏盐皮质激素所致，则给予替代治疗，可用氟氢可的松，每天0.05～0.2mg；如系肾小管对盐皮质激素反应低下所致，则用碱性药物和利尿药。

7. 定期检查血气、血电解质、血钙、血磷、碱性磷酸酶和 24h
尿钙。

十、尿路感染

(以 6 岁 20kg 为例)

长 期 医 嘱	临 时 医 嘱
儿科护理常规	血常规
二级护理	尿常规❺
清淡饮食❶	粪常规
卧床休息❷	中段尿细菌培养＋药物敏感试验❻
5％GS 100ml ⎫ 头孢噻肟钠 0.8g ⎭ iv gtt tid❸	早期肾损伤检查❼
或 5％GS 100ml ⎫ 头孢曲松钠 1.6g ⎭ iv gtt qd	血培养＋药物敏感试验❽ 血沉
复方磺胺甲噁唑 0.5g po bid❹ 或 呋喃妥因 62.5mg po tid 或 吡哌酸 0.25g po tid 或 qid 或 诺氟沙星 62.5mg po tid	C 反应蛋白 血生化 泌尿系统 B 超检查❾

❶ 鼓励患儿进食，供给足够的热量、蛋白质和维生素，以增
强机体抵抗力。

❷ 急性感染时应卧床休息，多饮水，勤排尿，减少细菌在膀
胱内的停留时间。女孩应注意外阴清洁，积极治疗蛲虫病。

❸ 尿路感染 (UTI) 80％～90％由大肠杆菌致病。早期应积极
行抗感染治疗，对上尿路感染应选择血浓度较高且对肾损害较小的
药物，在尿培养及药物敏感试验结果出来之前应先经验性用药，常
用青霉素类或第二、第三代头孢菌素类药物，如头孢噻肟钠 80～
120mg/(kg·d)，分 3 次静滴，或头孢曲松钠 80mg/(kg·d)，每天
1 次。疗程为 10～14 天。开始治疗后应连续 3 天进行尿细菌培养。
若 24h 后尿培养阴转，表示所用药物有效，若 2～3 天症状仍不见
好转或菌尿仍持续存在，考虑可能是细菌对所用药物耐药，应按尿
培养及药物敏感试验结果调整用药，必要时可两种药物联合应用。

❹ 磺胺类药是初次下尿路感染的首选药物，因其对大多数大肠杆菌有较强的抑菌作用，尿中溶解度高，不易产生耐药性，且价格便宜。常用制剂为复方磺胺甲噁唑（SMZCo），剂量为 50mg/(kg·d)，分 2 次口服，一般疗程为 1～2 周，为防止尿中形成结晶应多饮水，肾功能不全时慎用；呋喃妥因对大肠杆菌亦效果显著，不易耐药，亦常选用，剂量为 8～10mg/(kg·d)，分 3 次口服，易致胃肠反应，故宜在饭后服用，亦可配合磺胺类药，对顽固性感染需 3～4 个月连续治疗时更宜选用呋喃妥因；吡哌酸疗效亦显著，适用于各种类型的泌尿道感染，剂量为 30～50mg/(kg·d)，分 3～4 次口服，幼儿慎用。诺氟沙星剂量为 5～10mg/(kg·d)，分 3～4 次口服，因其抗菌作用强，长期应用可导致菌群失调，使用时应注意，一般不用于幼小患儿。反复发作者可采用小剂量长期疗法。

❺ 尿常规检测，如清洁中段尿离心沉渣中白细胞>10 个/HP，即可怀疑为泌尿道感染。肾盂肾炎患儿有中等蛋白尿、白细胞管型，以及晨尿比重和渗透压减低。1h 尿白细胞排泄率测定，白细胞数>$30×10^4$/h 为阳性，可怀疑泌尿道感染；<$20×10^4$/h 为阴性，可排除泌尿道感染。

❻ 尿细菌培养及菌落计数是诊断尿路感染的主要依据。中段尿培养菌落数≥10^5/ml 可确诊，10^4～10^5/ml 为可疑，<10^4/ml 系污染。但结果分析应结合患儿性别、有无症状、细菌种类及繁殖力综合评价临床意义。由于粪链球菌一个链含有 32 个细菌，一般认为菌落数在 10^3～10^4/ml 即可诊断。通过耻骨上膀胱穿刺获取的尿培养，只要发现细菌生长，即有诊断意义。至于伴有严重尿路刺激症状的女孩，如果尿中有较多白细胞，中段尿细菌定量≥10^2/ml，且致病菌为大肠杆菌类或腐物寄生球菌等，即可诊断为 UTI，临床高度怀疑 UTI 而尿普通细菌培养阴性的，应做 L-型细菌和厌氧菌培养。女孩如 2 次尿培养菌落计数均>10^5/ml，且为同一种细菌更可确定诊断。男孩如尿标本无污染，菌落>10^4/ml，应考虑菌尿的诊断。采取新鲜尿液对培养很重要，如不能及时培养，应随即放在 4℃冰箱内。

❼ 早期肾损伤检查中尿 β_2 微球蛋白（B_2MG）、NAG 酶等检测有助于鉴别上、下尿路感染，前者升高，后者多属正常范围。

⑧ 新生儿及小婴儿多由血行感染引起泌尿系感染，必要时可予血培养以进一步明确诊断。

⑨ 泌尿系统 B 超可准确测量肾脏大小，有无积水、结石及肾瘢痕形成。

注：1. 尿路感染（UTI）是指病原体直接侵入尿路，在尿液中生长繁殖，并侵犯尿路黏膜或组织而引起损伤。上尿路（肾盂、肾实质）及下尿路（尿道、膀胱）均可累及，按病原体侵袭的部位不同分为肾盂肾炎、膀胱炎、尿道炎等，其中以肾盂肾炎为常见，但小儿时期局限于某一部位者较少，常难定位，故统称尿路感染。

2. 必要时可完善以下特殊检查

（1）核素肾图是利用核素进行的一种分肾功能检查，对有无尿路梗阻有较大诊断价值。但在婴幼儿定位有困难，可影响检查结果。

（2）对尿路感染反复发作者，需排除尿路梗阻、畸形，可行静脉肾盂造影检查。

（3）逆行膀胱尿路造影，用于诊断是否因膀胱输尿管反流引起的反复尿路感染。

3. 上尿路感染表现为全身症状重，年长儿还可有膀胱刺激症状、脓尿严重、肾小管浓缩功能减退，肾早损中尿 β_2 微球蛋白、NAG 酶等升高，可在肾脏形成瘢痕，反复发作者可影响肾功能。下尿路感染，主要为膀胱刺激症状，可有一过性肉眼血尿或镜下血尿，全身症状轻微。

4. 尿路感染临床还可分为急性及慢性感染。

（1）急性感染 是指病程在 6 个月内者，其症状因年龄及感染累及部位的不同而有较大差异，年龄越小全身症状越明显，局部排尿刺激症状多较轻或易被忽视，临床可分为急性肾盂肾炎和急性膀胱炎。

A. 急性肾盂肾炎

a. 新生儿期：新生儿尿路感染以血源性感染为主，临床症状极不典型，从败血症到无症状菌尿，症状轻重不一，但以全身症状为主，可见发热或体温不升、拒奶或呕吐、腹泻、腹胀等非特异性表现，可有生长发育迟缓、体重增长缓慢、黄疸，部分患儿有烦躁、嗜睡或抽搐等中枢神经系统症状，而一般尿路刺激症状多不明显，

30%的患儿血和尿培养出的致病菌一致。因此要提高对本病的警惕，对原因不明的发热应及早做尿常规检查及尿、血培养以明确诊断。

b. 婴幼儿期：全身症状严重，局部症状轻微或缺如。表现为发热、精神不振、烦躁不安、食欲减退、腹痛、腹泻、呕吐，亦可有嗜睡、惊厥。排尿时哭闹，尿恶臭。可见顽固性尿布疹或红斑，夜间原无遗尿而出现遗尿。尿频、尿急、尿痛等排尿症状随年龄增长逐渐明显，排尿时哭闹。偶可出现黄疸。

c. 儿童期：与成人相近。下尿路感染多仅表现为尿频、尿急、尿痛，有时可有终末血尿或遗尿，全身症状多不明显。上尿路感染时全身症状明显，发热、寒战、周身不适，伴腰痛、肾区叩击痛、肋脊角压痛，有尿路刺激症状，部分患儿有血尿、少量蛋白尿，但蛋白尿及水肿多不明显，一般不影响肾功能。

B. 急性膀胱炎：多见于年长儿，表现为尿频、尿急、尿痛，有时可有血尿，但全身症状不明显。

(2) 慢性感染　指病程多在1年以上，病情迁延者，小儿较少见。可从无明显症状直至肾功能衰竭，表现为间歇性发热、腰酸、乏力、消瘦、进行性贫血等。局部尿路刺激症状可无或间歇出现。脓尿及细菌尿可有或不明显。临床可分为慢性肾盂肾炎和慢性膀胱炎。

5. 无症状性菌尿，在常规的尿过筛检查中，可发现健康儿童存在着有意义的菌尿，但无任何尿路感染的症状，这种现象可见于各年龄组，在儿童中以学龄女孩常见。无症状性菌尿患儿常同时伴有尿路畸形和既往症状尿路感染史。病原体多数是大肠杆菌。

6. 复发与再感染　两者意义不同。

(1) 复发　指菌尿经治疗后暂时转阴，停药后短期内（一般<6周）原有致病菌死灰复燃，症状再现。复发表明治疗失败，可能因选药不当或疗程过短，或产生耐药株，多见于慢性感染或解剖结构异常者。

(2) 再感染　指一次感染经治疗已痊愈，停药后较长时间（通常>6周）由另一种致病菌侵入尿路而引起。

7. 尿路感染的诊断标准（真性UTI）

a. 临床有尿路感染症状或清洁尿沉渣白细胞>10个/HPF，其清洁中段尿细菌定量培养菌落数10^5/ml；

b. 无症状者，2 次清洁中段尿细菌定量培养菌落数均为 $10^5/ml$，且为同一菌种；

c. 膀胱穿刺尿培养细菌阳性。

完整的 UTI 诊断除证实真性细菌尿外，还应进一步明确：UTI 是初发、复发或再感染；确定致病菌的类型并做药物敏感试验；有无尿路畸形等复杂性 UTI 的存在；UTI 的定位。

8. 尿路感染的定位诊断

(1) 膀胱冲洗法 下尿路感染为无细菌生长，肾感染为有细菌生长。

(2) 肾功能检查 尿浓缩功能障碍可作为肾盂肾炎的定位诊断。

(3) 血清大肠杆菌凝聚试验 滴定度 1：320 为上尿路感染。

(4) 血沉、C 反应蛋白和四唑氮蓝试验 上尿路感染呈阳性改变，膀胱炎则无变化。

(5) 尿 N-乙酰-β-D-氨基葡萄糖苷 (NAG) 酶 上尿路感染呈阳性。

(6) 尿酶 上尿路感染呈阳性改变，膀胱炎则无变化。

(7) 尿抗体包裹细菌 (ACB) 上尿路感染呈阳性改变，膀胱炎则无变化。敏感性为 80%，特异性为 90%。

(8) 尿 $\beta_2 MG$ 上尿路感染呈阳性改变，膀胱炎则无变化。

9. UTI 治疗的关键是积极控制感染，根除病原体，防止再发，预防复发，去除诱因，纠正尿路结构异常，保护肾功能。对尿路刺激症状明显者，可用阿托品、山莨菪碱等抗胆碱药物治疗或口服碳酸氢钠碱化尿液，以减轻尿路刺激症状。对高热、头痛、腰痛者给予解热镇痛药以缓解症状。

10. 抗生素治疗

(1) 使用原则

a. 感染部位：对肾盂肾炎应选择血浓度高的药物，对膀胱炎应选择尿浓度高的药物。

b. 感染途径：对上行感染，首选磺胺类药物治疗，如发热等全身症状明显或血源性感染，多选用青霉素类、氨基糖苷类或头孢菌素类药物单独或联合治疗。

c. 根据尿培养及药物敏感试验结果，同时结合临床疗效选用抗生素。

d. 药物在肾组织、尿液、血液中都应有较高的浓度。

e. 药物的抗菌能力强，抗菌谱广。最好选用强效杀菌药，且不宜使细菌产生耐药菌株。

f. 选用对肾功能损害小的药物。

（2）常用抗生素

a. 磺胺类药对大肠杆菌、变形杆菌和部分球菌有较强的抑菌作用，尿中溶解度高而不宜耐药，为下尿路感染的首选药物，常用 SMZCo，注意碱化尿液，多饮水。

b. 青霉素类，如青霉素、氨苄西林等。

c. 头孢菌素类。

d. 氨基糖苷类，要注意其对肾脏的损害作用。

e. 硝基呋喃类对大肠杆菌多数有效，治疗肾盂肾炎时要酸化尿液，治疗膀胱时要碱化尿液。

f. 喹诺酮类。

g. 氯霉素类。

h. 大环内酯类。

i. 磷霉素类。

（3）疗程

a. 症状性 UTI 的治疗：10～14 天为 1 个疗程，对有严重组织损伤的患儿，如合并糖尿病或尿路畸形，或在短期治疗后复发者，可采用 4～6 周法，预防用药的期限有时需达 6 个月以上。痊愈后应定期随访 1 年，反复感染需随访 2 年或更长。

b. 无症状性菌尿的治疗：多数主张不进行治疗，但对合并尿路梗阻、膀胱输尿管反流或其他尿路畸形者，或继往感染使肾脏留有陈旧性瘢痕者则应积极治疗，疗程为 7～14 天，之后给予小剂量药物预防，直至尿路畸形矫正为止。

c. 新生儿和婴幼儿 UTI 的治疗：常规疗程 7～14 天，菌尿反复出现者应小剂量治疗 1 年以预防复发。

d. 对再感染者，不经常性再发者，再发后按急性处理；反复再发者，急性期有效足量抗菌药物应用 10 天左右，继以 1/3～1/4 原量抗菌药，每晚睡前服用，持续 3～6 个月；对反复多次感染或肾实质已有不同损害者，疗程可延长至 1～2 年。为防止耐药菌株产生，可采用联合用药或轮替用药，即每种药物用 2～3 周后轮换使用，以提高疗效。

11. 积极矫治尿路畸形　小儿 UTI 约半数伴有各种诱因，特别是慢性或反复再发的患儿，多同时伴有尿路畸形，其中以 VUR 最为常见，其次是尿路梗阻和膀胱憩室。一经确诊应及时矫治。

12. UTI 的局部治疗　常采用膀胱内药液灌注治疗，主要治疗顽固性慢性膀胱炎经全身给药治疗无效者。灌注药液可根据致病菌特性或药物敏感试验结果选择。

十一、溶血性尿毒症综合征

（以 6 岁 20kg 为例）

长 期 医 嘱	临 时 医 嘱
儿科护理常规	血常规[7]
一级护理	尿常规[8]
暂禁食[1]	粪常规＋隐血试验
病重通知	网织红细胞[9]
心电血压监护	粪培养＋药物敏感试验[10]
记录 24h 出入液量	尿红细胞位相
输新鲜红细胞　100ml iv gtt qd[2]	出血、凝血时间
输新鲜冻血浆　600ml iv gtt qd[3]	血栓前状态
血浆置换[4]	骨髓穿刺检查
透析治疗[5]	血生化检查
去纤维肽　0.2g iv gtt qd[6]	内生肌酐清除率
	血气分析
	尿纤维蛋白原降解产物（FDP）
	泌尿系统 B 超检查
	肾穿刺活检病理检查[11]

❶ 消化道出血患儿需暂时禁食；血尿素氮、肌酐升高者需给予优质蛋白饮食；高血压者低盐饮食；尿闭、高血钾者应给予低钾饮食。

❷ 当血细胞比容下降至 15%（或 Hb<60g/L），可以输新鲜红细胞悬液（5~10ml/kg），一般应避免输血小板，因为它可能加重微血栓。

❸ 一些国家正采用输注新鲜冰冻血浆，认为可补充 PGI₂ 生成刺激因子及其他抑制血小板聚集的因子。开始剂量为每次 30~40ml/kg，以后改为每次 15~20ml/kg，直到血小板数升至正常或>150×10⁹/L，溶血停止。由肺炎球菌所致的溶血性尿毒症综合征（HUS）患儿禁输血浆。

❹ 也可用血浆置换疗法以补充 PGI₂ 生成刺激因子。经以上治疗后常见血小板计数升高，溶血逐渐停止。二者配合治疗。每天 1 次，连续 3~10 次，病情缓解可达 87%。

❺ 近年来，多数学者主张早期透析，认为这是降低病死率的关键。凡无尿大于 24h，血尿素氮迅速升高且>53.4mmol/L，血钾>6mmol/L，和（或）伴心衰、肺水肿及顽固高血压者都应早期透析治疗。一般婴儿采用腹膜透析，对有严重结肠炎或腹膜炎者需采用血液透析或超滤疗法。

❻ 去纤维肽是一种多聚脱氧核糖核苷酸，具有抗血栓和纤维蛋白溶解活性的作用，并能促进前列腺环素的合成。剂量为 10mg/（kg·d），静脉滴注 9~21 天，用后 FDP 迅速下降，血小板升高，肾功能改善，神经系统症状好转，血压逐渐恢复正常。

❼ 血常规示血红蛋白明显下降，一般迅速降至 70~90g/L，严重者达 30~50g/L。90% 病例血小板减少，可低达 10×10⁹/L，导致出血，血小板寿命亦缩短。白细胞升高，可达 20×10⁹/L 以上 [(15~36)×10⁹/L]，以中性粒细胞为主，与预后有一定关系。

❽ 尿常规可见不同程度的血尿红细胞碎片，10% 的患儿有肉眼血尿，严重溶血者可有血红蛋白尿，此外，尚有程度不等的蛋白尿、白细胞及管型。

❾ 网织红细胞升高，血片中可见红细胞形态异常，表现为大小不等、形态多样的破碎红细胞，呈三角形、盔甲形、芒刺状等。

❿ 腹泻后 HUS 粪培养大部分可检出埃希大肠杆菌 O157：H7。

⓫ 不典型病例应尽早行肾组织穿刺活检病理检查。

注：1. 实践证明，本病的治疗以综合治疗为基本原则，包括维

持水、电解质平衡，营养支持，控制严重贫血，积极处理少尿、高血压，ARF患者应早透析。

2. 支持疗法。维持机体水、电解质平衡，补充累积损失及继续丢失（不显性失水加尿和胃肠道丢失），如有水肿及低钠血症应限制钠入量。血钾偏高者应控制钾入量，以免发展为高钾血症，一旦血钾＞6mmol/L应紧急处理。不能进食或腹泻严重者应给予胃肠道外营养支持治疗，以免加重氮质血症及出现严重低蛋白血症。

3. 一般用硝苯地平控制高血压，口服，每次0.25～0.5mg/kg，每次最大量不超过10mg。惊厥发作者，可缓慢静脉推注地西泮，每次0.1～0.3mg/kg。

4. 抗凝血药及血小板解聚药疗效不肯定，一般不主张用肝素、阿司匹林及双嘧达莫，且疗效也不肯定；肾上腺皮质激素已基本不用，因无肯定效果，且有促进高凝的作用。

十二、儿童血尿

（以6岁20kg为例）

长 期 医 嘱	临 时 医 嘱
儿科护理常规	血常规、尿常规、粪常规
二级护理	尿红细胞畸形率
清淡饮食	24h尿蛋白定量
或 低钠、低钙饮食❶	ASO
卧床休息❷	ESR
氢氯噻嗪　12.5mg po bid 或 tid❸	体液免疫功能检测
双嘧达莫　50mg po bid	血生化检查
复方芦丁片　1片 po tid	乙肝两对半
维生素 E　50mg po bid	自身免疫检测
贝那普利　5mg po qd❶	PPD试验
或 卡托普利　6.25mg po tid	出血、凝血时间
	中段尿细菌培养＋药物敏感试验
	早期肾损伤检查❺

续表

长 期 医 嘱	临 时 医 嘱
	尿钙/尿肌酐
	24h 尿钙
	钙负荷试验
	泌尿系 B 超
	左肾静脉彩超
	胸部 X 线摄片

❶ 对于特发性高钙尿症患儿，应嘱其多饮水，限制钠盐摄入，对有肉眼血尿、严重尿频、尿急者适当限制钙的摄入，同时避免进食含草酸过多的果汁、巧克力等，以免尿中生成草酸钙结晶。

❷ 肉眼血尿者应卧床休息，待肉眼血尿消失后方可下床做轻微活动。

❸ 对肾漏型特发性高钙尿症患儿，可用噻嗪类利尿药，如氢氯噻嗪 $1\sim2mg/(kg \cdot d)$，分 $2\sim3$ 次口服，疗程为 $4\sim6$ 周。

❹ 可使用血管紧张素转换酶抑制药（ACEI）改善肾微循环，如贝那普利（<5 岁：每次 3.33mg，每天 1 次；$5\sim10$ 岁：每次 5mg，每天 1 次；>10 岁：每次 10mg，每天 1 次），或卡托普利 $[1mg/(kg \cdot d)]$。

❺ 取晨尿做早期肾损伤检查。

注：1. 血尿的诊断首先要鉴别真性血尿与假性血尿，以下情况可产生假性血尿：

a. 摄入大量人造色素（如苯胺）、食物（如蜂蜜）或药物（如大黄、利福平、苯妥英钠）等，使尿液呈淡红色或红色；

b. 初生新生儿尿内之尿酸盐可使尿布呈红色；

c. 血红蛋白尿或肌红蛋白尿；

d. 卟啉尿也可使尿呈红色；

e. 外阴部损伤及炎症等引起的溃疡出血、阴道或尿道损伤或下消化道出血混入尿液或月经血污染。

排除以上假性血尿情况，尿 RBC$\geq$3 个/HPF，或尿沉渣红细胞计数>8×10^6/L，或尿细胞计数 RBC>50 万个/12h 时才能诊断为真性血尿。因病毒感染、剧烈运动、化学物质或药物过敏等也可使尿沉渣检查偶见 RBC>5 个/HPF，排除方法是 3 次以上尿液镜检，若 RBC>5 个/HPF 少于 3 次，即可认为为一过性血尿。

2. 目前常用尿液分析仪（试纸法）检测血尿，当尿中存在还原物质（如维生素 C>50mg/L），可呈假阳性。而尿中存在游离血红蛋白、肌红蛋白和过氧化酶等物质时可呈假阳性。且健康人 1.8%～5.8%尿分析潜血阳性，故尿潜血与镜检往往不平行。尿潜血试验仅为血尿的过筛检查，不能作为确诊血尿的依据，怀疑血尿时应做尿沉渣镜检。

3. 确定真性血尿后，应进行血尿的定位诊断，即判断肾小球性或非肾小球性血尿。方法如下。

（1）尿红细胞畸形率检查　用相差显微镜观察尿红细胞形态是目前鉴别肾小性或非肾小球性血尿的最常用方法。若尿红细胞计数>8×10^6/L，其中尿红细胞严重变形率（面包圈样、穿孔样、芽孢样）≥30%；或畸形红细胞率≥60%；或多形型（尿红细胞形态≥3 种）；或特定单一变形率（面包圈样）≥5%；同时穿孔样红细胞（即 G_1 细胞）≥1 个时即可视为肾小球性血尿。据资料表明其敏感性为 89%，特异性为 96%。但要注意某些疾病或状态下会出现"双相性血尿"，如 IgA 肾病、薄基底膜病、Alport 综合征、慢性肾衰竭、肾结石以及肉眼血尿、利尿药应用等。强调不应以一次或一种尿红细胞定位方法结果而武断血尿来源，应尽量采用多次或多种方法定位，提高准确率，减少误诊、漏诊。

（2）尿中红细胞平均体积（MCV）　若尿中 MCV<72fl 且呈小细胞分布，则说明血尿多来源于肾小球。此方法敏感性为 95%，特异性为 96%，且能克服检测者主观的误差。

（3）尿沉渣检查　见到红细胞管型和肾小管上皮细胞，表示血尿来源于肾实质，主要见于肾小球肾炎。若镜下血尿时，尿蛋白定量>500mg/24h；肉眼血尿时，尿蛋白定量>0.66g/L，或>0.99g/24h，则多提示肾小球性疾病，其敏感性为 93%，特异性为 90%。尿中含有免疫球蛋白的颗粒管型，如发现 IgG，T-H 蛋白的管型则多表示肾实质性出血（主要是肾小球肾炎，部分是间质性肾炎）。

（4）尿红细胞电泳　肾小球性者为（20.64±1.72）s，非肾小球性者为（27.27±1.66）s。

4. 肾小球性血尿的诊断思路

（1）结合临床资料进行分析 根据病史、症状、体征表现对肾小球血尿的病因学进行诊断，具有较高的特异性，如伴水肿、高血压、尿液中发现管型和蛋白尿，应考虑原发性肾小球疾病或继发性肾小球疾病；新近皮肤感染、咽喉炎后出现血尿，首先考虑急性链球菌感染后肾小球肾炎，其次为 IgA 肾病；伴有夜尿增多、贫血显著者，应考虑慢性肾小球肾炎；有家族性良性血尿史，应考虑薄基底膜病；伴有听力异常，应考虑 Alport 综合征；伴感觉异常，应考虑 Febry 病；伴肺出血应考虑肺出血-肾炎综合征；伴紫癜，应考虑紫癜性肾炎；伴水肿和大量蛋白尿，应考虑肾病综合征。

（2）辅助检查分析

a. 尿蛋白圆盘电泳提示为中分子蛋白尿或高分子蛋白尿，则主要见于急、慢性肾小球肾炎及肾病综合征。

b. 若尿纤维蛋白降解产物（FDP）$<1.25\mu g/ml$，则微小病变肾病可能性大，如果 FDP 增高且持续不停，又有不同程度的血尿，则多为增生型、膜增生型或急进性新月体肾炎。

c. ASO 升高伴有 C3 下降应考虑急性链球菌感染后肾炎。

d. 血 HBsAg（＋）和（或）HBeAg（＋），肾组织中证实乙肝病毒抗原沉积，则可诊断为乙肝病毒相关性肾炎。

e. 血清免疫球蛋白检查 IgA 增高，提示 IgA 肾病可能性大，IgG、IgM、IgA 均增高，可见于狼疮肾炎、慢性肾炎。

f. 抗体检查：ANA、抗 dsDNA、抗核抗体阳性，则诊断狼疮肾炎的敏感性为 96%，特异性为 70%。

g. 疑有 Alport 综合征者应予听力及眼科检查，其常伴高频性神经性耳聋，10%～20% 的患儿有眼部病变，包括近视、斜视、眼球震颤、圆锥形角膜、角膜色素沉着、球形晶体、白内障及眼底病变。

（3）肾穿刺活检 肾活检组织病理学检查对于血尿伴有或不伴有蛋白尿病因诊断具有极其重要的价值，主要适用于儿童症状性血尿，以及持续反复发作性的镜下血尿或肉眼血尿。血尿的肾组织活检指征：a. 孤立性血尿持续≥6 个月；b. 孤立性血尿伴有阳性家族史；c. 持续性肉眼血尿≥2周；d. 血尿合并蛋白尿（定量≥1g/24h）；e. 血尿伴有不明原因高血压或肾功能减退。

5. 非肾小球性血尿的诊断思路

（1）尿三杯试验 第一杯红细胞增多为前尿道出血；第三杯红细胞增多则为膀胱基底部、前列腺、后尿道或精囊出血；三杯均有出血，则为膀胱颈以上部位出血。上尿路出血多呈暗棕色尿，无膀胱刺激征，有时可见血块。尿中出现血块通常为非肾小球性疾病。

（2）临床治疗分析 伴有尿频、尿急、尿痛，应考虑泌尿道感染，其次为肾结核；伴有低热、盗汗、消瘦应考虑肾结核；伴有皮肤黏膜出血应考虑出血性疾病；伴有出血、溶血、循环障碍及血栓症状，应考虑 DIC 或溶血性尿毒症综合征；伴有肾绞痛或活动后腰痛应考虑肾结石；伴有外伤史应考虑泌尿系统外伤；伴有肾区肿块应考虑肾肿瘤或肾静脉栓塞；近期使用肾毒性药物，应考虑急性间质性肾炎；无明显伴随症状时，应考虑左肾静脉受压综合征、特发性高钙尿症、肾微结石、肾盏乳头炎、肾小血管病及肾盂、尿路息肉、憩室等。

（3）辅助检查分析

a. 尿培养：若血尿患儿 2 次中段尿培养，检出的是同一种细菌，细菌计数 $>10^5$/ml 以上，即可确定为肾盂肾炎或膀胱炎，尿沉渣涂片检查细菌数在 1 个/HPF 以上，即可初步考虑是由检出菌引起的感染。一次尿培养每毫升尿中细菌数 $>10^5$ 者，其诊断尿路感染的可信性为 80%，二次为 91%，三次为 95%。

b. 尿抗酸杆菌检查：肾结核伴血尿者，3 次以上晨尿结核杆菌培养，阳性率可达 80%～90%，24h 尿沉渣找抗酸杆菌阳性率达 70%。尿培养检出结核杆菌，对血尿病因诊断（肾结核）具有重要的确诊价值。

c. 全尿路平片：阳性尿路结石的特点为密度均匀或围绕一钙化核心呈分锯状，边缘粗糙而轮廓清楚，有一定形态和位置。其对结石及异常钙化具有诊断意义，90% 以上的上泌尿路结石可显影，但对 X 线透光性强的尿酸、黄嘌呤或微小结石可不显影，故阴性时不能排除结石，可结合 B 超检查。

d. 肾盂静脉造影（IVP）：VIP 是检查尿路解剖学结构的良好

方法。部分非肾小球性血尿经上述检查不能作出病因诊断，此时又怀疑病变位于上尿路，其检查应首先考虑 IVP，若 IVP 阴性，而血尿持续者则应做 B 超或 CT 检查，如仍阴性，应做肾穿刺活检。

e. B 超、CT 检查：肾脏 B 超检查对非肾小球性血尿原发病诊断能提供多种信息，如儿童非肾小球性血尿较常见的原因是胡桃夹现象，可采用腹部彩色多普勒血流显像进行确诊。另外，肾、输尿管结石约 10% 以上为尿酸结石，X 线平片难以发现，B 超则可准确诊断。肾囊肿小者 IVP 不能发现，而 B 超检查则可诊断。对肾功能不全或各种原因而不能做 IVP 检查者均可用 B 超检查。CT 检查对小的肿瘤、结石、肾囊肿，以及肾静脉血栓的鉴别诊断也可提供有益参考。

f. 尿钙检测：特发性高钙尿症（IH）也是儿童非肾小球性血尿的常见原因，筛查试验一般采用随意尿标本测定尿钙/尿肌酐比值，若比值 >0.21，需测定 24h 尿钙定量，当尿钙 >4mg/（kg·d）时即可诊断为高钙尿症。

g. 钙负荷试验：用于区分肾漏型 IH 和吸收型 IH。

方法：患儿低钙饮食 7 天，试验前晚餐后禁食，于晚 9 时及午夜各饮水 5~10ml/kg，试验日清晨 7~9 时留尿测定空腹尿钙/尿肌酐比值，上午 9 时服 10% 氯化钙 1g/1.73m² 或元素钙 15~20mg/kg，收集上午 9 时到下午 1 时共 4h 的尿，再测尿钙/尿肌酐比值。

结果判断：吸收型 IH 则尿钙/尿肌酐比值空腹时正常，钙负荷后 >0.28；肾漏型 IH 为不受钙影响，空腹及钙负荷后尿钙/尿肌酐比值均 >0.21。

h. 膀胱镜检查：用于运动性血尿者，它常发生于男性长跑以后，血尿发作时可伴有血凝块排出并有会阴部不适，可反复发作，常在休息后血尿很快消失。尿检蛋白微量或阴性，可有透明和红细胞管型，排出的尿红细胞可为畸形。肾功能、血压正常，在血尿发作期做膀胱镜检可显示膀胱后壁、输尿管间脊有瘀斑和毛细血管充血。

第十一章 造血系统疾病

一、营养性缺铁性贫血

(以 6 岁 20kg 为例)

长期医嘱	临时医嘱
儿科护理常规	血常规＋网织红细胞计数
二级护理	MCV、MCH、MCHC[2]
富铁营养饮食	粪常规＋隐血试验[3]
维生素 C　100mg po bid 或 tid	尿常规
复合维生素 B　1 片 po bid 或 tid	血涂片观察红细胞形态[4]
多糖铁复合物[1]　0.15g po qd	血清铁测定[5]
或 琥珀酸亚铁　0.1g po qd	总铁结合力[6]
或 硫酸亚铁　0.3g po qd	血清铁蛋白测定[7]
	转铁蛋白饱和度[8]
	红细胞游离原卟啉测定[9]
	骨髓涂片、铁粒染色[10]

❶ 一般铁剂应口服给药，铁剂治疗药物剂量按元素铁计算，4～6mg/(kg·d)。多糖铁复合物（力蜚能）生物利用度极高，含元素铁 46%，每粒 0.15g，剂量 4～12mg/(kg·d)；琥珀酸亚铁（速力菲），含元素铁 35%，每粒 0.1g，剂量 5～18mg/(kg·d)；硫酸亚铁，含元素铁 20%，每片 0.3g，含元素铁 60mg，剂量 10～30mg/(kg·d)；婴幼儿可服用 2.5%硫酸亚铁合剂，每毫升含铁元素 5mg，剂量 0.4～1.2ml/(kg·d)；铁剂的副作用主要是胃肠道反应，应于两餐之间服用。加用维生素 C 可以促进铁的吸收，不宜与茶、咖啡、牛奶等同服。口服铁剂应用至血红蛋白正常后再服用 6～8 周以补充储存铁。

❷ 红细胞平均体积 (MCV)<80fl，平均红细胞血红蛋白含量 (MCH)<27pg，平均红细胞血红蛋白浓度 (MCHC)<32%，属于

小细胞低色素性贫血。

❸ 该病补铁后大便可呈黑色，故应行粪常规及隐血检查以排除失血性贫血。

❹ 血涂片呈小细胞、低色素贫血，红细胞涂片大小不等，以小细胞为主，中心淡染区扩大，可见点彩及变形红细胞，偶见有核红细胞，白细胞、血小板正常或增加。

❺ 血清铁（SD）＜10.7μmol/L（60μg/dl），该指标变异大，感染、肿瘤、类风湿关节炎等多种疾病也可降低，特异性较差。

❻ 总铁结合力（TLBC）＞62.7μmol/L（350μg/dl）时有意义，该指标于血清铁、转铁蛋白饱和度通常在 IDA 期时才出现异常。

❼ 血清铁蛋白（SF）＜16μg/L（正常 20～180μg/L）。该指标可敏感反应体内储存铁情况，在铁减少期（ID）即已降低，红细胞生成缺铁期（IDE）及缺铁性贫血期（IDA）其降低更明显，但当合并感染、肿瘤、心肝疾病时 SF 可不降低。

❽ 转铁蛋白饱和度＜15％有诊断意义，可与 SF、TIBC 同时检测。

❾ 红细胞游离原卟啉测定＞0.9μmol/L（50μg/dl），IDE 期的典型表现即是该指标升高，SF 降低而无贫血表现。该指标增高还可见于铅中毒、慢性炎症和先天性原卟啉增多。

❿ 骨髓涂片有创伤性，涂片红细胞增生活跃，以中、晚幼红细胞为主，各期红细胞均较小，细胞浆少，染色偏蓝，细胞外铁明显减少或消失（0～＋），铁粒幼细胞可减少（＜15％），铁粒染色是反映体内储存铁敏感而可靠的指标。

注：1. 该病的一般治疗　加强护理，避免感染，注意休息。饮食治疗，喂养不当者应改善膳食，合理喂养，增加含铁及维生素 C 的食物，婴儿提倡母乳喂养，对早产儿可提早补充铁剂。去除病因，有反复感染者控制感染，慢性失血需止血治疗。

2. 口服铁剂安全有效，注射铁剂易发生不良反应，肌内注射铁剂时可发生局部疼痛、荨麻疹、发热、关节痛、头痛或局部淋巴结肿大等不良反应，个别可发生过敏性休克，应慎用。

（1）适应证

a. 诊断肯定但口服铁剂后无治疗反应；

b. 口服后胃肠道反应严重，虽改变制剂种类、剂量及给药时

间仍无改善者;

　　c. 胃肠道疾病或胃肠道手术后不能应用口服铁剂或口服铁剂不良者。

　　(2) 用法　可用右旋糖酐铁深部肌内注射,右旋糖酐铁每毫升含铁 50mg,每 2～3 天注射 1 次,共用 2～3 周。

　　3. 铁剂治疗后反应观察　口服铁剂 12～24h 后,细胞内含铁酶开始恢复,临床症状好转,烦躁精神症状减轻,食欲增加;36～48h 红系细胞增生,48～72h 后网织红细胞开始上升,5～7 天达到高峰,2～3 周后降至正常;治疗 1～2 周后血红蛋白开始上升,通常 3～4 周达到正常,若 3 周内上升不足 20g/L,应注意寻找原因,如剂量不足、制剂不良、影响铁吸收因素的存在或有失血等。

　　4. 输血　轻症(＞60g/L)不输血,中、重度合并心功能不全、严重感染、急需外科手术者为输血的适应证。一般输浓缩红细胞,Hb＜30g/L 者,每次输血 5～7ml/kg;Hb 为 30～60g/L 者,每次可输 10ml/kg。注意输血速度,以防引起或加重心功能不全。

二、营养性巨幼细胞贫血

(以 6 岁 20kg 为例)

长期医嘱	临时医嘱
儿科护理常规	血常规＋网织红细胞计数❸
二级护理	尿常规
普食	粪常规＋隐血试验
维生素 C　100mg po tid	MCV、MCH、MCHC❹
叶酸❶　5mg po tid	血涂片观察红细胞形态
维生素 B$_{12}$❷　100μg im qw	心功能、肝功能❺
	血清叶酸测定❼
	骨髓涂片❻
	血清维生素 B$_{12}$ 测定❽

　　❶ 叶酸缺乏者,口服 5～15mg/d,2～3 周后减量,每次 5mg,口服,每天 1 次。先天性叶酸代谢障碍者应加量至 15～50mg/d 才有效,一般 1～2 周后网织红细胞增高,可纠正贫血。同时口服维

生素 C 有助于叶酸吸收。

❷ 维生素 B_{12} 缺乏者，或以神经症状为主者，肌注维生素 B_{12}，每周 1 次，每次 $100\mu g$，至临床症状好转、血象恢复正常为止；用该药治疗后 $6\sim12h$ 骨髓内巨幼红细胞可转为正常幼红细胞，精神症状 $2\sim4$ 天后好转，网织红细胞增加，$6\sim7$ 天达到高峰，2 周后降至正常，精神神经症状恢复较慢。

❸ 血象呈大细胞、正色素性贫血，中性粒细胞核分叶增多，白细胞及血小板可减少。网织红细胞降低。

❹ $MCV>94fl$，$MCH>32pg$，$MCHC$ 正常。

❺ 血涂片红细胞大小不等，以大细胞为主，中性粒细胞变大有分叶过多现象，5 叶者$>5\%$，6 叶者$>1\%$，可见巨大中性杆状核粒细胞，血小板体积增大。

❻ 该病乳酸脱氢酶水平明显升高，维生素 B_{12} 缺乏者血清胆红素水平中等度升高。

❼ 血清叶酸测定$<3\mu g/L$（$5\sim6\mu g/L$）。该指标降低时应注意询问有无使用抗叶酸代谢药，如甲氨蝶呤及抗癫痫药如苯妥英钠、苯巴比妥等。

❽ 骨髓象增生明显活跃，以红细胞增生为主，粒红系各期均可见巨幼变，巨核细胞分叶过多，血小板大。

❾ 维生素 $B_{12}<100ng/L$（$200\sim800ng/L$）。

注：1. 营养性巨幼细胞性贫血是由于叶酸和（或）维生素 B_{12} 缺乏致 DNA 合成障碍所引起的贫血，人工喂养、素食、偏食、慢性腹泻患儿易患该病。该病除贫血症状外，消化及神经系统症状也较多见，治疗时应注意营养，及时添加辅食，加强护理，防治感染，震颤明显不能进食者可用鼻饲法。

2. 在维生素 B_{12} 缺乏性贫血的治疗中，可同时加用维生素 B_6，每次 10mg，每天 3 次，有助于神经症状的改善，若用药后无反应，应考虑其他病因，停止用药。

3. 严重贫血伴有心功能不全或其他并发症者可输血，每次可输 10ml/kg。注意输血速度，以防引起或加重心功能不全。

4. 震颤严重者可用少量镇静药或加用维生素 B_6 对症处理，伴有低钾者应补钾。

三、遗传性球形红细胞增多症

（以 6 岁 20kg 为例）

长 期 医 嘱	临 时 医 嘱
儿科护理常规	血常规＋网织红细胞计数
一级护理	尿常规、粪常规
普食	球形红细胞计数❷
病重通知	血涂片观察红细胞形态
维生素 E　10mg po tid	红细胞脆性试验或孵育脆性❸
叶酸　5mg po tid	红细胞自溶试验＋纠正试验❹
5％NaHCO₃　100ml iv gtt qd❶	血型❺
	血胆红素测定❻
	骨髓涂片❼
	尿三胆测定
	腹部 B 超❽
	红细胞　1U iv gtt（必要时）❾

❶ 输注等张或低张碱性液体，以促进破碎红细胞的排出。

❷ 球形红细胞计数大多在 10％以上（正常人多＜5％）。

❸ 本病红细胞渗透性脆性增加，孵育后尤为显著。红细胞 37° 孵育，48h 后可正常溶血＜5％，本症可达 15％～45％，孵育前加葡萄糖或三磷腺苷（ATP）可抑制自溶现象，应注意铁缺乏时渗透性脆性可降低或正常。

❹ 红细胞自溶试验溶血＞5％，孵育前先加入葡萄糖或 ATP 可明显减少溶血。

❺ 其目的在于为输血做准备。

❻ 血胆红素测定包括总胆红素、直接胆红素、间接胆红素，该病可出现溶血性黄疸，以间接胆红素升高为主。

❼ 骨髓涂片显示增生活跃，以幼红细胞为主。

❽ 腹部 B 超检查的目的是判断肝、脾肿大情况。

❾ 若血红蛋白小于 60g/L，应紧急输血或输浓缩红细胞，每次 10～15ml/kg，必要时可重复输血，心功能不全者缓慢滴注。

注：1. 该病为红细胞膜先天性缺陷所致溶血性贫血。临床出现贫血、黄疸、脾肿大等溶血表现及球形红细胞增多，红细胞脆性试验增加即可作出诊断。临床发病越早，症状越重，劳累、感染可诱发再生障碍危象或溶血性危象。

2. 若为感染诱发急性溶血，除输血和输红细胞外，应积极控制感染，针对病因选用抗生素，并补充 5% 碳酸氢钠，每次 5ml/kg。

3. 脾切除效果肯定，手术适宜年龄 ≥6 岁，病情严重，需反复多次依赖输血或有急性溶血发作者，可适当提前手术。≤2 岁儿童不宜手术。脾切除后注意血小板升高所产生的栓塞及肺炎球菌感染，为预防术后感染，术前可注射多价肺炎球菌疫苗，术后应用长效青霉素预防治疗 1 年。如术后血小板升高，大于 $500×10^9/L$ 者，应予双嘧达莫抗凝治疗。

四、葡萄糖-6-磷酸脱氢酶缺陷症

（以 6 岁 20kg 为例）

长 期 医 嘱	临 时 医 嘱
儿科护理常规	血常规＋网织红细胞计数＋有核红细胞计数
一级护理	
普食(忌食蚕豆及蚕豆制品)❶	尿常规、尿三胆、尿隐血
病重通知	粪常规
记录 24h 尿量及尿色❷	肝功能、肾功能、电解质❺
5%NaHCO₃ 100ml iv gtt qd	红细胞自溶试验＋纠正试验❻
10%GS 250ml iv gtt❶ 琥珀酸氢化可的松 100mg qd	血胆红素测定
	红细胞葡萄糖-6-磷酸脱氢酶(G-6-PD)活性测定❼
	或 高铁血红蛋白还原试验
	抗人球蛋白试验❽
	血气分析❾
	常规心电图
	输血治疗❿

❶ 本病可因进食蚕豆或蚕豆制品而诱发。

❷ 尿为酱油色的血红蛋白尿，密切观察尿量，若尿量＜100ml/24h，应警惕急性肾功能衰竭的可能。

❸ 输注等张或低张碱性液体，促进破碎红细胞的排出。

❹ 重症病例特别是休克者，可给予氢化可的松以减少红细胞的破坏，每次 5～10mg/kg 静滴。

❺ 本病多呈急性溶血，严重者可致休克及肾功能衰竭，慢性者可有肝脾肿大，故应监测肝肾功能及电解质。

❻ 红细胞自溶试验溶血＞5％，孵育前加入葡萄糖或 ATP 可明显减少溶血。

❼ 高铁血红蛋白还原试验（正常还原率＞75％）为筛选试验，临床还可应用硝基四氮唑蓝斑片法（正常滤纸片呈紫蓝色，中间型呈淡蓝色，显著缺乏者呈红色）或荧光斑点试验（正常者 10min 内出现荧光；中间型 10～30min 出现荧光；严重缺乏者 30min 仍不出现荧光）筛选，筛选不确定者可行红细胞 G-6-PD 活性测定 ［Zinkham 法为 (12.1±2.09)IU/gHb]。

❽ 排除自身免疫性贫血可做抗人球蛋白试验，该试验分为直接、间接两种，直接试验用于检测红细胞表面结合的不完全抗体，间接试验检测血浆中游离的抗体，自身免疫性溶血时两试验均呈阳性。

❾ 特别是伴有休克症状者应根据血气分析情况进行补液治疗。

❿ 输血：应输入 G-6-PD 正常的供者血液。血红蛋白 70～90g/L，血红蛋白尿减轻，可暂时不输血，观察 48h。血红蛋白≥90g/L，血红蛋白尿依旧存在，暂不输血，观察至血红蛋白尿消失。血红蛋白尿存在或血红蛋白＜70g/L，应立即输血。输血量可通过以下公式计算：输血量 (ml)=(100g/L－患儿血红蛋白量)×体重(kg)×0.3。由于溶血有自限性，一般输血 1～2 次即可。

注：1. 本病是红细胞葡萄糖-6-磷酸脱氢酶缺陷溶血病中最常见的一种，血红蛋白减少呈正细胞正色素性贫血，网织红细胞增高，该病有自限性，临床根据溶血原因分为以下五种类型。

a. 伯氨喹啉型药物性溶血性贫血：常在服抗疟药伯氨喹啉、解热镇痛药阿司匹林、磺胺类药、硝基呋喃类药及大剂量维生素 K 等药物 1～3 天后发病。

b. 蚕豆病：服食蚕豆或其制品后发病。

c. 新生儿黄疸。

d. 感染诱发的溶血。

e. 先天性非球形细胞性溶血性贫血。

2. 急性肾衰竭时严格控制补液量和速度 [20～30ml/(kg·d)]，以防发生肺水肿及心力衰竭。同时可用右旋糖酐-40，每次 10ml/kg 静滴以改善微循环，无尿伴高血钾时，应行血液透析或腹膜透析。

3. 合并感染者或感染诱发者，针对病因选择抗生素。

4. 停用诱发药物，如抗疟疾类、磺胺类、解热镇痛类、砜类、呋喃类及萘（樟脑）等。

5. 新生儿黄疸可用蓝光照射，个别严重者应考虑换血疗法，以防止胆红素脑病的发生。

五、珠蛋白生成障碍性贫血（地中海贫血）

（以 6 岁 20kg 为例）

长 期 医 嘱	临 时 医 嘱
儿科护理常规	血常规＋网织红细胞计数
二级护理	红细胞形态①
普食	红细胞脆性试验②
维生素 C　100mg po tid	尿常规、尿三胆测定
维生素 E　10mg po tid	粪常规
	血胆红素测定③
	骨髓涂片④
	血红蛋白电泳⑤
	血清铁蛋白⑥
	腹部 B 超
	心电图
	胸部及头颅 X 线摄片⑦
	四肢长骨 X 线摄片
	基因诊断⑧
	浓缩红细胞⑨　　200ml iv gtt qd
	去铁胺⑩　　500mg 注射用水　　5ml　ih qn

❶ 呈小细胞低色素性贫血，血涂片可见靶型红细胞，红细胞大小不等，有较多的有核红细胞、点彩红细胞、嗜多染性红细胞及豪-周小体。网织红细胞增多。

❷ 红细胞脆性正常值：开始溶血 0.42%～0.46%氯化钠溶液，完全溶血 0.32%～0.36%氯化钠溶液，与正常对照相差 0.04%或 0.04%以上有意义，该病在较低浓度即开始溶血，红细胞脆性显著降低。

❸ 以血清间接胆红素增高为主。

❹ 骨髓涂片显示增生活跃，以红系增生为主，中、晚幼红细胞占大多数。

❺ 血红蛋白电泳有诊断价值，对于 β 珠蛋白生成障碍性贫血重型及中间型 HbF 含量明显增高，重型 HbF 可达 30%～90%；轻型 HbF 多正常。HbA$_2$ 升高是轻型患儿的重要特点，HbA$_2$>3%；中间型 HbA$_2$ 正常或稍高。α 珠蛋白生成障碍性贫血静止型出生时脐带血中可出现 Hb Bart's（珠蛋白 γ 链形成的四聚体），但 3 个月后即消失；α 珠蛋白生成障碍性贫血轻型 HbA$_2$、HbF 正常或稍低，Hb Bart's 6 个月后消失；血红蛋白 H 病 HbA$_2$、HbF 正常，HbH（珠蛋白 β 链形成的四聚体）随着年龄增长逐渐增多，达 0.024～0.44；α 珠蛋白生成障碍性贫血重型血红蛋白中几乎全是 Hb Bart's，可有少量 HbH。

❻ 检测血清铁蛋白是反映机体铁负荷状况最简单实用的方法。血清铁蛋白升高提示铁负荷增加，但需要排除感染、肝炎或肝损害。

❼ 本病骨髓代偿性增生，头颅增大，鼻梁塌陷，上腭牙龈前突。颅骨板障增宽，骨皮质间呈毛刷样改变。

❽ 珠蛋白生成障碍性贫血是以点突变为主的基因缺陷，通过基因分析确定其突变的位点或缺失情况。

❾ 红细胞输注：少量输注注仅适用于中间型 α 和 β 珠蛋白生成障碍性贫血。重型 β 地中海贫血应从早期开始给予中、高量输血，一般推荐使用去除白细胞的浓缩红细胞制品；对有严重过敏反应者应选择洗涤红细胞。输血计划为：a. Hb<90g/L 时启动输血计划；b. 每 2～5 周输血一次，每次输浓缩红细胞 0.5～1U/10kg（我

国将 200ml 全血中提取的浓缩红细胞定义为 1U），每次输血时间大于 3～4h；c. 输血后 Hb 维持在 90～140g/L。

⑩ 重型患儿多数在 6 个月发病，呈进行性贫血、黄疸、肝脾肿大，伴发育落后、智力迟滞，可继发血色病，需输注红细胞进行治疗。通常在规则输注红细胞 1 年或 10～20U 后进行铁负荷评估，如有铁超负荷（如 SF＞1000μg/L），则开始应用铁螯合剂。去铁胺每日 25～50mg/kg，每晚 1 次连续肌内注射，或加入等渗葡萄糖液中静滴 8～12h；每周 5～7 天，长期应用。或加入红细胞悬液中缓慢输注。去铁胺副作用不大，偶见过敏反应，长期使用偶可致白内障和长骨发育障碍，剂量过大可引起视力和听觉减退。维生素 C 与铁螯合剂联合应用可加强去铁胺尿中排铁作用，剂量为 200mg/d。

注：1. 本病是由于珠蛋白基因的缺失或点突变所致，常有家族地域发病史，临床根据珠蛋白肽链的不同可以分为多种类型，临床以 α 地中海贫血和 β 地中海贫血多见，β 地中海贫血临床又分为重型、轻型和中间型。α 地中海贫血分为静止型、轻型、中间型（血红蛋白 H 病）和重型（Hb Barts 胎儿水肿综合征）。该病轻重不一，轻型无症状或轻度贫血，无脾肿大，无需特殊治疗。

2. 当发生急性溶血危象时，应做以下处理：去除溶血诱因，如控制感染、停用导致溶血的药物等；补充充足水分，纠正电解质紊乱及酸碱失衡；静脉补碱以保持尿液碱性，如 5％ NaHCO₃ 5ml/kg 静脉滴注；病情危重者可输血治疗（具体治疗见急性溶血危象）。

3. 异基因造血干细胞移植可根治重型 β 珠蛋白生成障碍性贫血。

4. 脾切除对血红蛋白 H 病和中间型 β 珠蛋白生成障碍性贫血的疗效较好，对重型 β 珠蛋白生成障碍性贫血效果差。其适应证：a. 巨脾引起压迫症状，影响小儿活动；b. 继发脾功能亢进；c. 年龄 4～6 岁以上。

5. 基因活化治疗 如羟基脲、阿扎胞苷（5-氮杂胞苷）（5-AZC）、阿糖胞苷、白消安、异烟肼等，目前正在探索之中。

六、急性溶血危象

(以 6 岁 20kg 为例)

长 期 医 嘱	临 时 医 嘱
儿科护理常规	血常规＋网织红细胞计数
一级护理	尿常规
流质饮食	粪常规
病重通知	外周血涂片❺
吸氧　prn	全套血生化检查❻
叶酸　5mg po tid	红细胞脆性试验
维生素 E 胶丸　50mg po bid	抗人球蛋白试验❼
5%GS　250ml｜iv gtt❶ 甲泼尼龙　100mg｜qd	酸化血清溶血试验
	高铁血红蛋白还原试验
人丙种球蛋白　8.0g iv gtt qd❷	肝、胆、双肾 B 超检查
10%GS　250ml｜ 维生素 C❸　1g｜iv gtt ATP　20mg｜qd 辅酶 A　100U	骨髓穿刺涂片
	输血治疗❽
5%GS　250ml　｜iv gtt❹ 还原型谷胱甘肽　15g｜qd	

　　❶ 肾上腺皮质激素为治疗温抗体型自身免疫性溶血性贫血的主要药物，可用甲泼尼龙 5～10mg/kg，也可用氢化可的松 5～10mg/(kg·d)，或地塞米松 0.75～1.5mg/(kg·d)，病情稳定后改为泼尼松 1～2mg/(kg·d)，分 3～4 次口服。注意运用时应足量，约 1 周后红细胞迅速上升，若 3 周无效，应注意及时更换剂型或改为其他疗法；缓慢减药，红细胞恢复正常后开始减药，一般至少需 1～3 个月待抗人球蛋白试验转阴后停药，并结合具体临床情况决定；同时应注意监测激素的副作用。

　　❷ 丙种球蛋白每次 0.2～0.4g/kg，连续用 3 天，可减慢溶血，若不能终止溶血发作，可加大剂量到每次 1g/kg。

　　❸ 维生素 C 为抗过氧化剂，能稳定红细胞膜，减轻溶血。

④ 谷胱甘肽可加速自由基的排泄，保护肝脏，促进胆酸代谢，有利于脂肪和脂溶性维生素的吸收，剂量为 $0.6 \sim 1.8 \mathrm{g/d}$。

⑤ 外周血涂片可出现幼稚红细胞、豪-周小体、Cabot 环、嗜碱点彩或多染性及球形、三角形、新月形、棘形、破碎状红细胞，白细胞增多，血小板正常或增多。

⑥ 该病血清间接胆红素升高，有黄疸表现时注意与急性黄疸性肝炎、败血症等疾病鉴别。

⑦ 抗人球蛋白试验即 Coomb's 试验免疫性溶血性贫血时呈阳性。

⑧ 输血支持治疗：目的在于迅速恢复血容量，防止休克及心衰等并发症，以及补充红细胞以恢复或保持受血者机体血液循环平衡。应根据贫血的程度、急缓及性质来决定是否输血及怎样输血：重者应少输、慢输，每次 $5\mathrm{ml/kg}$，必要时 24h 后可重复输血；溶血危象危及生命时需紧急输血；自身免疫性溶血性贫血由于体内存在大量抗红细胞抗体，输血应慎重，可输可不输时尽量不输；血红蛋白 $70 \sim 90\mathrm{g/L}$，血红蛋白尿减轻，可暂时不输血，观察 48h。血红蛋白 $\geqslant 90\mathrm{g/L}$，血红蛋白尿依旧存在，暂不输血，观察至血红蛋白尿消失。血红蛋白尿存在或血红蛋白 $< 70\mathrm{g/L}$，应立即输血。

注：1. 急性溶血危象是慢性溶血性贫血在过劳、受冷或急性感染等诱因作用下发生急性溶血而致贫血急剧加重，黄染加深，并伴有发热、腹痛、厌食、呕吐、休克、昏迷、心力衰竭或急性肾功能衰竭等。该病总的处理原则为："一止二输三护四维"，一止即积极寻找溶血原因，治疗原发病，终止溶血发生；二输即输血支持治疗；三护即保护心、肝、肾等重要脏器功能；四维即维持水、电解质酸碱平衡。

2. 感染往往是急性溶血危象的诱因，故应注意查明感染病灶，积极治疗。

3. 对于肾上腺皮质激素及脾切除不能达到缓解或有脾切除禁忌证或每日需较大剂量泼尼松维持者，可加用免疫抑制药治疗。如硫唑嘌呤、环磷酰胺、长春新碱、环孢素或霉酚酸酯（具体用法参考血小板减少性紫癜）。

4. 保护重要脏器功能

（1）肾功能保护 措施如下。

a. 减轻肾血管痉挛：多巴胺 3～5μg（kg·min）扩张肾血管，增加肾血流量；20％甘露醇 2～5ml/kg 静脉滴注或右旋糖酐-40 10ml/kg 静脉滴注改善微循环。

b. 充分水化、碱化使尿液 pH 值保持在 7～8 为宜。

c. 密切观察尿量，必要时使用利尿药，警惕肾衰竭的可能。

（2）肝功能保护　必要时可以输注白蛋白，每次 5～10g，促进胆红素排泄；甘草酸二铵 5mg/kg 以降酶。

（3）心功能保护　主要是防止心力衰竭，输血是防止心力衰竭的最佳方法，纠正贫血前禁用强心药。

5. 维持水电解质平衡　注意防止高血钾及低钙血症，应根据电解质情况及时迅速予以纠正。

七、再生障碍性贫血

（以 6 岁 20kg 为例）

（一）急性型

长 期 医 嘱		临 时 医 嘱
儿科护理常规		血常规＋网织红细胞计数❺
一级护理		尿常规❻
普食		粪常规＋隐血试验
病重通知		T 细胞亚群测定、CD_3、CD_4、
维生素 C　100mg po tid		CD_8 测定❼
复合维生素 B　1 片 po tid		肝功能、肾功能
葡醛内酯　50mg po tid		血清铁蛋白测定、转铁蛋白
10％GS　500ml	iv gtt❶ qd	饱和度❽
抗胸腺细胞球蛋白（ATG） 50mg		EB 病毒、巨细胞病毒、微小病毒 B_{19} 抗体测定❾
10％GS　500ml	iv gtt❷ qd	胸部 X 线（正侧位）片
甲泼尼龙　400mg		骨髓穿刺涂片❿
地塞米松　2mg iv qd(ATG 前半小时)		常规心电图
单采血小板　1U iv gtt qod❸		腹部 B 超
环孢素　50mg po bid❹		ATG 皮试

❶ 重型再生障碍性贫血Ⅰ型一般首选 ATG（抗胸腺细胞球蛋白）或 ALG（抗淋巴细胞球蛋白），常用剂量为马 ATG 10mg/(kg·d)，兔 ATG 2.5～5mg/(kg·d)，猪 ATG 25mg/(kg·d)，共用 5 天；用 ALG 时需最少维持 6～8h；用前应做静脉过敏试验（1/10 支＋生理盐水 100ml 缓慢静滴），为防止过敏反应及血清病，治疗期间应同时应用糖皮质激素，可用地塞米松 2mg 静脉注射。

❷ 免疫抑制药还需用大剂量甲泼尼龙，剂量 20～30mg/(kg·d)×3 天，以后每隔 4～7 天减半量，至 1mg/(kg·d) 维持，直至血红蛋白升至 100～120g/L，逐渐减量至停药。若中性粒细胞绝对值＜0.5×10⁹/L，应慎用甲泼尼龙，ATG 或 ALG 与环孢素联合运用可提高疗效，应注意防止激素的急性不良反应，如消化道出血、高血压、水钠潴留等，故应注意保护胃黏膜，监测血压变化，必要时进行心电监测。

❸ 该病可有血小板降低，加之 ATG/ALG 可使血小板降低引起出血，重者导致颅内出血，故在使用期间应酌情使用单采血小板。

❹ 环孢素口服，5～8mg/(kg·d)，可单独或与大量甲泼尼龙同时使用，有条件者注意监测其血药浓度，一般维持在 200～400ng/ml，注意肝肾功能损害、高血压、牙龈增生。疗程 3～6 个月。

❺ 该病全血细胞均减少，血红蛋白与红细胞成比例减少，呈正细胞正色素性贫血；白细胞减少，血小板降低，网织红细胞明显降低，重症者甚至找不到网织红细胞。

❻ 尿常规应注意有无血红蛋白尿，并与阵发性睡眠性血红蛋白尿鉴别。

❼ 该病 T 淋巴细胞绝对值减少，早期及成熟 B 淋巴细胞明显降低。

❽ 血清铁及运铁蛋白饱和度增高，与贫血程度不成比例，这与单纯缺铁性贫血不同。

❾ 再生障碍性贫血可继发于 EB 病毒、巨细胞病毒、微小病毒 B₁₉ 感染。

❿ 应多处骨髓穿刺检查，涂片发现骨髓至少有一个部位增生减低或重度减低，如增生活跃，红系中、晚幼红细胞比例升高，巨核细胞明显减少，骨髓小粒造血细胞增多及脂肪细胞增加。

注：1. 急性再生障碍性贫血（重型再生障碍性贫血Ⅰ型）诊断标准　发病急，贫血呈进行性加剧，常伴严重感染、内脏出血；血象中除血红蛋白降低外，尚具备下列3项中的2项：a. 网织红细胞比例$<1\%$，绝对值$<15\times10^9/L$；b. 白细胞计数减少，中性粒细胞绝对值$<0.5\times10^9/L$；c. 血小板计数$<20\times10^9/L$，骨髓象中多部位降低，三系造血细胞明显降低，骨髓小粒细胞中非造血细胞及脂肪细胞增多。

2. 慢性再生障碍性贫血病情恶化，临床、血象及骨髓象与急性再生障碍性贫血相似时称重型再生障碍性贫血Ⅱ型。

3. 急性再生障碍性贫血一旦确诊应及早考虑使用免疫抑制药或骨髓移植，不能做骨髓移植者首选ATG。

4. 造血细胞生长因子　再生障碍性贫血易合并感染，可以细胞刺激因子（G-CSF或GM-CSF）$2\sim5\mu g/(kg\cdot d)$皮下注射回升粒细胞；红细胞低下明显者也可使用促红细胞生成素。

5. 再生障碍性贫血极易感染，没有明显感染者不能用抗生素预防感染，以免出现真菌感染和菌群紊乱；并发细菌感染者应做血培养、尿培养及分泌物培养，可根据药物敏感试验选用抗生素。

6. 大剂量输注人血丙种球蛋白$1g/(kg\cdot d)$，每4周1次，显效后逐渐延长间隔时间，共用$6\sim10$次，对该病有效。

7. 再生障碍性贫血可继发于病毒性肝炎、阵发性睡眠性血红蛋白尿等疾病，接触射线、苯，服用氯霉素、保泰松、苯妥英钠及细胞毒性类药物后发生。

（二）慢性型

长 期 医 嘱	临 时 医 嘱
儿科护理常规	血常规＋网织红细胞计数
二级护理	尿常规
普食	粪常规＋隐血试验
维生素C　100mg po tid	T细胞亚群测定，CD_3、CD_4、CD_8
复合维生素B　1片 po tid	测定
葡醛内酯　1片 po tid[①]	肝功能、肾功能
醋酸甲地孕酮　5mg po bid[②]	胸部X线（正侧位）片

续表

长 期 医 嘱	临 时 医 嘱
泼尼松　10mg po qd❸	EB病毒、巨细胞病毒、微小病毒 B₁₉抗体测定
环孢素　50mg po bid❹	
	骨髓穿刺涂片❺
	常规心电图
	腹部 B 超
	骨髓移植

❶ 该病的主要治疗药物是雄激素，但雄激素类药物易导致肝损害，故应同时应用保肝药物，定期复查肝功能。

❷ 雄性激素是目前治疗该病的首选药物之一，美雄酮（大力补，去氢甲基睾丸素）疗效最佳，故为首选药物，剂量 0.25～0.5mg/(kg·d)，应从小剂量开始。也可用丙酸睾酮 1～2mg/(kg·d)，肌内注射，每天 1 次，治疗需持续 3～6 个月。用该药后网织红细胞、血红蛋白、白细胞可相继升高，血小板上升最慢，若治疗半年无上述反应可视为无效停用。雄激素可加速骨骼成熟，加速骨骼干骺愈合，对小儿体长增长有所影响。

❸ 少量应用泼尼松可减少出血及雄激素对骨骼生长的副作用，可短期改善症状，但对骨髓造血功能的作用尚不能肯定。

❹ 有条件者可加用免疫抑制药环孢素 5mg/(kg·d)，口服 6 个月，2 周后根据血药浓度调整剂量。

❺ 骨髓象三系或两系减少，至少一系增生不良，巨核细胞明显较少，骨髓小粒成分中非造血细胞系脂肪细胞增多。

注：1. 慢性再生障碍性贫血系指临床表现较轻，血象中血红蛋白下降速度较缓，网织红细胞、白细胞、中性粒细胞、血小板较急性再生障碍性贫血高；骨髓象中三系或两系减少，至少一个部位增生不良，骨髓小粒细胞中非造血细胞及脂肪细胞增多。

2. 该病应加强支持治疗，包括防止出血、预防控制感染、必要时输血等。贫血严重时输注浓缩红细胞，使血红蛋白保持在 70g/L；严重出血时可输注血小板。

八、特发性血小板减少性紫癜

（以 6 岁 20kg 为例）

（一）急性型

长 期 医 嘱			临 时 医 嘱
儿科护理常规			血常规❻
一级护理			尿常规
半流质饮食❶			粪常规＋隐血试验
维生素 C　100mg po tid			出血、凝血时间❼
利血生❷　10mg po tid			毛细血管脆性试验❼
宁血糖浆　5～10ml po tid			血块退缩时间❼
10％GS　250ml		iv gtt❸ qd	凝血酶原消耗试验
琥珀酸氢化可的松　100mg			血小板抗体测定❽
10％GS　250ml	iv gtt❹ qd		骨髓穿刺涂片❾
维生素 C　2g			输血小板悬液和（或）新鲜血液❿
酚磺乙胺　100mg			
人血丙种球蛋白　8.0g iv gtt qd❺			

❶ 给予半流质饮食以避免损伤消化道导致出血。

❷ 用利血生治疗特发性血小板减少性紫癜，一般无不良反应。

❸ 激素治疗的目的在于降低毛细血管通透性，抑制血小板抗体的形成，抑制巨噬细胞破坏有抗体吸附的血小板。一般使用泼尼松，每天 1.5～2mg/kg，分 3 次口服；出血严重者可用冲击疗法：地塞米松每天 0.5～2mg/kg，或甲泼尼龙每天 20～30mg/kg，静脉滴注，连用 3 天，症状缓解后改为泼尼松。用药至血小板数回升至接近正常水平即可逐渐减量，疗程一般不超过 4 周。停药后如有复发，可再用泼尼松治疗。

❹ 酚磺乙胺不能加在碱性液中静滴以免发生变色反应。

❺ 丙种球蛋白适用于急、慢性重症者或病情反复发作者。其主要作用是：a. 封闭巨噬细胞 Fc 受体，从而抑制巨噬细胞对血小板的结合与吞噬；b. 抑制淋巴细胞活性，使抗血小板抗体减少；c. 减少抗体对血小板的破坏。常用剂量为每日 0.4g/kg，连续 5 天静

脉滴注；或每次 1g/kg 静脉滴注，必要时次日可再用 1 次；以后每 3～4 周 1 次；其副作用少，偶有过敏反应。

⑥ 血小板计数降低，出血程度与血小板数目有关，一般低于 $50\times10^9/L$ 可引起自发出血，低于 $20\times10^9/L$ 可有明显出血，低于 $10\times10^9/L$ 多伴有严重出血甚至内脏出血。血小板涂片大而松散，染色浅。

⑦ 凝血功能：出血时间延长（Ivy 法>6min），凝血时间正常，血块退缩不良，束臂试验（毛细血管脆性试验）阳性。

⑧ 血小板表面抗体 PAIgG 增加，部分病人 PAIgM 及 PAC3 也有增高。

⑨ 骨髓象：巨核细胞总数正常或增高，以成熟未释放血小板的巨核细胞增多为主，胞体大小不一，以小型为多，幼稚巨核细胞增多，分叶减少。

⑩ 血小板：急性血小板减少性紫癜病人血循环中有大量 PAIgG，输入血小板会很快被破坏，故通常不输血小板。只有在发生颅内出血或急性内脏大出血危及生命时才输注血小板，并需同时予以大剂量肾上腺皮质激素，以减少输入血小板的破坏。因出血而致贫血时，可输浓缩红细胞。

注：1. 该病急性型较常见，多见于 1～6 岁小儿，多发生于急性病毒感染或疫苗接种之后，起病急骤，以发热及自发性皮肤、黏膜出血为突出表现，病情多重，肝、脾偶见轻度肿大。

2. 治疗原则　该病具有自限性，在急性出血期间以住院治疗为宜，尽量减少活动，避免外伤，明显出血时应卧床休息。应积极预防及控制感染，避免服用影响血小板功能的药物（如阿司匹林等）。

3. 绝大多数急性血小板减少性紫癜不必行脾切除，如发生危及生命的颅内出血或内脏大出血，应用其他方法治疗无效时，考虑紧急切脾。

（二）慢性型

长 期 医 嘱	临 时 医 嘱
儿科护理常规	血常规
二级护理	尿常规

续表

长 期 医 嘱	临 时 医 嘱
普食	粪常规＋隐血试验
维生素 C　100mg po tid	出血、凝血时间
利血生　10mg po tid	血块退缩时间
宁血糖浆 10～30ml po tid	血小板抗体测定
泼尼松　5mg po tid❶	骨髓穿刺涂片❺
5%GS　250ml ⎫ 　　　　　　⎬ iv gtt❷ qw 长春新碱　1mg ⎭	外科会诊(必要时脾切除)
达那唑　100mg po tid❸	
人丙种球蛋白　8.0g iv gtt qd❹	

❶ 泼尼松剂量每天 0.5～1mg/kg 口服，以能控制出血的最小剂量为限，一般用药 2 周可达部分缓解，有效者用 3～4 周血小板上升稳定后逐渐减量，每 1～2 周减 1/4 量，隔日晨起顿服，以最小剂量维持，总疗程 6～12 个月。

❷ 免疫抑制药：慢性难治性血小板减少性紫癜宜应用免疫抑制药，如长春新碱、环磷酰胺和环孢素等，单药化疗或联合化疗。长春新碱每次 0.05～0.075mg/kg，静脉滴注，每周 1 次，每次不大于 2mg，连用 4～6 周；或环磷酰胺 1.5～3mg/(kg·d)，分 3 次口服，或每次 300～600mg/kg，静脉滴注，每周 1 次，连用 8 周无效者停药，有效者用 8～12 周；硫唑嘌呤 2～3mg/(kg·d)，口服，用 1 个月至数月，观察疗效；环孢素 4～9mg/(kg·d)，分 3 次口服。严重者可行联合化疗。服药期间注意观察血象及肝、肾功能，防止骨髓抑制、严重感染及肝、肾损害。

❸ 达那唑为合成雄激素，适用于慢性特发性血小板减少性紫癜，对部分病例有效。用法：10～15mg/(kg·d)，分 3 次口服，连用 2～4 个月。偏头痛及癫痫患儿慎用。

❹ 该病也可大剂量静滴丙种球蛋白，用法同急性血小板减少性紫癜。

❺ 巨核细胞数明显增多，核浆发育不平衡，产血小板巨核细胞明显较少，胞浆出现空泡变性。

注：1. 一般治疗　注意防止创伤出血，忌服具有抑制血小板功能的药物（如阿司匹林、非那西丁），以免加重出血，明显出血者需住院治疗。

2. 也可用抗-D免疫球蛋白（抗Rh球蛋白），适用于RhD阳性、未行脾切除者，其升高血小板的作用较激素和大剂量静滴丙种球蛋白慢，但持续时间较长。常用剂量为每天$25\mu g/kg$，静脉注射，连用2天为1个疗程。其主要副作用是轻度溶血性输血反应和抗人球蛋白试验阳性。

3. 脾切除　脾切除有效率约70%，适用于病程超过1年，血小板持续$<50\times10^9/L$（尤其是$<20\times10^9/L$），有较严重的出血症状，内科治疗效果不好者，手术宜在6岁以后进行。10岁以内发病者，其5年自然缓解机会较大，尽可能不做脾切除。术前必须做骨髓检查，巨核细胞数减少者不宜做脾切除。术前PAIgG极度增高者，脾切除的疗效亦较差。

4. 对症处理　本病常见鼻出血、牙龈出血、皮肤瘀点瘀斑，严重者注意颅内出血等，及时行头颅CT、眼底检查，并进行积极处理。

九、血友病 A（B）

（以6岁20kg为例）

长　期　医　嘱	临　时　医　嘱
儿科护理常规	血常规
一级护理	尿常规
血液病护理	粪常规
半流质饮食	出血、凝血、凝血酶原时间❸
卧床休息	凝血酶原消耗时间❹（PCT）
维生素C　100mg po tid	白陶土部分凝血活酶时间❺
巴曲酶　1000U iv qd❶	（KPTT）
10%GS　250ml ｜ iv gtt❷	简易凝血活酶生成与纠正试验❻
氨甲苯酸　0.1g ｜ bid	因子Ⅷ:C测定❼
或 10%GS　250ml ｜ iv gtt	因子Ⅸ:C测定
酚磺乙胺　0.25g ｜ bid	局部止血

长 期 医 嘱	临 时 医 嘱	
	因子Ⅷ 20U 或 新鲜血 40ml 或 新鲜血浆 20ml	iv gtt q12h❸ （可提高 2%）
	因子Ⅸ 20U 或 PPSB 20U 或 血浆 20ml	iv gtt qd❸

❶ 巴曲酶为冻干粉针剂，可肌注或静脉注射，每次 500～1000U，血尿者也可应用。

❷ 止血药对症处理，应首选抗纤溶药，如氨甲苯酸（止血芳酸）、氨甲环酸（止血环酸）或维生素 C 及酚磺乙胺（止血敏）等，血尿时不宜使用这类药物，也可考虑用醋酸去氨加压素（DDAVP）0.3～0.4μg/kg＋生理盐水 50ml 持续静滴 12h，该药应与氨甲苯酸等同用；口服雷尼替丁（＜8 岁 75mg，每天 1 次，＞8 岁 150mg，每天 1 次）也能改善出血。

❸ 出血时间正常。凝血时间（CT）：重型患儿试管法＞12min，中型患儿延长或正常，轻型患儿及亚临床型患儿正常。凝血酶原时间正常（11.0～14.5s 或与正常对照相差 3s 为异常）。

❹ 凝血酶原消耗不良。

❺ KPTT 延长（28.0～40.0s 或与正常对照相差 10s 为异常）。

❻ 凝血活酶生成试验异常，此时应进一步做纠正试验以区分血友病类型：若患儿凝血酶原消耗时间和凝血活酶生成时间能被硫酸钡吸附后的正常血浆所纠正，而不被正常血清纠正，则为血友病 A；若能被正常血清纠正，但不能被硫酸钡吸附后的正常血浆纠正，则为血友病 B；均能被纠正者为血友病 C。

❼ 因子Ⅷ：C 测定有助于血友病 A 病情程度的判断；因子Ⅸ：C 测定有助于血友病 B 病情程度的判断。

❽ 属于替代疗法，血友病 A 可输注因子Ⅷ、新鲜血或新鲜血浆；血友病 B 可输注因子Ⅸ、凝血酶原复合物或新鲜血浆，具体剂量见表 11-1。

表 11-1 凝血因子的用法用量

出血程度	因子Ⅷ	因子Ⅸ
早期轻度出血	10～15U/kg，每 12h 1 次；共 1～3 次	15～30U/kg，每天 1 次，共 1～3 次
中度出血（出血轻度创伤）	20U/kg，每 12h 1 次，连用 2 天后可隔日应用，直至止血	30U/kg，每天 1 次，直至止血
重度出血（颅内出血、严重出血、严重创伤、大手术等）	首日每次 50U/kg，每 12h 1 次，然后维持因子Ⅷ活性＞50 %5～7 天，必要时再维持因子Ⅷ活性＞30% 5～7 天	首日 80U/kg，以后维持因子Ⅸ活性＞40% 5～7 天，必要时再维持因子Ⅸ活性＞30% 5～7 天

注：1. 本病无根治方法，目前主要是替代治疗、预防出血、局部止血、对症处理，对表面创伤、鼻或口腔出血可局部压迫止血，或用纤维蛋白泡沫、明胶海绵局部压迫止血，亦可用棉球或纱布蘸组织凝血活酶或凝血酶敷于伤口处；对于关节出血时应卧床休息，夹板固定，置于功能位置，必要时弹力绷带缠扎。

2. 替代疗法的副作用主要有过敏、发热、溶血反应、弥散性血管内凝血、感染病毒性疾病等；大量反复应用者可出现肺水肿。

3. 输注常规剂量因子Ⅷ后无效者，常提示因子Ⅷ抗体的存在。这些患儿的治疗方法是：a. 增加因子Ⅷ剂量达原剂量 1 倍以上；b. 活化因子Ⅶ（Ⅶₐ）或活化凝血酶原复合物；c. 大剂量丙种球蛋白静脉输注；d. 应用免疫抑制药，如环磷酰胺；e. 应用链球菌蛋白 A 吸附抗体。

4. 激素 适用于颅内出血、血尿和关节血肿者，急性期可予地塞米松 0.3～0.5mg/(kg·d) 或氢化可的松静滴，一般病例泼尼松 1～2mg/(kg·d) 口服。

5. 血友病 B 已经有基因疗法成功的报道，但总体而言仍重在基因筛查、产前诊断以减少该病的发生。

6. 血友病 A 也有应用雄激素达那唑以减少出血的疗法，但疗效不及替代疗法。

7. 血友病患儿应禁用阿司匹林类药物，若需要用镇痛，可用对乙酰氨基酚。

十、弥散性血管内凝血（DIC）

（以 6 岁 20kg 为例）

长 期 医 嘱	临 时 医 嘱
儿科护理常规	血常规＋血小板计数❺
一级护理	尿常规
半流质饮食	粪常规＋隐血试验
病重(危)通知	血涂片找破碎异型红细胞
心电、血压、氧饱和度监护	出血、凝血时间❻
双嘧达莫　75mg po tid❶	PT、TT、白陶土部分凝血活酶
或 阿司匹林　100mg po bid	时间（KPTT）❼
肝素　20mg　ih❷	纤维蛋白原定量测定❽
NS　5ml　｜q6h	鱼精蛋白副凝试验（3P 试验）❾
右旋糖酐-40　200ml iv gtt qd❸	纤维蛋白降解产物测定（FDP）❿
山莨菪碱(654-2)　10mg iv gtt❹	D-二聚体测定
或 im q15min	肝功能、肾功能
	血小板黏附、凝集试验
	输新鲜血　200ml iv gtt qd

❶ 属于抗血小板凝集药物，临床上对于轻型 DIC、疑似 DIC 或高凝状态者，在控制原发病的基础上可单独应用该类药物，阿司匹林每天 10mg/kg，分 2 次口服，直至血小板恢复正常后数日；双嘧达莫剂量为每天 10mg/kg，分 3 次口服。

❷ 肝素可阻断或减慢血管内凝血，DIC 早期使用效果好。

❸ 右旋糖酐-40 可扩充血容量、疏通微循环、降低血黏度，以及减低血小板黏附和抑制红细胞凝集等抗凝作用，开始 10ml/kg，静脉滴注，以后每次 5ml/kg，6h1 次，全日量不超过 30ml/kg。

❹ 山莨菪碱（654-2）可解除血管痉挛，改善微循环，0.5～1mg/kg，静滴或肌注，每 15min 1 次，以后逐渐延长。

❺ 血小板计数减少，呈进行性下降则更有意义。

❻ 出血时间和凝血时间延长，但在高凝状态下，凝血时间可缩短。

❼ PT 延长：超过正常对照 3s 有意义，4 天内新生儿超过 20s 才有意义。TT 正常值为 $(20\pm1.6)s$，超过 3s 有意义。KPTT 延长：年长儿正常为 42s，新生儿 44～73s，比正常对照延长 10s 以上有意义，高凝期可缩短，低凝期及继发性纤溶期延长。

❽ 纤维蛋白原低于 1.6g/L，个别高凝期高于 4.0g/L。

❾ DIC 早期多阳性，但在晚期和以纤溶亢进为主时可阴性，新生儿出生后 2 天 3P 试验才有诊断价值。另外，恶性肿瘤、肝肾疾病及手术创伤也可出现阳性。

❿ 正常人血清 FDP<10mg/L，超过 20mg/L 提示纤溶亢进，但注意排外栓塞情况。

注：1. DIC 是一种危重的临床综合征，临床可分为 3 型，即急性型、亚急性型及慢性型，以急性型多见。以出血、栓塞、休克、溶血为主要表现。必须针对病因（如败血症、急性早幼粒细胞白血病等）综合治疗，如抗炎、纠正酸中毒及电解质紊乱，特别是抗休克处理。为了明确病因，需要进行相应的辅助检查。

2. DIC 全套检验 5 项指标中，≥3 项异常可以确诊。

（1）血小板计数≤80×10^9/L。

（2）破碎红细胞>20%。

（3）PT 延长 3s 以上或 KPTT 延长 10s 以上。

（4）纤维蛋白原<1.5g/L。

（5）3P 试验阳性或 FDP>20mg/L 或 D-二聚体（D-dimer）测定增高>0.5mg/L。

3. 疑难病例有条件时可做以下检验：因子Ⅷ测定降低；抗凝血酶Ⅲ（AT-Ⅲ）测定降低；D-二聚体测定增高；纤维蛋白肽 A（FPA）和纤维蛋白 Bβ_{15-42}肽等。抗凝血酶Ⅲ在 DIC 早期血浆中即明显减少，正常值为 80%～100%。

4. 肝素多在 DIC 早期应用，凡有以下指征者即可使用：a. 处于高凝状态者；b. 有明显栓塞症状者；c. 消耗性凝血期表现为凝血因子、血小板、纤维蛋白原进行性下降，出血逐渐加重，血压下降或休克者；d. 准备补充凝血因子（如输血、血浆等）或应用纤溶抑制药物而未能确定促凝物质是否仍在发生作用时，可先应用肝素。

5. 肝素的禁忌证

a. 颅内或脊髓内出血、肺结核空洞出血、溃疡出血；

b. 伴有血管损伤或新鲜创面的患儿；

c. DIC 晚期以继发性纤溶为主者；

d. 原有重度出血症如血友病等；

e. 有严重肝脏病者。

6. 肝素的常用方法为：每次 60～125U/kg（1mg＝125U），加入等渗氯化钠或 10% 葡萄糖液 50～100ml 中静滴，约 1h 滴完，每 4～6h 1 次；或先以 50～75U/kg 静滴，然后按每小时 15～25U/kg 的速度持续静滴；或每次 50～100U/kg，皮下注射，每 4～6h 1 次。在应用肝素期间必须密切观察病情并监测凝血功能，在每次用药前测凝血时间（试管法），用药 4h 后再测定 1 次凝血时间，要求凝血时间控制在 20～30min 内，如＜20min 可加大肝素剂量，如＞30min 且出血加重可能是用量过大，应停用，必要时静脉缓慢注射鱼精蛋白中和肝素，其用量与最后 1 次肝素用量相等（1mg 鱼精蛋白可中和 125U 肝素），若出血仍不减轻，15min 后可再注射 1 次鱼精蛋白。

7. 肝素的停药指征

a. 诱发 DIC 的原发病已被控制或缓解；

b. 用药后病情好转，出血停止，血压稳定；

c. 凝血酶原时间和纤维蛋白原恢复正常或接近正常（前者一般于 24h 内恢复，后者于 1～3 天恢复）时，即可逐渐减量至停药。

用药时间一般可持续 3～7 天。血小板回升缓慢（数天至数周），不宜作为停药指征。

8. 抗纤溶药物　早期高凝状态，应禁用抗纤溶药物；DIC 后期以纤溶为主时可在肝素化基础上选用氨基己酸（EACA），每次 0.08～0.12g/kg，缓慢静注或稀释后静滴，亦可采用对羧基苄胺（PAMBA）或氨甲环酸。

9. 在 DIC 凝血因子消耗期或低凝期可补充血小板和凝血因子，一般与肝素同时应用。血小板剂量：1U 血小板/5kg。凝血酶原复合物内含凝血因子 Ⅱ、Ⅶ、Ⅹ、Ⅸ，根据情况每天 1～2 次，用时注意肝素减量。维生素 K_1 10mg 静脉注射或维生素 K_3 5～10mg 肌内注射。

10. 激素的应用尚有争议，一般原发病需要使用时，可在肝素化的基础上慎用。

十一、急性淋巴细胞白血病（标危）

(以 6 岁 20kg 体表面积 0.8m² 为例)

(一) 诱导缓解

长 期 医 嘱	临 时 医 嘱
儿科护理常规	血常规[4]
血液病护理	尿常规
一级护理	粪常规
病重通知	生化全套[5]
普通饮食	血清铁蛋白测定
别嘌醇　70mg po tid[1]	血乙型、丙型肝炎病毒抗原抗体检测
5%NaHCO₃　100ml | iv gtt[1] 5%GS　150 | qd	
	胸部及长骨 X 线摄片[6]
泼尼松　16mg po tid[2]	腹部 B 超
5%GS　500ml | iv gtt 氢化可的松　50mg | qod×8 次 门冬酰胺酶[3]　4800U	心电图
	脑电图
NS　100ml | iv gtt[3] 柔红霉素　24mg | qd	骨髓涂片＋化学染色＋免疫表型＋染色体核型测定[7]
5%GS　500ml | iv gtt[1] 10%NaCl　30ml | qd 10%KCl　10ml	
长春新碱　1.2mg | iv qw×4 次[3] NS　10ml	

❶ 在治疗中白血病细胞大量死亡，往往伴随高尿酸血症，因此需要诱导化疗、水化及碱化尿液，同时服用别嘌醇，并改为低脂饮食。

❷ 泼尼松诱导试验：急性淋巴细胞白血病诊断明确后应用泼尼松 [60mg/(m²·d)] 7 天，观察治疗效果，第 8 天外周血幼稚细

胞＜$1.0×10^9$/L（1000/mm^3）为良效，反之为效果差，临床危险升为高危型。

❸ 泼尼松治疗 1 周后，开始正规 VDLP 方案：长春新碱（VCR）每次 1.5mg/m^2，静脉注射，每周 1 次，共 4 次；泼尼松 60mg/(m^2·d)，分 3 次口服，第 1～28 天，从第 29 天开始每 2 天减量 1 次，1 周内减停；柔红霉素（DNR）30mg/(m^2·d)，加入 5％葡萄糖 100ml 中快速静滴，每天 1 次，第 8～10 天共 3 天，标危改为 2 次；门冬酰胺酶（L-Asp）5000～10000U/(m^2·d)，静脉注射，每天或隔日 1 次，第 8～22 天，共 8 次。也可采用 CODP 方案：长春新碱、泼尼松、柔红霉素剂量疗程同 VDLP 方案，门冬酰胺酶改为环磷酰胺（CTX）800～1000mg/m^2 加入 5％葡萄糖 100ml 中快速静滴，第 8 天用 1 次。

❹ 白细胞的改变是本病特点，总数可高达 $100×10^9$/L，亦可低于 $1×10^9$/L；未成熟的淋巴细胞多数超过 20％。可为正细胞正色素性贫血，程度轻重不一，血小板大多降低，少数正常。

❺ 肝功能 ALT/AST 轻度或中度升高，由于白血病细胞大量破坏，会造成 LDH 升高。

❻ 5％～15％患儿胸部 X 线片检查可发现纵隔肿物，为胸腺浸润或纵隔淋巴结肿大所致。长骨 X 线片可见广泛的骨质稀疏，干骺端可见密度减低的横线或横带及白血病线，有时可见骨质缺损或骨膜增生。

❼ 骨髓象是确立诊断和评价疗效的重要依据，骨髓增生活跃或极度活跃，少数可表现为增生低下，分类以原始淋巴细胞和幼稚淋巴细胞为主，可高达 50％～90％，甚至全被白血病细胞占据，红系细胞和巨核细胞不易见到。组织化学染色有助于鉴别白血病类型，该病的组织化学特征为：过氧化酶染色和苏丹黑染色阴性，糖原染色（±）～（+++），酸性磷酸酶（-）～（±），T 细胞浆呈块状或颗粒状，其他亚型为阴性，非特异性酯酶阴性，加氟化钠不抑制。该病免疫表型：B 细胞型主要表达 CD19、CD20、CD22、CD10、HLA-DR，CD34 和 CD38 呈双阳性表达；T 细胞型主要表达 CD3、CD5、CD7，HLA-DR 在部分病例中表达。染色体核型可有数量及结构异常，畸变染色体可涉及多种，临床重要和常见的为

t（1；19）、t（7；10）、t（8；21）、t（9；22）、t（12；21）、t（15；17）等。

注：1. 急性淋巴细胞白血病化疗方案的选择应遵循联合、足量、间歇、交替、长期治疗的方针依次进行诱导缓解、巩固、髓外白血病的预防、早期强化、维持及定期加强治疗，总疗程一般需3～3.5年。

2. 急性淋巴细胞白血病临床一般分为标危及高危两大类。凡具备下述1项或多项者为高危型：a. <12个月的婴儿白血病；b. 诊断时已发生中枢神经系统白血病和（或）睾丸白血病者；c. 染色体核型为 t（4；11）或 t（9；22）异常者；d. 少于45条染色体的低二倍体者；e. 诊断时外周血白细胞计数>50×10^9/L 者；f. 泼尼松试验不良效应者；g. 标危型急性淋巴细胞白血病经诱导化疗6周不能获完全缓解者。

3. 化疗期间，血常规检查每周2次，化疗期间出现骨髓抑制可酌情使用成分输血，有条件者可于诱导化疗第19日起应用粒细胞集落刺激因子（G-CSF）或粒细胞单核细胞集落因子（GM-CSF）。

4. 化疗第4天起开始鞘内注射，每周1次，共4次，高危者5次。鞘内注射"三联"为甲氨蝶呤（MTX）、阿糖胞苷（Ara-C）、地塞米松（DX）。它们各自的剂量按年龄分为<1岁、<2岁、<3岁和>3岁4组，MTX 分别是 5mg、7.5mg、10mg 和 12.5mg，Ara-C 分别是 12mg、15mg、25mg 和 35mg，DX 分别是 2mg、2mg、5mg 和 5mg。

5. 诱导治疗开始后第19、第35天复查骨髓。第19天骨髓原始淋巴细胞＋幼稚淋巴细胞<5%示疗效佳，原始淋巴细胞＋幼稚淋巴细胞为 5%～25%示效较差，可加用1次柔红霉素或环磷酰胺，另加用门冬酰胺酶2次，原始淋巴细胞＋幼稚淋巴细胞>25%示无效，应及时更换方案。

6. 高危白血病时，门冬酰胺酶 6000 U/m^2×10 次，柔红霉素 30mg/m^2×3 次或去甲氧柔红霉素 10mg/m^2×3 次。

7. VDLP方案又可作为早期强化治疗方案（放在髓外白血病防治阶段后），VCR 和 DNR 均为每周1次，共2次，L-ASP 比诱导缓解治疗减少2次，泼尼松30mg/（m^2·d），共14天。

(二) 巩固治疗

长 期 医 嘱	临 时 医 嘱	
儿科护理常规	血常规	
二级护理	尿常规	
血液病护理	粪常规	
普通饮食	肝功能	
阿糖胞苷　80mg ih　q12h×7d❶	血尿素氮、肌酐测定	
巯嘌呤　60mg po qn×7d❶	心电图	
	骨髓涂片	
	NS　100ml	iv gtt❷
	环磷酰胺　480mg	qd

　　❶ 巩固治疗采用 CAM 方案：环磷酰胺 (CTX) 800～1000mg/m² 加入 5％葡萄糖 100ml 中快速静滴，每天 1 次，第 1 天用 1 次；阿糖胞苷 (Ara-C) 100mg/m²，分 2 次肌内注射，每 12h 1 次，第 1～7 天用；硫鸟嘌呤或巯嘌呤 75mg/(m²·d)，口服，每晚 1 次，第 1～7 天。该治疗共 14 天，休息 7 天进入下一个疗程治疗。

　　❷ 环磷酰胺必须在 3h 内滴完，可致恶心、呕吐、出血性膀胱炎、骨髓抑制、脱发等副作用，用时注意大量饮水以预防出血性膀胱炎。

　　注：1. 诱导治疗第 35 天左右，临床症状、体征消失，血常规达正常，骨髓检查增生状态下，原始淋巴细胞＋幼稚淋巴细胞＜5％，主要脏器功能正常，随即进入本阶段治疗。

　　2. 化疗期间定期复查血常规。

　　3. 化疗结束后，休息 2 周左右，待骨髓抑制恢复进行下一疗程。

　　4. 高危者，环磷酰胺剂量改为 800～1000mg/m²，阿糖胞苷每次 2g/m²，每 12h 1 次，用 4 次。

(三) 髓外白血病 (防治)

长 期 医 嘱	临 时 医 嘱
儿科护理常规	血常规
血液病护理	尿常规
二级护理	粪常规

续表

长 期 医 嘱		临 时 医 嘱	
普通饮食		脑脊液常规、生化、找肿瘤细胞	
5%NaHCO₃ 100ml	iv gtt❶ qd	肝功能	
5%GS 150ml	(d1～d4)	血尿素氮、肌酐测定	
10%GS 1000ml		NS 30ml	iv (d1)
10%NaCl 20ml	iv gtt qd	甲氨蝶呤❶ 500mg	
10%KCl 15ml	(d2～d4)	5%GS 2000ml	iv gtt (d1,
5%NaHCO₃ 35ml		甲氨蝶呤 2400mg	维持24h)
巯嘌呤 40mg po qn (d1～ d7)❷		甲氨蝶呤❺ 7.5mg	
		地塞米松 2.5mg	鞘注(d1)
		NS 3ml	
四氢叶酸钙 12mg iv 或 po q6h×6 次❸		阿糖胞苷❻ 15mg	鞘注(d1,甲
		地塞米松 2.5mg	氨蝶呤鞘
		NS 1ml	注后)

❶ 治疗当日起及治疗后3天给予5% NaHCO₃ 5ml/kg 静滴，使尿 pH≥7，以及水化治疗 3000ml/(m²·d)。高危者水化治疗 4000ml/(m²·d)。

❷ 在大剂量甲氨蝶呤（MTX）治疗第1天起给予巯嘌呤 50mg/(m²·d)，用7天。

❸ 滴注甲氨蝶呤后第36h开始给予四氢叶酸钙，剂量每次 15mg/m²，每6h1次，用6～8次，高危者四氢叶酸钙用8～10次。

❹ 大剂量甲氨蝶呤10天为1个疗程，共3次，每次3g/m²，其中1/6量作为突击量，在30min内快速静脉滴入。高危白血病甲氨蝶呤每次 5g/m²。

❺ 甲氨蝶呤滴注后0.5～2h内，鞘内注射1次，鞘内注射"三联"参见（一）诱导缓解注。

注：1. 巩固治疗2周左右，血常规、尿常规、肝功能、肾功能正常者方可进入本阶段治疗。本阶段疗程大约30天。

2. T淋巴细胞白血病细胞计数＞100×10⁹/L（10⁵/mm³），染色体 t（9；22）或 t（4；11）核型异常诊断为中枢神经系统白血病

(CNSL) 于 CR 后 12 个月后行颅脑放疗。颅脑放射治疗：多用于 ＞3 岁的 HR-ALL 患儿，凡诊断时白细胞数＞100×10^9/L，或有 t (9；22) 或 t (4；11) 核型异常，或有 CNSL，或因种种原因不宜行 HDMTX-CF 治疗者，均应进行颅脑放射治疗。通常在完全缓解后 6 个月进行，放射总剂量为 18Gy，分 15 次于 3 周内完成；或总剂量为 12Gy，分 10 次于 2 周内完成。同时每周鞘内注射 1 次。放疗第 3 周用 VDex 方案：VCR 1.5mg/m^2，静注 1 次；Dex 每天 8mg/m^2，口服 7 天。

(四) 早期强化

长 期 医 嘱	临 时 医 嘱
儿科护理常规	血常规
一级护理	尿常规
血液病护理	粪常规
普通饮食	肝功能
病重通知	CRP
泼尼松　8mg po tid	血尿素氮、肌酐测定
5％GS　500ml 氢化可的松　50mg　　iv gtt[1] 门冬酰胺酶　4800U　　qod×4 次	骨髓涂片
	心电图
NS　100ml 柔红霉素　24mg　　iv gtt[1] qw×2 次	胸部 X 线摄片 (正位片＋右侧位片)
NS　10ml 长春新碱　1.2mg　　iv[1] qw×2 次	
5％GS　500ml 依托泊苷[1]　160mg　　iv gtt q2d	
5％GS　250ml 阿糖胞苷[1]　240mg　　iv gtt q2d	
昂丹司琼 (恩丹西酮)[2]　4mg iv (输阿糖胞苷前 15min)	

　　[1] 早期强化治疗方案：以 VDLDex 或 VDLP 方案 (见诱导缓解期) 开始，VCR、DNR 均于第 1、第 8 天各 1 次，剂量同前；L-Asp

5000～10000U/m²，于第 2、第 4、第 6、第 8 天各 1 次，共 4 次；Dex 每天 8mg/m²，第 1～14 天，第 3 周减停，休息1～2 周。接着进行 VP-16＋Ara-C 方案：VP-16 300mg/m² 静脉滴注，然后继续滴注 Ara-C 300mg/m²，于第 1、第 4、第 7 天各 1 次，共 3 次。依托泊苷可抑制 DNA 和 RNA 的合成，其副作用主要为骨髓抑制、肝肾损害及呕吐。阿糖胞苷的副作用主要为骨髓抑制、脱发、口腔溃疡及呕吐。

❷ 昂丹司琼为一种高度选择性的 5-羟色胺受体拮抗药，能抑制化疗和放疗引起的恶心、呕吐，一般在用化疗药物前 15min 静脉注射。

注：1. 化疗前应注意复查血常规、肝功能、肾功能，以上检查必须正常才能进行上述方案。

2. 化疗期间保证营养，保持口腔、皮肤、黏膜清洁。

3. 定期复查血常规，该疗程结束后一般需休息 2 周血象才能恢复，有条件者化疗结束后 48h 给予 G-CSF 或 GM-CSF。

十二、急性髓细胞性白血病

（以 6 岁 20kg 体表面积 0.8m² 为例）

（一）诱导缓解治疗

长 期 医 嘱	临 时 医 嘱
儿科护理常规	血常规❹
一级护理	尿常规
血液病护理	粪常规
病重通知	肝功能、肾功能、电解质
普通饮食	血乳酸脱氢酶(LDH)测定
别嘌醇❶ 70mg po tid	血乙型肝炎病毒、丙型肝炎病毒抗原抗体检测
5%GS 500ml iv gtt qd	
5%NaHCO₃ 100ml ⎱ iv gtt❶ 5%GS 200ml ⎰ qd	血清铁蛋白测定
	脑电图
NS 100ml ⎱ iv gtt qd❷ 柔红霉素 24mg ⎰ d1～d3	胸部 X 线摄片
	眼科会诊❸

续表

长 期 医 嘱		临 时 医 嘱
NS 2ml 阿糖胞苷 75mg	im q12h❷ d1~d7	腹部 B 超
		心电图
NS 250ml 依托泊苷 80mg	iv gtt qd❷ d5~d7	骨髓涂片、免疫分型、染色 体检查❻
昂丹司琼 4mg iv(化疗前 15 min)❸ qd d1~d3		

❶ 为预防高尿酸症，自诱导方案起水化及碱化尿液，同时服用别嘌醇。

❷ 急性非淋巴细胞白血病化疗方案：一般采用 DA 或 HA 方案，M4、M5 型首选 DAE 方案。DNR 每天 30~40mg/m²，静脉滴注，每天 1 次，第 1~3 天；Ara-C 每天 150~200mg/m²，静脉滴注或肌内注射，分 2 次（每 12h 1 次），第 1~7 天。HA 方案：高三尖杉酯碱 2mg/(m²·d) 加入 10% 葡萄糖 100ml 中静滴，第 1~9 天用；Ara-C 用法同 DA 方案。DEA 方案：DNR 和 Ara-C 同 DA 方案。VP-16（或 VM26）每天 100~150mg/m²，静脉滴注，每天 1 次，第 5~7 天。M3 型采用维 A 酸 ATRA 治疗：RA 20~40mg/(m²·d) 分次口服，第 5 天可加用 DA 方案直至完全缓解，但应注意 DIC 的发生。

❸ 阿糖胞苷、依托泊苷、柔红霉素均有恶心、呕吐的副作用，化疗前可用昂丹司琼抑制化疗和放疗引起的恶心、呕吐等胃肠道反应。

❹ 血常规表现同急性淋巴细胞白血病，化疗期间每周化验血常规 2 次。

❺ 急性粒细胞白血病可浸润眶骨，局部呈块状隆起而形成绿色瘤，故应进行眼科会诊及头颅 CT 扫描。

❻ 骨髓象是确立诊断和评价疗效的重要依据，骨髓增生活跃或极度活跃，少数可表现为增生低下，分类以原始粒细胞和幼稚粒细胞或单核细胞为主。该病的组织化学特征为：过氧化酶染色阳性（＋＋），糖原染色阴性，非特异性酯酶（＋），加氟化钠不被抑制。该病免疫表型：主要表达 CD13、CD33、HLA-DR，CD34 和 CD38

呈双阳性表达；90％以上的 M3 型表达 CD13、CD33，HLA-DR 多为阳性；76％～79％的 M4 型和 M5 型表达 CD14；M6 型主要表达血型糖蛋白 A、CD71；M7 型主要表达 CD41、CD42、CD61。染色体核型较 ALL 更复杂，临床重要和常见的为 M1 型 t（9；22）、M2 型 t（8；21）、M3 型 t（15；17）、M5 型 t（9；11）、t（11q）等。

注：1. 急性髓系白血病临床分为 M1～M7 七个亚型，各型临床特点不同，M3 型常合并严重的 DIC 和出血；M4、M5 型多发生小婴儿伴高白细胞、皮肤浸润及 CNSL；绿色瘤多见于 M1、M2 型。

2. 诱导缓解化疗结束后 48h 复查骨髓，原始粒细胞＋幼稚粒细胞＞15％，骨髓抑制不显著，可追加阿糖胞苷 3 天，直至骨髓抑制。

3. 化疗期间定期化验血常规，出现骨髓抑制，可酌情使用成分输血，当幼稚细胞比例＜15％时，可酌情使用细胞刺激因子（G-CSF或 GM-CSF）2～5μg/（kg·d）皮下注射。

4. 加强口腔、皮肤、黏膜清洁护理。加强隔离保护，避免交叉感染，加强支持疗法。

5. 中枢神经系统白血病（CNSL）的预防 三联鞘注、诱导缓解后每周 1 次，共 2 次（M4、M5 除外，同 ALL）。

6. 如 1 个疗程达 CR，再用原方案 1 次作为巩固治疗。

（二）缓解后根治性治疗

长 期 医 嘱		临 时 医 嘱
儿科护理常规		血常规[2]
一级护理		尿常规
血液病护理		粪常规
普通饮食		肝功能[2]
病重通知		血尿素氮、肌酐测定[2]
5％GS　250ml	iv gtt(2h 内完成)[1]	心电图[2]
阿糖胞苷　1.6g	q12h×6 次	骨髓涂片[2]
NS　100ml	iv gtt[1]	
柔红霉素　24mg	qd×2d	
5％GS　500ml		
10％NaCl　30ml	iv gtt	
10％KCl　10ml	qd	

续表

长 期 医 嘱	临 时 医 嘱
昂丹司琼　4mg iv(用阿糖胞苷前 15 min) qd×2d	

❶ 化疗方案：柔红霉素 30mg/m² 静滴第1、第2天，大剂量阿糖胞苷 2g/m² 在 3h 内静滴完毕，每 12h 1 次，6～8 次为 1 个疗程，休息 2～3 周，血象恢复后再连用 2 个疗程，以后每 3 个月 1 个疗程，用 2 个疗程，然后每 6 个月为 1 个疗程，用 2 个疗程，即可停药。

❷ 化疗前应检查肝功能、肾功能、血常规、骨髓象及心电图，正常者可进入该阶段治疗。

注：1. 柔红霉素累积剂量≥300mg/m²，可考虑用依托泊苷（VP-16、足叶乙苷、鬼白乙叉苷）替代。

2. 强化化疗期间保证营养，加强口腔、皮肤、黏膜的清洁护理，保护隔离，预防和避免交叉感染，若出现感染，应根据病原学结果选用抗感染药。

3. 若出现骨髓抑制可酌情使用成分输血，输注人血丙种球蛋白以增强免疫功能，有条件者可用 G-CSF 或 GM-CSF 2～5μg/(kg·d) 皮下注射，可提升粒细胞。

十三、郎格罕组织细胞增多症

（以 1 岁 10kg 体表面积 0.45m² 为例）

（一）勒-雪病

长 期 医 嘱	临 时 医 嘱
儿科护理常规	血常规❶
一级护理	尿常规、粪常规、血培养
婴儿粥　1 碗 tid	血沉
牛奶　100ml tid	肝功能❺
病重通知	肾功能
维生素 C　100mg po tid	T 细胞亚群❻
泼尼松❶　5mg po tid	血免疫球蛋白测定

续表

长　期　医　嘱	临　时　医　嘱
10%GS　100ml ⎫ 环磷酰胺　80mg ⎭ iv gtt❶ qw	胸部 X 线摄片❷
	长骨 X 线(正侧位)片❸
NS　20ml ⎫ 长春新碱　0.8mg ⎭ iv❶ qw	腹部 B 超
	头颅 CT 检查
胸腺素　2mg im qod❷	皮肤活检❹
NS　50ml ⎫ iv gtt❸ 青霉素　80 万 U ⎭ bid	青霉素皮试
	耳鼻喉科会诊❺

❶ 该病化学药物治疗方案一般选用以下药物：泼尼松、长春新碱（VCR）、环磷酰胺（PCR 方案）和依托泊苷（足叶乙苷、VP-16）等。VP 方案：泼尼松 1～2mg/(kg·d)，分次口服；VCR 1.5～2mg/m²，每周静脉注射 1 次，一般用 8～10 周。该方案可使多数Ⅰ级或Ⅱ级患儿获得缓解。在此基础上加用环磷酰胺（CTX）即为 VCP 方案，每次 200mg/m²，每周 1 次静脉滴注，共 6～8 周。此后可用 6-MP 和 MTX 维持，或定期应用原方案。总疗程根据病情而定，轻者半年，重者可长达 2 年。近年来主张采用依托泊苷（VP-16）150mg/m²，静脉滴注，或 300mg/m²，口服，连用 3 天，每 3～4 周为 1 个疗程，共用 6 个月。该药对其他化疗药物耐药者效果明显。

❷ 病情严重的Ⅲ～Ⅳ级患儿在化学治疗的同时可加用胸腺素 1～2mg，隔日肌内注射，对于减少化疗毒性作用、改善免疫功能具有一定作用。

❸ 该病 T 淋巴细胞转化功能低下，临床多见反复肺部感染，故预防和控制感染相当重要，临床可选用青霉素或根据血培养及药物敏感试验结果选用抗生素。

❹ 血常规显示不同程度的贫血；白细胞计数正常、减少或增多；血小板计数正常或减少。

❺ 该病多侵犯肝、脾，肝脾呈中、重度增大，尤其以脾大为主，肝功能多有损害。

❻ 该病 T 淋巴细胞转化功能降低，T 抑制细胞及 T 辅助细胞

均可减少。

❼ 肺部是最易受累的器官之一。其典型改变为肺野透亮度降低，呈毛玻璃状，两肺弥散的网状或网点状阴影，或在网点状基础上有局限或弥散的颗粒状阴影，严重者可见弥散性小囊肿、肺气肿、气胸、纵隔气肿或皮下气肿等。婴幼儿常见胸腺肿大。

❽ 本病也可侵犯骨质，呈虫蚀样改变，甚至有巨大缺损，但相对于其他两种类型少见。

❾ 病理检查取材首选皮肤，既方便又可靠，以渗出性出血性皮疹最有价值。其次可选择颅骨缺损处肿块或肿大淋巴结，骨髓穿刺诊断价值不大。皮肤病理检查找到郎格罕细胞，且对 S-100 蛋白呈阳性反应，或电镜检查找到 Birbeck 颗粒是明确诊断的重要依据。

❿ 本病多伴见中耳炎表现，应请耳鼻喉科会诊协助治疗。

注：1. 该病病因不明，男性多于女性。临床主要分为三型：勒-雪病（LS）、韩-薛-柯病（HSC）和骨嗜酸细胞肉芽肿（EGB），但各型之间的临床表现又可相互重叠而出现中间型。其共同的组织学特点是郎格罕细胞增生、浸润，并伴有嗜酸性粒细胞、单核-巨噬细胞和淋巴细胞等不同程度的增生。

2. 根据年龄、受累器官及器官功能损害程度分为四级：2 岁以下、受累器官≥4 个、有器官功能损害的为Ⅳ级；2 岁以下、受累器官≥4 个、器官功能损害三项中只有两项符合的为Ⅲ级；三项中只有一项符合的为Ⅱ级；均不符合的为Ⅰ级。该分级对于判断预后、指导治疗具有重要意义。

器官功能损害是指以下情况。

（1）肝功能损害 有下列 1 项异常者：a. 低蛋白血症，总蛋白＜55g/L 或白蛋白＜25g/L；b. 胆红素＞25.7μmol/L（1.5mg/dl）；c. 水肿或腹水。

（2）呼吸功能损害 在无感染的情况下，有下列 1 项异常者：呼吸困难、发绀、胸水或气胸等。

（3）造血功能损害 出现下列 1 项异常者：血红蛋白＜100g/L（除外缺铁性贫血），白细胞＜4×10⁹/L，血小板＜100×10⁹/L。

3. 本型多为全身受累，病情重，病变广泛，临床多表现为发热、皮疹、肝脾及淋巴结肿大、呼吸道症状及贫血、中耳炎、腹泻、营养不良等，年龄多在 1 岁以内，预后差。

（二）韩-薛-柯病（尿崩突眼）

长 期 医 嘱		临 时 医 嘱
儿科护理常规		血常规
二级护理		尿常规（尿比重）＋渗透压❶
普食		粪常规
记录 24h 出入液量❶		血渗透压
维生素 C　100mg po tid		血电解质
去氨加压素❷　0.05mg po tid		肝功能
泼尼松❸　5mg po tid		头颅及长骨 X 线摄片❺
10％GS　100ml	iv gtt❸	头颅 CT 或 MRI 检查❻
环磷酰胺　80mg	qw	眼科会诊（突眼度测定）
NS　20ml	iv gtt❸	
长春新碱　0.8mg	qw	

❶ 该病临床可以尿崩症为特点，需监测 24h 出入液量。

❷ 控制尿崩症使用加压素制剂：去氨加压素每次 0.05～0.1mg，每 12h 1 次。或用垂体后叶粉（长效尿崩停），每次 0.1ml，深部肌注，间隔时间因人而异，一般用 3～7 天。

❸ 年幼患儿，2 个或 2 个以上脏器浸润应以化疗为主，化疗药物和使用方法与勒-雪病类同。

❹ 由于垂体和下丘脑组织受浸润而致尿崩症，尿量增多，尿比重下降。

❺ 最早、最常见的表现为颅骨缺损，病变开始为头皮组织表面隆起，硬而有轻度压痛；病变蚀穿颅骨外板后肿物变软，触之有波动感，缺损边缘锐利、分界清楚；此后肿物逐渐被吸收，局部凹陷。除颅骨外，可见下颌骨破坏，牙齿松动、脱落，牙槽脓肿等；骨盆、脊椎、肋骨、肩胛骨和乳突等亦常受累。

❻ 不仅有颅骨损害，突眼症状也是该病一大特征，可进一步行头颅 CT 或 MRI 检查，并排外其他原因引起的颅脑损害。

注：1. 以头部肿块、突眼及尿崩症为常见临床表现。多见于 3 岁以上幼儿，也可由莱特勒-西韦病演变而来。

2. 局部小剂量（4~6Gy）X 线照射适用于年长儿童出现突眼和尿崩症等情况。

3. 对于单纯骨损害者，可试用吲哚美辛，每天 1~2.5mg/kg，平均疗程 6 周。

第十二章 神经肌肉系统疾病

一、瑞氏综合征

(以 6 岁 20kg 为例)

长 期 医 嘱		临 时 医 嘱
儿科护理常规		血常规、尿常规、粪常规
一级护理		血肝功能、心功能、肾功能、血淀粉酶、血电解质
半流质饮食 或 禁食		
		血糖
病危通知		血氨测定❸
记录 24h 出入液量		血气分析
心率、呼吸、血压、经皮氧饱和度监测		PT、KPTT
		腰椎穿刺
吸氧(必要时)		脑脊液常规、测压、生化,乳酸脱氢酶测定,颅内压测定❹
20%甘露醇 100ml iv gtt(快速) q6h 地塞米松 5mg iv q6h	两药交替使用❶	
		巨细胞病毒、EB 病毒抗体检测
		脑电图、心电图
维生素 K₁ 10mg iv 或 im qd❷		腹部 B 超(肝)
		肝组织病理学检查(必要时)❺
		神经科会诊(必要时)❻

❶ 20%甘露醇、地塞米松交替使用以控制颅高压,可酌情联合使用呋塞米(具体视病情而定)。

❷ 用维生素 K₁ 治疗低凝血酶原。在肝组织病理学检查(必要时)之前,需用维生素 K₁ 5～10mg 静注或肌注,以防出血。

❸ 血氨升高时可用精氨酸滴注，或新霉素口服或灌肠，以减少产氨，重症者可考虑腹膜透析或换血。

❹ 脑脊液检查主要与中枢神经系统感染相鉴别，瑞氏综合征患儿脑脊液除压力升高以外，无明显异常。

❺ 肝活检电镜检查特点是确诊本病的依据，肝活检检查时机应根据患儿的病情、出凝血功能及患儿的依从性而定。镜下可见肝小叶呈弥漫性脂肪变性。

❻ 必要时神经科会诊以协助诊疗。

注：1. 瑞氏综合征即急性脑病合并以肝脏为主的内脏脂肪变性为特征的临床综合征，其临床特点是在前驱的病毒感染以后出现呕吐、意识障碍、惊厥等脑症状及肝功能异常、代谢紊乱。及时诊治可改善预后，控制致命的脑水肿发展是治疗本病的关键，同时加强肝脏保护、纠正代谢紊乱。甘露醇、糖皮质激素、呋塞米等宜联合应用以控制颅高压，有条件者用人工过度通气的方法，降低二氧化碳分压。另外，可用冰帽降低头部温度，促使脑血管收缩，改善颅高压现象。

2. 出现惊厥时，应给予止惊药，如地西泮 0.3mg/kg，肌内注射或静脉注射，必要时可重复使用，注意呼吸抑制情况。必要时请神经科会诊。

3. 纠正低血糖，静脉补入 $10\% \sim 15\%$ 葡萄糖，每日入量约 $1200ml/m^2$，当血糖达到稍高于正常水平时，可加用胰岛素以减少游离脂肪酸。

4. 必须维持水、电解质及酸碱平衡，静脉补充液体、糖、电解质要根据具体情况确定。注意防治低钙血症。

5. 合并感染时需加用抗生素治疗。

6. 重症患儿出现昏迷、呼吸衰竭时，用人工呼吸机辅助呼吸。

7. 注意保持气道通畅，保持适当的头高位但不可屈颈。正确记录出入液量。体温应维持在 37℃ 以下。气管切开的系带不可过紧以免阻碍脑静脉回流。

8. 禁用水杨酸或酚噻嗪类药物。

9. 存活者进行综合康复治疗。

二、癫痫

（以 6 岁 20kg 为例）

长 期 医 嘱	临 时 医 嘱
儿科护理常规	血常规、嗜酸性粒细胞计数❷
二级护理	血肝功能、肾功能、血糖、血电解质❸
普通饮食	血寄生虫（囊虫、包虫等）抗体测定或皮试
丙戊酸钠　　100mg po tid	腰椎穿刺＋脑脊液常规、生化、免疫球蛋白（必要时）❹
或 苯巴比妥 30mg po bid❶	脑电图或 24h 动态脑电图
	心电图、胸部 X 线正侧位片
	头颅 MRI 或 CT 检查
	血抗癫痫药浓度测定
	脑血管造影（必要时）❺
	智力检测
	脑干听觉诱发电位

❶ 丙戊酸钠和苯巴比妥为一线抗癫痫药，两药均为广谱抗癫痫药。丙戊酸钠可提高脑内抑制物质 γ-氨基丁酸浓度，抑制癫痫发作，对全身性发作效果较好，控制发作不佳时，可换用苯巴比妥。丙戊酸钠剂量为 15～40mg/(kg·d)，从小剂量开始，如不能完全控制则逐渐加量，至控制为止，其不良反应有恶心、呕吐、血小板减少、肝功能损害等。苯巴比妥剂量为 3～5mg/(kg·d)，分 2 次口服，其不良反应有嗜睡、多动、注意力不集中、皮疹等。血浓度监测需达到稳态血药浓度后（7～14 天）进行。丙戊酸钠有效血药浓度为 50～100μg/ml，苯巴比妥为 20～40μg/ml。

❷ 应用抗癫痫药前应常规检查血常规，并在随访中定期复查监测。

❸ 应用抗癫痫药前应常规检查肝功能、肾功能，并在随访中定期复查监测。

④ 脑脊液检查有助于排除颅内感染等病变。

⑤ 必要时行脑血管造影检查以明确脑血管灌注等情况。

注：1. 首先要确定是否为癫痫及其类型。通过各项检查明确病因，症状性癫痫可由于中枢神经系统感染、脑血管疾病、全身疾病及电解质紊乱等引起。全身强直-阵挛性发作是全身性发作较常见的类型。脑电图对癫痫的诊断具有重要价值，有助于癫痫的分类和病灶定位。一次脑电图正常不能排除癫痫诊断，可结合睡眠诱发、剥夺睡眠诱发等方法提高阳性率。有条件的医院可应用 24h 动态脑电图和视频脑电图监视。反之，脑电图不是诊断癫痫的唯一依据，应结合临床表现诊断癫痫。

2. 合理应用抗癫痫药是治疗癫痫的主要手段。对首次单一癫痫发作的患儿可进行严密观测和随访，暂不用药。但如多次或频繁发作则需立即用药。在用药前应将治疗过程中可能发生的副作用对家属交代清楚，将长期、规则用药对预后的影响对家属说明，以取得家属的配合。

3. 癫痫用药原则　单药治疗，小剂量开始，逐渐递增至有效而无毒性作用，长期规则服药。一般发作完全停止后，药量不变，连服 2～4 年。停药前要有缓慢减量的过程，一般要用 3～6 个月，甚至 1 年，突然停药易引起癫痫持续状态。注意观察疗效和药物毒性作用。在治疗过程中，特别是用药初期，应定期查血常规、尿常规、肝肾功能，并做血药浓度监测。如单药效果不佳，可采取二联治疗。

4. 根据癫痫发作类型选用抗癫痫药。

5. 如丙戊酸钠、苯巴比妥、卡马西平等均不能控制发作，可换用托吡酯或拉莫三嗪。托吡酯维持量为 3～6mg/(kg·d)，从 1mg/(kg·d) 开始，3～4 周增加到有效剂量。其主要不良反应是少汗、食欲减退、体重不增或降低、思维慢、找词困难等。拉莫三嗪剂量 5～15mg/(kg·d)，若与丙戊酸钠合用，则减至 1～5mg/(kg·d)。其主要不良反应是皮疹、困倦、共济失调、胃肠道反应等。

6. 手术治疗主要适用于规范的药物治疗无效或效果不佳、频繁发作影响患儿的日常生活且适宜手术者。局灶性癫痫，定位明确，切除癫痫灶不引起神经功能缺陷者手术效果好，如颞叶癫痫。

三、癫痫持续状态

(以 6 岁 20kg 为例)

长 期 医 嘱	临 时 医 嘱
儿科护理常规	血常规、尿常规、粪常规
一级护理	血电解质、血糖、血气分析
禁食	肝、肾功能测定
心电监护	脑电图、心电图
吸氧	胸部 X 线摄片(床边)
吸痰	眼底检查
记录 24h 出入液量	头颅 CT 检查
10%GS 250ml 维生素 C 1.0g iv gtt ATP 20mg qd 辅酶 A 100U	腰椎穿刺,脑脊液测压、常规、生化、细胞学检查、细菌学检查
	血、尿、胃内容物毒物测定(必要时)❶
	血抗癫痫药浓度测定
	地西泮 6mg iv❷
	10%水合氯醛 8ml 保留灌肠(必要时)
	苯巴比妥 100mg im(必要时)
	NS 150ml 苯妥英钠 200mg iv gtt(必要时)
	20%甘露醇 100ml iv gtt(必要时)❸
	神经科会诊(必要时)❹

❶ 必要时血、尿、胃内容物毒物测定有助于排除毒物或药物中毒引起之惊厥持续状态。

❷ 止痉首选地西泮,每次 0.3～0.5mg/kg,静注,一次总量不超过 10mg,推注速度宜慢,1mg/min,新生儿 0.2mg/min,必要时每 1/2～1h 重复 1 次,静脉推注中要密切观察有无呼吸抑制。如没有静脉通路则保留灌肠。如用药后 10min 无效,可用 10%水合氯醛灌肠,用量为每次 0.4ml/kg,一次用量不超过 6ml。地西泮仅能维持 20～30min,氯硝西泮可维持数小时。氯硝西泮对惊厥性或

非惊厥性癫痫持续状态均有较好的疗效，剂量约为地西泮剂量的 1/10，每次 0.01～0.1mg/kg，静脉缓注能很快控制发作，有时出现肌张力低下、嗜睡、气管分泌物增多等副作用，偶有使血压下降的可能，故应注意呼吸和循环功能。苯巴比妥起效较慢，但维持时间长，可与水合氯醛同时应用。癫痫初发即为癫痫持续状态者苯巴比妥负荷量为 5mg/kg，每 6h 1 次，静滴。如原来用卡马西平或丙戊酸钠者，因苯巴比妥会降低这些药物的血浓度，故不宜用苯巴比妥，可选用丙戊酸钠或苯妥英钠静滴。丙戊酸钠剂量：原用丙戊酸钠者，口服药剂量不变，加用静脉注射剂 0.5～1mg/(kg·d)，静脉维持 24h，初用丙戊酸钠者，3～5min 内 400～800mg 静注（缓慢），半小时后以 1mg/(kg·d) 静滴维持 24h。苯妥英钠剂量为每次 10～20mg/kg，稀释于生理盐水中静滴。

❸ 抽搐时间较长或反复抽搐者，可给 20% 甘露醇 0.5～1.0g/kg 静注，以减轻脑水肿。

❹ 必要时请神经科会诊以协助诊疗。

注：1. 抽搐发作持续＞30min，或反复发作间歇性意识不恢复者，称为癫痫持续状态。癫痫持续状态如不及时处理会危及生命。骤停抗癫痫药、感染、代谢紊乱等可诱发癫痫持续状态。其治疗原则为立即止痉，呼吸道护理，维持心、脑、肺功能，寻找及去除病因。注意防止呕吐物误吸而致窒息或舌咬伤。

2. 病因检查因人而异，原已明确为癫痫并在治疗中的患儿应追问是否突然停药，是否存在急性感染等，应详细问清用药史并做血药浓度测定。初次发作即表现为持续状态的，要排除中毒、急性中枢感染、急性全身性感染、代谢紊乱或心脏疾病等，并做相应的检查。

3. 癫痫持续状态患儿应保持呼吸道通畅，头偏向一侧，防止呕吐、窒息，及时清除分泌物，严重者给氧，压迫和针刺人中，牙垫置于上下齿裂间，并注意及时吸痰。

4. 高热者应立即进行退热处理，如冰枕、退热药肌注或口服、温水擦浴等。

5. 适当静脉输液以维持水、电解质及酸碱平衡，供给足量能量。

6. 病因治疗，避免诱发因素，预防癫痫复发。

四、婴儿痉挛症

（以 5 个月 6kg 为例）

长 期 医 嘱	临 时 医 嘱
儿科护理常规	血常规、尿常规、粪常规
二级护理	血肝肾功能、血糖、血电解质
母乳	尿三氯化铁试验[3]
维生素 B₆　10mg po tid[1]	抽血查 CMV-IgM、CMV-PCR[4]
促肾上腺皮质激素　25U im qd	脑电图[5]
或 泼尼松　2.5mg po qid[2]	头颅 MRI 或 CT 检查 、X 线摄片
	智力检测

[1] 个别病例维生素 B_6 治疗有效，如有效，则维持数个月，不必加用激素。

[2] 促肾上腺皮质激素 （ACTH） 目前被认为是最有效，并较普遍单用的药物。剂量为每天 $25\sim40U$，持续肌注 $2\sim6$ 周，在控制痉挛及改善脑电图方面近期效果明显，尤其是对原发性病例疗效为优，但远期效果难以评估、而且可有高血压和血钾降低。促肾上腺皮质激素治疗无效者，则在 $1\sim2$ 周内逐渐撤药，并换用泼尼松 $1\sim2mg/(kg \cdot d)$，口服疗程为 $2\sim6$ 周。若痉挛停止，脑电图恢复正常，则可按每周泼尼松减量 2.5mg，直至开始量的 1/2，再维持 3个月，然后再用更小剂量维持数月。

[3] 尿三氯化铁试验用于检测尿中苯丙酮酸以排除苯丙酮尿症。

[4] 使用 ACTH 前要注意有无巨细胞病毒感染，治疗前已存在先天性小头畸形、智力低下、典型脑室周围钙化现象、脉络膜视网膜炎应高度怀疑先天性巨细胞病毒感染，应尽快停药改为抗癫痫药。

[5] 本病典型的脑电图表现为高峰失律。典型的高峰失律表现为杂乱的双侧不对称的不同步的高波幅的多棘波和慢波或多灶性的棘波和慢波发放，睡眠时明显。另外，少数患儿的脑电图也可无高峰失律，而仅表现为棘慢波、高波幅慢波等。

注：1. 婴儿痉挛症是婴儿时期一种特殊类型的癫痫综合征，主要特征是 1 岁以内发病、痉挛发作难以控制、精神运动发育迟滞和

脑电图高峰失律。引起本病的常见病因有脑缺血、缺氧脑损伤、先天性感染、脑发育不全、结节性硬化、代谢性疾病、免疫源性疾病。约有95%的患儿有精神发育落后，给家庭和社会带来沉重负担。

2. 目前本病的治疗药物仍然以 ACTH 为主，对于激素治疗不能控制发作者可用硝西泮、氯硝西泮、丙戊酸钠等。硝西泮的剂量为 $0.1\sim0.4mg/(kg \cdot d)$，婴儿 $2.5\sim7.5mg/d$。氯硝西泮的剂量从 $0.01\sim0.03mg/(kg \cdot d)$ 开始，分 $2\sim3$ 次服，逐渐增加到每天 $0.1\sim0.2mg/kg$。这两种药应从小剂量开始逐渐加量，以避免肌肉无力、呼吸道分泌物增多、继发感染、共济失调等副作用。丙戊酸钠单药治疗可控制70%患儿的发作，其初始剂量为 $20\sim30mg/(kg \cdot d)$，分 3 次服，每周逐渐增加剂量，最大剂量可达 $100\sim300mg/(kg \cdot d)$。丙戊酸类的肝毒性在婴儿期特别值得重视。

3. 有资料表明，氨己烯酸有一定疗效。对于隐源性婴儿痉挛症，可试用大剂量丙种球蛋白，目前静脉注射方法及剂量均不统一，一般为每次 $400mg/kg$，每天 1 次，共 5 次，无明显副作用。另外，施普善（脑活素）、苄丝肼/左旋多巴（美多芭）、TRH 对婴儿痉挛症有不同程度的疗效。

4. 国外对部分婴儿痉挛症患儿尝试手术治疗，但疗效不甚显著。

5. 查明病因进行针对性治疗（苯丙酮尿症、结节性硬化、巨细胞病毒感染、头小畸形、脑性瘫痪、核黄疸、窒息等）。

五、急性感染性多发性神经根炎

（以 6 岁 20kg 为例）

长 期 医 嘱	临 时 医 嘱
儿科护理常规	血常规、尿常规、粪常规
一级护理	血钠、血钾、血氯、血糖测定
半流质饮食	血肝功能、心功能、肾功能
病重通知	急性期及恢复期双份血清送检脊髓灰质炎病毒中和抗体检测[2]
吸痰（必要时）	
吸氧（必要时）	24~48h 内双份新鲜粪便送检脊髓
维生素 B_1　10mg po tid	灰质炎病毒分离[3]

续表

长 期 医 嘱	临 时 医 嘱
维生素 B₆ 10mg po tid	腰椎穿刺
10%GS 250ml 维生素 C 500mg ＼iv gtt ATP 20mg ／qd CoA 100U	脑脊液病毒抗体测定❹
	脑脊液常规、生化、免疫球蛋白检测
	胸部 X 线摄片
	心电图、 肌电图
丙种球蛋白 8g iv gtt qd ❶	脊髓 MRI 检查❺
	气管切开、呼吸机辅助呼吸(必要时)❻
	高压氧会诊
	针灸科会诊

❶ 目前多认为本病病因与感染后变态反应有关。可用丙种球蛋白大剂量静脉滴注疗法，剂量为 0.3～0.5g/kg，连用 5 天，静脉滴入，可缩短病程，并可抑制急性期的病情，是当前首选的治疗方案，可迅速见效，且未见明显副作用。

❷、❸检查均用于鉴别脊髓灰质炎。

❹脑脊液病毒抗体测定包括柯萨奇病毒、埃可病毒、单纯疱疹病毒、流感病毒等。

❺脊髓 MRI 检查用于鉴别脊髓肿瘤。

❻凡因呼吸肌麻痹引起明显呼吸困难、咳嗽无力，特别是吸氧后仍有低氧血症者，应及时行气管切开术。必要时用人工呼吸器辅助呼吸，并定时做血气分析。

注：1. 本病应补充足够热量、营养和各种维生素，加强护理，防止发生压疮、尿布皮炎（红臀）和肺炎。吞咽困难者鼻饲，排尿障碍者导尿，继发细菌感染者选用抗生素，注意保持呼吸道通畅，经常拍背吸痰。

2. 重症者应用血浆交换法，但血浆交换法需要专用设备，无菌要求高，难度较大，有创伤性，不宜用于基层。在实际应用中，急性重症患儿可短期应用糖皮质激素，如氢化可的松 5～10mg/(kg·d)，或地塞米松 0.2～0.4mg/(kg·d)，连续使用 1～2 周，后改用泼尼松口服并逐步减量，总疗程为 4～6 周。也有人报道糖皮质激素与静脉注射丙种球蛋白联合应用疗效显著。

3. 本病应密切观察呼吸肌功能，以便及时处理周围性呼吸衰竭。呼吸肌麻痹者应及时行气管切开、吸痰、吸氧，必要时给予机械通气，并定期进行血气监测，及时纠正酸碱平衡失调。

4. 脑脊液蛋白、细胞分离现象，在病程第 3 周最明显，有助于诊断。故应重复腰椎穿刺，以观察动态变化。

5. 本病发生自主神经系统并发症者比较多，可引起心律失常，应及时处理，给予持续心电监护，并控制补液量。

6. 吞咽困难者改用鼻饲。

7. 如并发肺炎应及时给予抗生素治疗。

8. 恢复期可采用推拿、针灸、物理疗法等以促进神经功能恢复，防止肌肉萎缩。

六、进行性肌营养不良

（以 6 岁 20kg 为例）

长 期 医 嘱	临 时 医 嘱
儿科护理常规	血常规、尿常规、粪常规
二级护理	CK[2]、CK 同工酶、乳酸脱氢酶
普通饮食	血乳酸和(或)丙酮酸[3]
维生素 E　50mg po tid	24h 尿肌酸、肌酐测定
ATP　20mg po tid	ASO、ESR
泼尼松　7.5mg po tid[1]	血清免疫学检查[4]
	体液免疫功能检测
	肺功能测定
	心电图、脑电图、超声心动图
	肌电图[5]
	胸部 X 线摄片
	肌肉活检组织病理学检查[6]
	智力检测

❶ 泼尼松似有改善肌力、延缓病情发展的功效，开始剂量 1mg/(kg·d)，一般用药 10 天后肌力进步，有效者维持剂量为

0.75mg/(kg・d)，连续用药可维持缓解 2 年以上，但要注意长期使用激素的副作用。

❷ 血清肌酸激酶（CK）值在疾病早期达正常的数百数千倍，此后逐渐降低。取血做酶学检查时，需在肌活检取样之前进行。

❸ 检测血乳酸和（或）丙酮酸，与线粒体肌病相鉴别。

❹ 血清免疫学检查包括检测血清 IgG、IgM、IgA、补体 C3、抗核抗体、抗双链 DNA 抗体、抗 ENA 抗体、抗平滑肌抗体、抗线粒体抗体等，其目的是排除多发性肌炎，必要时还可检查风湿病的其他指标。

❺ 肌电图检查示肌源性损害，可用以区别肌肉疾病和神经疾病，但不能鉴别本病的不同型别。

❻ 肌肉活检病理检查可见肌纤维肿胀、细胞核增大及数目增多，相继肌纤维透明变性、萎缩或消失，以至肌纤维减少，大小不等，肌纤维之间有脂肪沉积和结缔组织。

注：1. 本病至今尚无特效治疗，以对症治疗及支持疗法为主。疾病早期要鼓励患儿适量运动，以延缓肌肉痉缩，疾病晚期可选用支具以帮助运动和锻炼，部分晚期患儿可行外科矫形治疗。

2. 患心肌病时，可使用小剂量洋地黄制剂，用时需谨慎。

3. 晚期患儿可出现呼吸肌麻痹，故应对其进行肺功能监测，以及时发现呼吸性酸中毒，并及时处理。对不能纠正的呼吸性酸中毒，可间歇吸氧或间歇应用机械通气，以延长生命。

4. 通过家系调查、CK 测定和 DNA 分析，尽早发现基因携带者并给予遗传咨询和生育指导，对已怀孕的基因携带者，应在孕 12 周前进行胎儿性别鉴定或产前基因诊断，及时诊断并处理。

七、颅内肿瘤

（以 6 岁 20kg 为例）

长　期　医　嘱	临　时　医　嘱
儿科护理常规	血常规、尿常规、粪常规
一级护理	血电解质
流质饮食	眼底检查

续表

长 期 医 嘱		临 时 医 嘱
绝对卧床		头颅 CT 或 MRI 检查❷
监测血压、呼吸、脉搏、瞳孔　q4h		头颅 X 线平片❸
20％甘露醇　100ml iv gtt（快速）q6h	两药交替❶	头颅超声波检查
		脑电图
地塞米松　5mg iv q6h		脑干听觉诱发电位❹
		血寄生虫抗体测定或皮试❺
		腰椎穿刺（必要时）❻
		神经外科会诊

❶ 甘露醇一般用量为 0.5～1.0g/kg，每 4～8h 1 次，静脉注射。甘露醇无明显禁忌证，但心功能减退的患儿慎用，有明显的活动性颅内出血时，最好不用，以免因颅内压急剧下降而加重出血。地塞米松的一般剂量为 0.25mg/kg，静脉注射，与甘露醇交替使用，有降低颅内压的作用，用药时间较长时要逐渐减量停用。在应用脱水药时，要注意监测血电解质水平，以便随时纠正。

❷ 头颅 CT 或 MRI 检查是诊断脑肿瘤的主要影像学方法。CT 可确定脑肿瘤病灶的大小、形态、边缘和结构，并可显示周围脑水肿、出血、脑积液及其变化，但是软组织分辨率及发现肿瘤的敏感性不如 MRI。MRI 对钙化灶不敏感，但可清晰显示脂类、出血及血管结构，并能提供良好的解剖背景。由于 MRI 无骨伪迹，故对小脑、脑干、鞍区和颅底部肿瘤的诊断优于 CT。

❸ 头颅 X 线平片显示骨缝裂开、指压迹增多、蝶鞍及内听道扩大和颅内钙化斑等。

❹ 视觉或听觉诱发电位可帮助发现视觉通路或小脑及听神经通路上的异常电位。

❺ 血寄生虫抗体检测包括囊虫、包虫、吸虫等。

❻ 腰椎穿刺主要用于颅内感染的鉴别诊断，但对于颅内高压而有脑疝危险者，应先降颅压再进行腰椎穿刺。

注：1. 儿童颅内肿瘤的诊断较成人困难。当儿童有反复发作的不明原因的头痛，伴有呕吐或头围增大，要警惕脑肿瘤的可能。

2. 要尽量减少头部搬动，饮食不要过饱，保持大便通畅，防止屏气、哭闹，减少刺激。

3. 能手术摘除者，要抓紧时机，尽可能切除全部肿瘤，对不能全部切除者，尽可能最大限度地切除肿瘤，以解除其对颅内重要结构的压迫，包括恢复脑脊液循环，以缓解颅内高压等。不能摘除者，要维持生命体征的稳定，必要时开颅减压，或根据肿瘤性质，采用放疗和化疗措施。

八、脑脓肿

(以 6 岁 20kg 为例)

长 期 医 嘱	临 时 医 嘱
儿科护理常规	血常规、尿常规、粪常规
一级护理	血肝功能、肾功能、血电解质
半流质饮食	血沉、CRP
测血压、呼吸、脉搏、瞳孔 q4h	心功能
20％甘露醇 100ml iv gtt q8h	血培养＋药物敏感试验
10％GS 100ml iv gtt	眼底检查 [2]
头孢噻肟 750mg q8h [1]	腰椎穿刺 [3]
万古霉素 200mg iv gtt q8h	脑脊液测压、常规、生化、细菌涂片
甲硝唑 150mg iv gtt q8h	及培养 [4]
	头颅 CT 或 MRI 检查
	脑电图 [5]
	头颅 X 线摄片 [6]
	白细胞扫描 [7]
	磁共振波谱(MRS)检查 [8]
	超声心动图 [9]
	胸部 X 线摄片
	神经外科会诊

❶ 脑脓肿炎症早期当病原学仍不清楚或高度怀疑金黄色葡萄球菌时，可选择稳可信（儿童每次 10mg/kg，静滴，每 8h 1 次）＋第三代头孢菌素［如头孢噻肟 100mg/(kg·d)，静滴，每 8h 1 次]＋以

下三种任选其一：甲硝唑（儿童每次 7.5mg/kg，静滴，每 8h 1
次）、氯霉素 [儿童 30～50mg/(kg·d)，静滴，每 6h 1 次]、口服
利福平 [儿童 9mg/(kg·d)，每日 1 次]。

❷ 眼底检查视盘水肿情况。

❸ 腰椎穿刺应谨慎，因腰椎穿刺可促使脑疝形成、脑脓肿破
溃等严重并发症，脑脊液尽量少放、慢滴。如有视盘水肿者应列为
腰穿禁忌证。

❹ 在急性脑炎阶段，脑脊液细胞数常增高，糖和氯化物降低。
但脓肿形成后，细胞数多降至正常。脑脊液中蛋白定量可轻度增高。

❺ 脑电图检查对脓肿的定位有意义。

❻ 头颅 X 线摄片有助于脓肿原发灶的发现，如耳源性脓肿、
鼻源性脓肿或外伤性脓肿。

❼ 白细胞扫描有助于鉴别脑脓肿和颅内肿瘤。

❽ MRS 检查有利于鉴别脑脓肿、囊性肿瘤和肿瘤坏死。

❾ 儿童脑脓肿可继发于先天性紫绀性心脏病。有发绀者，应
做超声心动图检查。

注：1. 脑脓肿是化脓性致病菌侵入脑组织内所形成的坏死性脓
腔，脑组织直接受到感染性致病菌的侵蚀破坏，是一种严重的颅内
感染性疾病。其细菌来源途径主要分为血源性、邻近感染、局部扩
散、外伤性以及隐源性。

2. 本病需与脑肿瘤、脑膜炎、脑栓塞、硬膜下积液等疾病相鉴别。

3. 在脓肿包膜未形成前可采用抗生素和降颅压治疗，尽量使
炎症局限。一旦脓肿包膜形成，应及早手术治疗，术中及术后均应
用大剂量的抗生素。

4. 应根据血培养及脑脊液培养结果选择抗生素，如培养结果
阴性，宜选用广谱及抗厌氧菌药物。应根据治疗过程中抗生素耐药
性的变化随时进行药物调整。静脉抗生素的应用应持续 6～8 周，
疗程完成后即使 CT 仍显示异常，也可减量或停药。因为脓肿周围
的新生血管会使 CT 的改变滞后于临床症状的改善。如果脓肿和包
膜已被完全切除，治疗疗程可相应缩短。

5. 结合病史和全身体格检查分析原发病，明确病因后，如原
发病可以根治，则在脑脓肿控制后再处理原发病。

九、脑性瘫痪

（以 6 岁 20kg 为例）

长 期 医 嘱	临 时 医 嘱
儿科护理常规	血常规、尿常规、粪常规
一级护理	头颅 CT、MRI 检查
普通饮食	脑电图[2]
巴氯芬　2.5mg po qid[1]	听力检测、智力测试
	肌电图
	神经科会诊
	高压氧
	外科会诊（必要时）[3]
	眼科会诊
	针灸科会诊

[1] 目前尚未发现治疗脑性瘫痪的特效药物，可试用巴氯芬以缓解肌痉挛，改善肌张力。巴氯芬应从小剂量开始，逐渐增加剂量，根据个体病情的不同，制定每日剂量，既能使阵挛、屈肌和伸肌痉挛症状减轻，又能维持足够的肌张力，使患儿能自主活动，并尽可能减少不良反应。避免突然停药。儿童剂量 0.75～2mg/kg，通常治疗开始时每次 2.5mg，每日 4 次，大约每隔 3 天增加剂量，直至达到儿童个体需要量。推荐的每日维持治疗量：12 个月至 2 岁患儿为 10～20mg；2～10 岁患儿为 30～60mg（最大量 70mg）。

[2] 脑电图检查有助于合并癫痫者确定发作类型和指导治疗。

[3] 适合手术治疗者请外科会诊。

注：1. 脑性瘫痪主要依靠病史及体格检查进行诊断。脑性瘫痪患儿在婴儿时期就出现中枢性运动障碍症状；诊断时需除外进行性疾病（如各种代谢病）所致的中枢性瘫痪及正常小儿一过性发育落后。另外，应注意鉴别 Werdnig-hoffmann 型脊肌萎缩症、先天性肌营养不良及其他各种进行性神经肌肉疾病。

2. 采取综合治疗措施，包括功能锻炼、语言训练、加强教育、对症处理和控制癫痫等。其他如高压氧、针灸、中药等治疗，对脑性瘫痪患儿的康复也有益处。

3. 手术治疗主要适用于痉挛型脑性瘫痪患儿,目的在于矫正畸形、改善肌力、恢复或改善肌力平衡。如跟腱延长术、闭孔神经前支切除术、选择性脊神经后根切断术、骨关节手术等。

十、重症肌无力(眼肌型)

(以6岁20kg为例)

长 期 医 嘱	临 时 医 嘱
儿科护理常规	血常规、尿常规、粪常规
一级护理	血钾、钠、氯化物、CO_2 CP
普通饮食	血肝功能、肾功能
溴吡斯的明 20mg po tid❶	新斯的明 0.04mg/kg im(试验性)
10%KCl 7.5ml po tid	或 依酚氯铵 0.2mg/kg im(试验性)❹
泼尼松 7.5mg po tid❷	血清突触前膜、突触后膜乙酰胆碱受
丙种球蛋白 8g iv gtt qd	体抗体测定❺
(必要时)❸	血清 T_3、T_4、TSH 测定
	血清抗平滑肌抗体测定
	血清抗线粒体抗体测定
	血清抗双链 DNA 抗体测定
	心电图
	胸部 X 线摄片(正、侧位片)
	胸腺 CT 检查
	肌电图❻
	胸部 MRI(必要时)❼
	气管切开(必要时)❽
	人工呼吸机(必要时)
	外科会诊(必要时)❾

❶ 溴吡斯的明与新斯的明同为抗胆碱酯酶药,用于重症肌无力,适用于除胆碱能危象以外的所有重症肌无力患儿,口服量新生儿每次 5mg,婴幼儿每次 10～15mg,年长儿每次 20～30mg,最大量每次不超过 60mg。根据症状控制需求和是否有不良反应发生,可适

当增减每次剂量与间隔时间。注意药物过量可产生胆碱能危象。

❷ 糖皮质激素适应于各型患儿，尤其是复发患儿，首选药物为泼尼松，剂量一般为 $1\sim2mg/(kg\cdot d)$，症状完全缓解后，按原剂量持续治疗 $3\sim4$ 个月，以后递减至隔日口服 $0.5mg/kg$，维持 1 年至 1 年半，总疗程 1 年半至 2 年。糖皮质激素应用时间因人而异，糖皮质激素依赖者宜缓慢减量（$1\sim2$ 个月减 5mg），以小剂量（$10\sim15mg$）维持 1 年或更长时间；糖皮质激素应用期间定期监测不良反应，并加用钙剂。治疗初期，部分患儿可能有一过性加重，故短期住院治疗更为安全。糖皮质激素的禁忌证为糖尿病、结核病、高血压及免疫缺陷病等。糖皮质激素治疗无效时，可试用硫唑嘌呤 $2mg/(kg\cdot d)$，此时，糖皮质激素可适量减少。

❸ 大剂量丙种球蛋白静脉滴注疗法用于难治性重症肌无力或重症肌无力危象。剂量 $400mg/(kg\cdot d)$，5 天为 1 个疗程，对部分患儿有效。其副作用小，且重复使用不会降低疗效，但价格昂贵。

❹ 新斯的明是一种抗胆碱酯酶药，儿童用量为每次 $0.04mg/kg$，最大量每次不超过 1mg，若于肌注后 $15\sim40min$ 肌无力显著改善（如眼裂恢复正常），则可明确诊断。新斯的明的副作用有腹痛、腹泻、出汗、肌肉跳动、瞳孔缩小，在注射前应备有阿托品，一旦出现副作用，肌注阿托品 $0.01mg/kg$，出现危象时可应用依酚氯铵试验（依酚氯铵 5mg 静注）鉴别，如注射后病情好转，为肌无力危象，否则考虑为胆碱能危象。危象发生时，首要的抢救措施是设法保持呼吸道通畅，必要时行气管切开辅以人工辅助呼吸。同时根据危象的类型予以处理，如为肌无力危象需用新斯的明 1mg 肌注或静滴，然后在依酚氯铵试验的监护下每隔半小时注射 0.5mg，至病情好转后改为口服。如为胆碱能危象，应立即停用抗胆碱酯酶药物，并静注阿托品直至症状消失，以后在依酚氯铵试验阳性后再慎用抗胆碱酯酶药。

❺ 血清抗 ACh-R 抗体检查阳性者对诊断有重要意义，但阴性者并不能排除该病。阳性率因检测方法不同而有所差异。婴幼儿阳性率低，随年龄增加而增高。眼肌型重症肌无力阳性率较全身型重症肌无力低。

❻ 肌电图检查：神经重复电刺激检查对诊断该病具有重要价

值。其特征是在重复电刺激中反应电位波幅快速降低。

❼ 胸部 MRI 检查有助于排除胸部肿瘤。

❽ 呼吸衰竭必要时行气管切开及人工呼吸机辅助呼吸以抢救生命。

❾ 胸腺切除术：近年下列患儿趋向于手术治疗。a. 全身型重症肌无力，病程在 1 年以内，手术后缓解率高。b. 胸腺肿瘤或胸腺增生者。c. 眼肌型重症肌无力难治病例。

注：1. 该病应与延髓型脊髓灰质炎、急性多发性神经根炎、脑干脑炎、脑肿瘤、进行性肌营养不良、线粒体肌病相鉴别。严重的婴儿腹泻缺钾时也可发生肌无力现象，但常以颈、腹部肌群和心肌先受累，必要时行心电图及血钾水平检查以帮助鉴别。眼肌型重症肌无力应注意与脑干病变（如脑干肿瘤）引起的动眼神经麻痹相鉴别。

2. 务必弄清楚是否伴有假性延髓麻痹，后者改为鼻饲流质饮食。

3. 本病可伴发甲状腺功能亢进症、哮喘、儿童型糖尿病、系统性红斑狼疮、类风湿关节炎等，故需做相关的血清免疫学检查。

4. 血浆置换法可清除血浆中的抗 ACh-R 抗体、补体及免疫复合物等。血浆置换法适用于危象的抢救，不适于常规治疗。这不仅因为它费用昂贵，而且疗效短暂，副作用较大。

5. 应禁用氨基糖苷类抗生素（卡那霉素、庆大霉素）及多黏菌素类抗生素，禁用奎宁、普鲁卡因胺、吗啡、巴比妥类及其他麻醉剂、镇痛药和肌肉松弛药。慎用利尿药。

十一、蛛网膜下腔出血

（以 6 岁 20kg 为例）

长 期 医 嘱	临 时 医 嘱
儿科护理常规	血常规、尿常规、粪常规
一级护理	血肝功能、肾功能、电解质
流质饮食	血凝血酶原时间测定
病危通知	心功能
绝对卧床❶	腰椎穿刺❻
监测血压、呼吸、心率、血氧饱和度瞳孔、意识 q6h	脑脊液测压、常规、皱襞红细胞计数、生化、培养

续表

长 期 医 嘱		临 时 医 嘱
冰枕或冰帽❷		出血、凝血时间
酚酞 60mg po qn		眼底检查
地西泮 2mg po bid		头颅 CT 或 MRI 检查❼
20%甘露醇 100ml iv gtt（快速）q6h	两药交替❸	心电图
地塞米松 5mg iv q6h		脑电图
维生素 K₁ 10mg iv qd(缓慢)		数字减影脑血管造影（DSA）❽
10%GS 100ml 氨甲苯酸 100mg	iv gtt qd❹	经颅多普勒（TCD）❾
		神经外科会诊
10%GS 100ml 酚磺乙胺 0.125g	iv gtt bid❺	血管介入治疗（必要时）❿

❶ 患儿需绝对卧床 4 周以上。

❷ 头部降温有利于降低脑代谢率，减少耗氧量，有利于减轻脑水肿。

❸ 甘露醇、地塞米松交替使用以控制颅内压，减轻脑水肿。

❹ 约有 1/3 患儿在首次出血后 1 个月内再出血，被认为与出血破裂处所形成的血凝块（主要成分为纤维蛋白）的再溶解有关。应用纤维蛋白溶解抑制药是试图延迟血管破损处血块的溶解，防止再出血。常用抗纤溶剂有氨甲苯酸（抗血纤溶芳酸、对羟基苄胺、止血芳酸、PAMBA），每次 0.1g，每天 1～2 次，加 5%葡萄糖液或生理盐水混合后，缓慢静脉滴注。但是该疗法降低再出血率的效果不肯定，因可推迟血块吸收，有可能加重血管痉挛，诱发脑缺血及脑积液。

❺ 静滴止血药至少 3 周，病情缓解后继续口服止血药，维持 2 周左右。如病因明确，则做相应治疗。

❻ 发病后做诊断性腰椎穿刺是需要的，若头颅 CT 检查已证实为蛛网膜下腔出血则可免做腰椎穿刺。昏迷患儿和伴有视盘水肿者，腰椎穿刺需慎重，宜用细孔针，要仔细操作，避免损伤。

❼ 颅内出血时头颅 CT 检查优于 MRI。在出血 24h 内，3/4 患

儿 CT 检查能显示基底池内的血液，但对后颅窝、脑室内少量出血及对动脉瘤内血栓形成的判断，头颅 MRI 优于 CT。

❽ 明确蛛网膜下腔出血（SAH）诊断后需行全脑血管造影，因 20％的患儿为多发性动脉瘤，动静脉畸形常由多支血管供血。数字减影血管造影（DSA）可确定动脉瘤位置，显示血管解剖走行、侧支循环及血管痉挛等，发现烟雾病、血管性肿瘤等病因，可为 SAH 病因诊断提供可靠证据，是制订合理外科治疗方案的先决条件。

❾ 经颅多普勒（TCD）为非侵入技术，可监测 SAH 后脑血管痉挛。

❿ 血管介入疗法通常用于难以用手术方法夹闭的难治性动脉瘤，如手术夹闭失败或复发者；或因全身状况差而不适合开颅手术者。血管介入治疗的近期疗效较好，但长期疗效不稳定。

注：1. 蛛网膜下腔出血（SAH）是由脑底或脑浅表部位血管破裂，血液进入蛛网膜下腔引起的一种临床综合征。SAH 的主要病因是脑底部先天性动脉瘤、脑浅表部的动静脉畸形和动脉硬化性动脉瘤，以及较少见的感染性动脉瘤破裂，血液流入蛛网膜下腔所致。

2. SAH 应与高血压性脑出血、颅内感染、脑肿瘤等相鉴别。

3. SAH 的常见并发症有再出血、脑血管痉挛、脑血管扩张至脑实质内的出血、急性或亚急性脑积水、癫痫发作、低钠血症等。

4. 脑蛛网膜下腔出血患儿应该绝对卧床休息至少 4 周以上，避免激动、过分用力咳嗽和排便，防止再出血。患儿有剧烈头痛、烦躁或各种精神症状的，可给予一般的镇痛镇静药物，如对乙酰氨基酚、地西泮、异丙嗪或氯丙嗪等药物，但不可用影响呼吸的麻醉类止痛药，如吗啡、哌替啶等。注意控制颅内压。有高血压者行降压治疗，如有高热及时控制，如有感染选用抗生素，并发癫痫及时止痉。

5. 出血量较多，经治疗无改善者，可施行腰椎穿刺放脑脊液，每次 3～5ml，每周 1～2 次，至症状缓解或脑脊液逐渐变清。每次腰椎穿刺前必须用甘露醇脱水。

6. 如影像学证实为动脉瘤或动静脉畸形，根据患儿具体情况施行介入疗法或手术治疗。

第十三章　内分泌疾病

一、生长激素缺乏症（GHD）

（以 6 岁 20kg 为例）

长 期 医 嘱	临 时 医 嘱
儿科护理常规	血常规、尿常规
二级护理	肝功能、空腹血糖测定
普食	血尿素氮、肌酐测定
重组人生长激素　2U/d ih（睡前 1h）	可乐定生长激素激发试验［空腹口服可乐定 4μg/kg，于服前、服后 30min、60min、90min、120min 抽血测生长激素（GH）］❶
	胰岛素生长激素激发试验（空腹静注 0.05～0.1U/kg，于注射前、注射后 15min、30min、60min、90min、120min 抽血测血糖、GH、皮质醇）❷
	血 IGF-1、IGF-BP₃ 测定❸
	血 FT₃、FT₄、TSH 测定❹
	女性做染色体检查❺
	头颅 CT 或 MRI 检查❻
	左手及腕骨 X 线摄片（正位片）❼

　　❶、❷为生长激素刺激实验。生长激素缺乏症的诊断依靠 GH 测定，正常人血清 GH 值很低，且呈脉冲式分泌，并受各种因素的影响，因此随意取血测血 GH 对诊断没有意义，但若任意血 GH 水平明显高于正常（>10μg/L），可排除 GHD。因此，怀疑 GHD 的儿童必须做 GH 刺激试验，以判断垂体分泌 GH 的功能。

　　常用的生长激素（GH）激发试验有：可乐定（4μg/kg 或 0.15mg/

m^2)、左旋多巴（10mg/kg）、精氨酸（0.5g/kg，加入蒸馏水稀释成10%溶液，最大剂量不超过30g）及胰岛素（正规胰岛素0.05～0.1U/kg加入生理盐水中，以1U/1ml的浓度静脉注射）诱发低血糖生长激素激发试验。做胰岛素诱发低血糖激发试验时，疑有ACTH缺乏者或有低血糖发作史者，给正规胰岛素0.05U/kg，一般注射后15～45min血糖最低，如血糖下降至2.2mmol/L或比基础值下降50%，为有效刺激。可乐定和左旋多巴试验方法相同，服用后部分患儿可出现嗜睡、恶心、呕吐，可乐定偶尔会引起血压下降等副作用；注射精氨酸后偶尔有恶心、呕吐、注射处疼痛等反应。一般认为在试验过程中，GH的峰值<10μg/L即为分泌功能不正常。GH峰值<5μg/L，为GH完全缺乏；GH峰值5～10μg/L，为GH部分缺乏。由于各种GH刺激试验均存在一定局限性，必须两种以上药物刺激试验结果都不正常时，才可确诊为GHD。一般多选择胰岛素加可乐定或左旋多巴试验。对于年龄较小的儿童，尤其是空腹时有低血糖症状者给予胰岛素时要特别小心，因其易引起低血糖惊厥等严重反应。

❸ 胰岛素样生长因子（IGF-1）及胰岛素样生长因子结合蛋白（IGF-BP$_s$）测定：可反映GH的分泌功能，IGF-1主要以蛋白结合的形式（IGF-BP$_s$）存在于血循环中，其中以IGF-BP$_s$为主（95%以上），IGF-BP$_s$有运送和调节IGF-1的功能，其合成也受GH-IGF轴的调控，因此IGF-1和IGF-BP$_s$都是检测该轴功能的指标。两者分泌模式与GH不同，呈非脉冲式分泌，日夜波动较少，甚为稳定，其浓度5岁以下小儿甚低，且随年龄及发育变化较大，青春期达高峰，女童比男童早2年达高峰。目前一般可作为5岁到青春发育期前儿童GHD筛查检测。该指标有一定的局限性，还受营养状态、性发育程度和甲状腺功能状况等因素的影响，判断结果时应注意。GHD者IGF-1及IGF-BP$_s$水平低下。

❹ 血FT$_3$、FT$_4$、TSH测定：判断下丘脑-垂体-甲状腺轴的功能。甲状腺功能正常参考值：游离甲状腺三碘原氨酸（FT$_3$）：2.5～5.8pmol/L，游离甲状腺素（FT$_4$）：11.5～23pmol/L，促甲状腺激素（TSH）：0.3～5.0mIU/L。

❺ 女性做染色体检查以排除先天性卵巢发育不良（Turner综

合征)。

❻ 头颅 CT 或 MRI 检查：已确诊为 GHD 的患儿，根据需要选择头颅 CT 或 MRI 检查，以了解下丘脑-垂体有无器质性病变，尤其是对肿瘤有重要意义。

❼ 左手及腕骨 X 线摄片（正位片）：GHD 患儿骨龄落后于实际年龄 2 岁或 2 岁以上。

注：1. 生长激素缺乏症（GHD）为垂体分泌生长激素缺乏，但不伴垂体其他激素分泌障碍。主要诊断依据：a. 身材矮小，身高落后于同年龄、同性别正常儿童第三百分位数以下；b. 生长缓慢，生长速率<4cm/年；c. 骨龄落后于实际年龄 2 年以上；d. GH 刺激试验示 GH 部分或完全缺乏；e. 智能正常，与年龄相称；f. 排除其他疾病影响。

2. 生长激素缺乏症（GHD）的治疗

（1）生长激素　重组人生长激素（rhGH）替代治疗已被广泛应用，目前大都采用 0.1U/kg、每日临睡前皮下注射 1 次，每周 6～7 次的方案。治疗应持续至骨骺愈合为止。治疗时年龄越小，效果越好，以第 1 年效果最好，年增长可达到 10cm 以上，以后生长速度逐渐下降。在用 rhGH 治疗后 1～3 个月可有亚临床型甲状腺功能减低，故需监测甲状腺功能，若出现低 T_4 血症，应每日同时补充左旋甲状腺素 25～50μg，或甲状腺片 20～40mg。应用 rhGH 治疗副作用较少，主要有：a. 注射局部红肿，与 rhGH 制剂纯度不够及个体反应有关，停药后可消失；b. 少数注射后数月产生抗体，但对促生长疗效无显著影响；c. 较少见的副作用有暂时性视盘水肿、颅内高压等；d. 此外，研究发现 rhGH 有增加股骨头骺部滑出和坏死的发生率，但危险性相当低。恶性肿瘤或有潜在肿瘤恶变者、严重糖尿病患儿禁用 rhGH。

（2）促生长激素释放激素（GHRH）　目前已知很多生长激素缺乏症属下丘脑性，故应用 GHRH 可奏效，对生长激素神经分泌功能障碍（GHND）有较好疗效，但对垂体性生长激素缺乏者无效。一般每天用量 8～30μg/kg，每天分早晚各 1 次皮下注射或 24h 皮下微泵连续注射。

（3）口服性激素　蛋白同化类固醇激素有：a. 氟甲睾酮，每天

2.5mg/m²；b. 氧雄龙，每天 0.1～0.25mg/kg；c. 司坦唑醇，每天 0.05mg/kg。以上药物均为雄激素的衍生物，其合成代谢作用强，雄激素的作用弱，有加速骨骼成熟和发生男性化的副作用，故应严密观察骨骼发育。目前已较少应用苯丙酸诺龙。同时伴有性腺轴功能障碍的 GHD 患儿骨龄达 12 岁时可开始应用性激素治疗，男性可注射长效庚酸睾酮 25mg，每月 1 次，每 3 个月增加 25mg，直至每月 100mg；女性可用炔雌醇，每天 1～2μg，或结合雌激素，自每天 0.3mg 起酌情逐渐增加，同时需监测骨龄。

二、尿崩症

(以 6 岁 20kg 为例)

长 期 医 嘱	临 时 医 嘱
儿科护理常规	血常规
二级护理	尿常规（尿比重）
普食	空腹血糖测定
记录 24h 出入液量	血电解质测定
	血尿素氮、肌酐测定
	禁水试验[1]
	垂体加压素试验[2]：垂体加压素（水剂）2U ih
	血浆精氨酸加压素（AVP）测定[3]
	头颅 CT 或 MRI 检查[4]
	鞣酸加压素（长效尿崩停）　0.05～0.1ml im（深部）（必要时） 或 去氨加压素　0.05mg po q8～12h

　　[1] 禁水试验指禁水 6～8h，禁水前、后每小时测尿比重或尿渗透压、尿量；禁水前、禁水结束后测血钠、血渗透压及体重。

　　本试验旨在观察患儿在细胞外液渗透压增高时浓缩尿液的能力，用于鉴别尿崩症与精神性烦渴。

　　试验方法：患儿自试验前一天晚上 7～8 时开始禁食，直至试验结束；试验当日晨 8 时开始禁饮，先排空膀胱，测定体重，采血测血钠及渗透压；然后每小时排尿 1 次，测尿量、尿渗透压（或尿比重），直至相邻两次尿渗透压之差连续 2 次小于 30mmol/L，或体重下降达 5%，或尿渗透压≥800mmol/L，即再次采血测渗透压、血钠。

结果：正常儿童禁饮后不出现脱水症状，每小时尿量逐渐减少，尿比重逐渐上升，尿渗透压可达 800mmol/L 以上，而血钠、血渗透压均正常。尿崩症患儿每小时尿量减少不明显，尿比重不超过 1.010，尿渗透压变化不大，血清钠和血渗透压上升超过 145mmol/L 和 295mmol/L，体重下降 3%～5%。

注意事项：试验过程中必须严密观察患儿，如患儿烦渴加重并出现严重脱水症状或体重下降超过 5% 或血压明显下降，一般情况恶化时，需迅速终止试验并给予饮水。

❷ 垂体加压素试验：禁水试验结束后，皮下注射垂体后叶素 5U（或精氨酸加压素 0.1U/kg），然后 2h 内多次留尿，测定渗透压。如尿渗透压上升峰值超过给药前的 50%，则为完全性中枢性尿崩症；9%～50% 者为部分性尿崩症；肾性尿崩症小于 9%。注射加压素后可引起面色苍白、腹痛及循环系统症状，故用量不能太大。

❸ 血浆精氨酸加压素（AVP）测定：直接测定血浆 AVP 为尿崩症的鉴别诊断提供了新途径。测定血浆 AVP 并结合禁水试验，对鉴别诊断更有价值。中枢性尿崩症血浆 AVP 浓度低于正常；肾性尿崩症血浆 AVP 基础状态可测出，禁饮后明显升高而尿液不能浓缩；精神性多饮 AVP 分泌能力正常，但病程久、病情严重者，由于长期低渗状态，AVP 分泌可受到抑制。

❹ 头颅 CT 或 MRI 检查：排除颅内肿瘤，明确病因，指导治疗。

注：1. 病因治疗 对有原发病灶的患儿必须针对病因治疗。肿瘤可手术切除。特发性中枢性尿崩症，应检查有无垂体及其他激素缺乏情况。渴感正常的患儿应充分饮水，但若有脱水、高钠血症时应缓慢给水，以免造成脑水肿。

2. 药物治疗

（1）鞣酸加压素 即长效尿崩停，治疗剂量宜从小剂量开始，开始剂量每次 0.05～0.1ml，1 次注射后饮水及尿量可接近正常，疗效可维持 3～7 天，因人而异，尿崩症状重现时可再次注射，一段时间后如发现疗效减弱，可适当增加 0.05ml。给予加压素治疗后应适当减少饮水量，以免因过多饮水导致水潴留而引起脑水肿。

（2）1-脱氨-8-D-精氨酸加压素（DDAVP） 为合成的 AVP 类似物。喷鼻剂：含量 100μg/ml，用量 0.05～0.15ml/d，每天 1～2 次鼻腔滴入，用前需清洁鼻腔，症状复现时再给下次用药。DDAVP 副作用很小，偶有引起头痛或腹部不适者。

（3）去氨加压素（弥凝） 与天然的精氨酸加压素结构类似，用于治疗中枢性尿崩症，口服去氨加压素后疗效可维持 8～12h，宜从小剂量，开始每次 0.05mg，每 8～12h 1 次。服该药后少部分患儿可出现头痛、恶心、胃不适、鼻充血，如不限制饮水也会引起水潴留。

（4）其他药物

a. 噻嗪类利尿药：一般用氢氯噻嗪（双氢克尿噻），每天 3～4mg/kg，分 3 次服用。

b. 氯磺丙脲：增强肾脏髓质腺苷环化酶对 AVP 的反应，每天 150mg/m^2，1 次口服。

c. 氯贝丁酯（安妥明）：增加 AVP 的分泌或加强 AVP 的作用，每天 15～25mg/kg，分次口服。其副作用为胃肠道反应、肝功能损害等。

d. 卡马西平：具有使 AVP 释放的作用，每天 10～15mg/kg。

三、中枢性性早熟（真性性早熟）

（以 6 岁 20kg 为例）

长 期 医 嘱	临 时 医 嘱
儿科护理常规	肝功能
二级护理	促性腺激素释放激素激发试验[1]（GnRH）
普食	[LHRH-A　100μg/m^2　静注，注射前及注
促黄体生成素释放激素 类化物（LHRH-A） 2mg im qn	射后 30min、60min 抽血测定血卵泡刺激素 （FSH）、黄体生成素（LH）]
	头颅 CT 或 MRI 检查[2]
	左手及左腕关节 X 线摄片（正位片）[3]
	子宫、卵巢（女）或睾丸（男）B 超检查[4]

❶ 中枢性性早熟患儿血浆 FSH、LH 基础值可高于正常，常常不易判断，需借助于 GnRH 刺激试验，亦称黄体生成素释放激素（LHRH）刺激试验。一般静脉注射 GnRH 2.5μg/kg（最大剂量≤100μg），于注射前（基础值）和注射后 30min、60min、90min 及 120min 分别采血测定血清 LH 和 FSH。当 LH 峰值＞15U/L（女），或＞25U/L（男）；LH/FSH 峰值＞0.7；LH 峰值/基值＞3 时，可认为其性腺轴功能已经启动。

❷ 怀疑颅内肿瘤或肾上腺疾病所致者，应进行头颅或腹部 CT 或 MRI 检查。

❸ 根据手和腕部 X 线片评定骨龄，判断骨骼发育是否超前。性早熟患儿一般骨龄超过实际年龄。

❹ 选择盆腔 B 超检查，若女孩应注意卵巢、子宫的发育情况；若男孩应注意睾丸、肾上腺皮质等部位。若盆腔 B 超显示卵巢内可见多个≥4mm 的卵泡，则为性早熟；若发现单个直径＞9mm 的卵泡，则多为囊肿；若卵巢不大而子宫长度＞3.5cm 并见内膜增厚则多为外源性雌激素作用。

注：1. 本病治疗依病因而定，中枢性性早熟的治疗目的为：a. 抑制或减慢性发育，特别是阻止女孩月经来潮；b. 抑制骨骼成熟，改善成人期最终身高；c. 恢复相应年龄应有的心理行为。

2. 肿瘤引起者应手术摘除或进行化疗、放疗；甲状腺功能低下所致者予甲状腺制剂纠正甲状腺功能；先天性肾上腺皮质增生患儿可采用皮质醇类激素治疗。

3. 药物治疗

(1) 促性腺激素释放激素类似物（GnRH-a）　天然的 GnRH 为 10 个氨基酸多肽，目前常用的几种 GnRH-a 都是将分子中第 6 个氨基酸，即甘氨酸换成 D-色氨酸、D-丝氨酸、D-组氨酸、D-亮氨酸而成的长效合成激素。其作用是通过下降调节，减少垂体促性腺激素的分泌，使雌激素恢复到青春期前水平。可按 0.1mg/kg，每 4 周肌内注射 1 次。用药后，患儿的性发育及身高增长、骨龄成熟均得以控制，其作用为可逆性，若能尽早治疗可改善成人期最终身高。在开始治疗 1 周左右会出现一过性阴道出血等症状，但继续治疗后出现明显疗效。治疗后需定期复查 LH、FSH、E_2/T、骨龄，随访身高增长情况。LHRH-A 治疗后可影响生长轴,抑制骨龄增长,生长速度减慢可联合使用生长激素;有时可出现肝功能异位、胃肠道反应等。

(2) 性腺激素 其作用机制是采用大剂量性激素反馈抑制下丘脑-垂体促性腺激素的分泌。

a. 环丙孕酮:为 17-羟孕酮衍生物,不仅可阻断性激素受体,并可减少促性腺激素的释放,每天 100mg/m^2,分 2~3 次口服,可抑制 GnRH 刺激 LH 的分泌,使性激素水平下降,乳房回缩,但对其引起成年向高增长的效果尚待结论。

b. 达那唑是一种人工合成的甾体杂环化合物,可抑制促性腺激素的产生,从而抑制卵巢雌激素的合成。每晚口服 1 次,剂量为 10mg/kg。其不良反应有皮肤过敏、雄激素副作用(如痤疮、毛发增多等),还可发生水钠潴留引起水肿,故应同时服用促进排钠的利尿药螺内酯 5~10mg,每天 3 次。极少数患儿有肝功能异常,故应定期复查肝功能、尿常规及肾功能。

c. 甲羟孕酮,又称安宫黄体酮,为孕酮衍生物,用于女孩性早熟,每天口服剂量为 10~30mg,宜从小剂量开始治疗,出现疗效后减量维持。甲羟孕酮虽也能达到一定程度的症状控制,但不能有效地抑制骨龄成熟加速,对最终身高改善不理想。长期或大剂量使用甲羟孕酮会造成肝功能损害,现已不再用于治疗性早熟。

4. 根据患儿的临床表现可进一步选择其他检查,如怀疑甲状腺功能低下可测定 T$_3$、T$_4$、TSH;性腺肿瘤睾酮和雌二醇浓度增高;先天性肾上腺皮质增生症患儿血 17-羟孕酮 (17-OHP) 和尿 17-酮类固醇 (17-KS) 明显增高。

四、先天性甲状腺功能减退症(CAH)

(以 1 个月 3kg 为例)

长期医嘱	临时医嘱
新生儿护理常规	新生儿筛查[1]
二级护理	血 T$_3$、T$_4$、TSH 测定[2]
母乳喂养	血脂分析
左甲状腺素钠 25μg po qd	空腹血糖测定

续表

长 期 医 嘱	临 时 医 嘱
或 干甲状腺片 15mg po qd	肝功能
	TRH 兴奋试验❸
	左手和腕部 X 线摄片（正位片）❹
	甲状腺 B 超检查或 ECT 扫描❺
	心电图
	胸部 X 线摄片（正位片）

❶ 新生儿筛查：我国 1995 年 6 月颁布的《母婴保健法》已将本病列入筛查的疾病之一。目前多采用出生后 2～3 天的新生儿干血滴纸片检测 TSH 浓度作为初筛，结果大于 20mU/L 时，再检测血清 T_4、TSH 以确诊。该法采集标本简便，假阳性率和假阴性率较低，故为患儿早期确诊、避免神经精神发育严重缺陷、减轻家庭和国家负担的极佳防治措施。

❷ 血清 T_4、T_3、TSH 测定：新生儿筛查结果可疑或临床可疑的小儿都应检测血清 T_4、TSH 浓度，如 T_4 降低、TSH 明显升高即可确诊。血清 T_3 浓度可降低或正常。

❸ TRH 兴奋试验：若血清 T_4、TSH 均低，则怀疑 TRH、TSH 分泌不足，应进一步做 TRH 兴奋试验：静注 TRH $7\mu g/kg$，正常者在注射 20～30min 内出现 TSH 峰值，90min 后回至基础值。若未出现高峰，应考虑垂体病变；若 TSH 峰值出现时间延长，则提示下丘脑病变。

❹ 做左手和腕部 X 线检查，用于评定患儿骨龄。患儿骨龄常明显落后于实际年龄。

❺ 用于测患儿甲状腺发育情况及甲状腺的大小、形状和位置。

注：1. 甲状腺缺如或异位甲状腺患儿需终身服用甲状腺素。甲状腺形态正常或发育不良可在治疗 2～3 年后停药 1 个月，重新评价甲状腺功能，如出现 T_4 或 FT_4 下降、TSH 增高则终生服药。如停药后甲状腺功能正常，诊断为暂时性甲状腺功能减低症，不需继续治疗，但仍需密切随访。

2. 新生儿左甲状腺素钠剂量为 $8.5～10\mu g/(kg \cdot d)$，婴幼儿

$6\sim8\mu g/(kg\cdot d)$，儿童 $5\mu g/(kg\cdot d)$，口服，每日 1 次。$100\mu g$ 左甲状腺素钠约相当于 $60mg$ 干甲状腺片。

3. 治疗后 1 个月、3 个月、6 个月、9 个月、12 个月复查甲状腺功能，以 FT_4 或 TT_4 及 TSH 作为剂量检测指标，并密切观察身高、体重、头围的增长情况。以后根据具体情况每 $3\sim6$ 个月复查，以维持 FT_4 或 TT_4 水平稍高于正常范围的高值。出生后 6 个月、1 岁、2 岁、4 岁、6 岁分别做智能测试。每年做骨龄测定以了解骨骼发育情况。

五、甲状腺功能亢进症

（以 6 岁 20kg 为例）

长 期 医 嘱	临 时 医 嘱
儿科护理常规	血常规、尿常规
二级护理	空腹血糖测定
无碘普食	肝功能
留伴一人	血 T_3、T_4、TSH 测定❶
他巴唑　10mg po tid	TRH 兴奋试验❷
普萘洛尔　10mg po bid	甲状腺抗体(TGAb、TmAb)测定❸
	甲状腺 B 超检查或 ECT 扫描❹
	心电图

❶ 血 T_3、T_4、TSH 测定：甲状腺功能亢进症（简称甲亢）患儿血 T_3、T_4 有不同程度的增高，血 TSH 降低。

❷ TRH 兴奋试验：静脉注射促甲状腺激素释放激素（TRH）$7\mu g/kg$，注射前及注射后 15min、30min、90min、120min 各测血 TSH，正常 30min 后 TSH 升高 $5\sim40\mu U/L$。甲状腺功能亢进时过多的 T_4 抑制了 TSH 分泌，使 TSH 不增高或低于正常。

❸ 抗甲状腺球蛋白抗体（TGAb）和抗甲状腺微粒体抗体（TmAb）均有不同程度的升高。

❹ 用于了解甲状腺的大小、结节性质，以除外肿瘤、囊肿等。

注：1. 本病急性期应卧床休息，减少体力活动。加强营养，多吃含蛋白质、糖类的食物，以及新鲜蔬菜和水果。

2. **急性期药物**　他巴唑 $1\sim2mg/(kg \cdot d)$ 加普萘洛尔（心得安）$1\sim2mg/(kg \cdot d)$，分 3 次口服，以控制症状。突眼严重者，应加服泼尼松 $1mg/(kg \cdot d)$，12 个月之后应配合氯化钾服用。

3. **减药期**　一般在急性期用药 $6\sim8$ 周后减至原剂量的 $1/3\sim1/2$，定期复诊（每 $2\sim4$ 周），监测血清 T_4。

4. **维持治疗**　他巴唑维持治疗，总疗程 $1\sim3$ 年。治疗过程中如出现甲状腺功能低下或甲状腺增大时，可加用甲状腺片 $20\sim40mg/d$。他巴唑的常见副作用有皮疹、关节痛、粒细胞减少、药物热。故用药期间应定期复查血象，若白细胞计数低于 $4\times10^9/L$ 或粒细胞低于 $1.5\times10^9/L$ 时，应停药观察。皮肤过敏者可更换药物。

5. **手术治疗**　甲状腺次全切除术。适应证：药物过敏，甲状腺肿大，白细胞低于 $4\times10^9/L$，甲状腺明显肿大影响呼吸及结节性甲状腺肿致甲亢，且服药后缩小不明显者，服药后复发不愈者。

6. **术前准备**　服用抗甲状腺药物 $1\sim3$ 个月甲状腺功能正常。术前服复方碘溶液，每天 5 滴，用 $1\sim2$ 周，防止术中出血，或用普萘洛尔（心得安）$1\sim2mg/kg$，每 6h 1 次，自术前 4 天服至术后 7 天。

7. **术后并发症**　主要为甲状腺功能减低，大约 80% 发生甲状腺功能减低，需用甲状腺激素替代治疗并定期检测甲状腺功能。少数出现暂时性或永久性甲状旁腺功能减低。

8. **^{131}I（RAI）治疗**　许多学者认为此法安全、有效、简便，治疗后甲状腺可缩小 $35\%\sim54\%$。其副作用有恶心、呕吐、放射性甲状腺炎及甲状腺结节。最常见并发症为甲状腺功能减低。

9. **甲亢危象的治疗**　小儿少见甲亢危象。其诱因有感染、劳累、手术前准备不充分、精神创伤等，主要表现为高热、烦躁不安、多汗、吐泻，重症伴有休克。其治疗为给予大量碘剂口服加静注，复方碘溶液（卢戈液）$10\sim20$ 滴（每 6h 口服 1 次），碘化钠 $0.25g$ 加入葡萄糖生理盐水内静滴，用碘前 1h 加服丙硫氧嘧啶 $100\sim150mg$，每 6h 服用 1 次。普萘洛尔每次 $0.1\sim0.3mg/kg$（最大量每次 5mg）静推。还应进行吸氧、退热、镇静、控制感染等治疗，必要时使用洋地黄控制心力衰竭，休克者予抗休克治疗（参照休克）。

六、先天性肾上腺皮质增生症（CAH）

（一）21-羟化酶缺乏（失盐型）
（以1个月3kg为例）

长 期 医 嘱	临 时 医 嘱
新生儿护理常规	空腹血糖、血电解质测定
一级护理	血气分析
母乳喂养	血肾素活性、醛固酮测定
病危通知	血ACTH、皮质醇测定
氯化钠　每次0.25g 　　　加入乳汁中　po qid	血睾酮、17-羟孕酮
	24h尿17-酮类固醇测定
氟氢可的松　0.05mg po bid	24h尿17-羟类固醇测定
5%GNS　100ml｜iv gtt 氢化可的松　10mg｜qd～bid	左膝关节及左手、腕关节X线摄片（正位片）
	染色体检查（必要时）

注：1. CAH是一组由于肾上腺皮质激素合成过程中酶缺陷所引起的疾病，属常染色体隐性遗传病。主要的酶缺陷有：21-羟化酶（CYP21）、11β-羟化酶（CYP11B1）、17-羟化酶（CYP17）、3β-羟类固醇脱氢酶（3β-HSD）、18-羟化酶（CYP11B2）等。21-羟化酶缺乏症（21-OHD）：是先天性肾上腺皮质增生症中最常见的一种，占典型病例的90%～95%。

2. 21-羟化酶缺乏（失盐型）的治疗　失盐型（SW）是21-羟化酶完全缺乏所致。

（1）有休克者，先给生理盐水20ml/kg静注，以扩充血容量。静脉补液总量按损失量80～120ml/kg及生理需要量50ml/kg补给。

（2）氟氢可的松为盐皮质激素，剂量为0.05～0.2mg/d，分2次口服。1岁以内患儿在用盐皮质激素治疗时应保证足够的钠盐摄入，每天1～2g，分4次加入乳汁中口服，根据血电解质水平及肾素活性调整盐皮质激素剂量。

（3）在肾上腺皮质功能减退危象出现的情况下可先静脉补充大

剂量氢化可的松 $50\sim100mg/m^2$，失盐则纠正，病情稳定后逐渐减量并改为口服 $10\sim20mg/m^2$，总量分为早晨 1/4、下午 1/4、睡前 1/2，根据雄激素、17-羟孕酮水平、生长速率、骨龄调整糖皮质激素剂量。该型 CAH 者需终生治疗。

（4）女性阴蒂肥大者可在 1 岁左右行阴蒂整形手术。

（二）21-羟化酶缺乏（单纯男性化型）

（以 6 岁 20kg 为例）

长 期 医 嘱	临 时 医 嘱
儿科护理常规	血电解质测定
二级护理	血（ACTH）、皮质醇测定
普食	FSH、LH、雌二醇（E_2）测定
氢化可的松　5mg tid po[1] 或 氟氢可的松　0.1mg po bid[2]（必要时）	血肾素活性、醛固酮测定
	血睾酮、17-羟孕酮测定
	24h 尿 17-酮类固醇测定
	24h 尿 17-羟类固醇测定
	ACTH 激发试验[3]（必要时）
	左膝关节及左手、腕关节 X 线摄片（正位片）
	染色体检查（必要时）

[1] 每日氢化可的松 $10\sim20mg/m^2$，不宜超过 $25mg/m^2$。总量分为早晨 1/4、下午 1/4、睡前 1/2。根据雄激素、17-羟孕酮水平、生长速率、骨龄调整糖皮质激素剂量。长期大剂量糖皮质激素治疗会产生库欣综合征、骨质疏松症、糖尿病等副作用。在感染、手术等应急情况下需增加 $2\sim3$ 倍剂量，以后逐渐减至原剂量。在无氢化可的松时，可用醋酸可的松，20mg 氢化可的松相当于 25mg 醋酸可的松。

[2] 如血肾激素增高，醛固酮水平增高或低下，提示体内失盐，可同时补充氟氢可的松。

[3] ACTH 激发试验：如基础血 17-羟孕酮水平正常或轻度增

高，临床高度疑诊 CAH，做此试验以观察 ACTH 激发后血 17-羟孕酮上升情况，如 17-羟孕酮明显上升可诊断为轻型或迟发型 CAH。

注：1. 21-羟化酶缺乏单纯男性化型的先天性肾上腺皮质增生症（CAH）是由于 21-羟化酶部分缺乏导致肾上腺皮质产生的醛固酮、皮质醇合成轻度受阻，临床无失盐症状及电解质紊乱，仅表现为雄激素增高体征，如生长加速、骨龄超前、女性男性化、男性假性性早熟、血皮质醇正常或降低、17-羟孕酮增高、睾酮和尿 17-酮类固醇等雄性激素水平增高、ACTH 增高。

2. 如出现真性性早熟，骨龄明显超前，可给予促性腺激素释放激素类似物（LHRH-A）治疗，参见性早熟。

3. 女性应警惕多囊卵巢综合征，男性睾丸增大应注意有无肿瘤。

七、皮质醇增多症

（以 6 岁 20kg 为例）

长 期 医 嘱	临 时 医 嘱
儿科护理常规	血生化全套
三级护理	ACTH 测定
普食	血皮质醇(8:00、16:00)测定
	24h 尿游离皮质醇测定❶
	24h 尿 17-酮类固醇测定
	24h 尿 17-羟类固醇测定❷
	血睾酮、雌二醇测定❸
	过夜地塞米松抑制试验(夜间睡前口服地塞米松 0.5mg,服前、服后次日 8:00 测血皮质醇)❹
	左手腕关节 X 线摄片(正位片)
	头颅、肾上腺 CT 或 MRI 检查
	肾上腺、子宫、卵巢(女)、睾丸(男)B 超检查

❶ 尿游离皮质醇正常参考值：3 个月至 10 岁 5.5～220nmol/d
(2～80μg/d)。

❷ 24h 尿 17-羟类固醇测定正常参考值：<1 岁，2～4mg/d；1～5 岁，3～6mg/d；6～9 岁，6～8mg/d；10～15 岁，8～10mg/d。

❸ 雌二醇：青春前期<91.77pmol/L（<25pg/ml）。

❹ 过夜地塞米松抑制试验：口服地塞米松 0.5～1mg 后次日血皮质醇下降不到试验前血皮质醇水平的 50% 可诊断为皮质醇增多症。为作病因诊断，可进一步做 2 日大剂量地塞米松抑制试验，即口服地塞米松 0.4mg，每 6h 1 次，共 8 次 [80μg/(kg·d)]，试验前、试验后次日测定血皮质醇。如血皮质醇被抑制<50%，即不能被抑制，肾上腺肿瘤的可能性大；如血皮质醇被抑制>50%，则多因垂体病变所致肾上腺皮质增生。

注：1. 皮质醇增多症是各种原因引起肾上腺皮质分泌糖皮质激素过多所致，临床诊断要点：肥胖、满月脸、高血压、皮肤紫纹、雄激素增多体征，血、尿皮质醇增高且不被小剂量地塞米松抑制。因垂体瘤等致病者为库欣病，因肾上腺皮质肿瘤致病者为库欣综合征。

2. 皮质醇增多症患儿血皮质醇或尿游离皮质醇水平增高，皮质醇失去昼夜节律，即 16：00 血皮质醇水平未下降至 8：00 时血皮质醇水平的一半。

3. 无论垂体或肾上腺肿瘤首选手术或放疗治疗，术后可出现垂体功能不全或肾上腺皮质功能不全，应补充相应缺乏的激素。

八、儿童糖尿病

（以 6 岁 20kg 为例）

长 期 医 嘱	临 时 医 嘱
儿科护理常规	血常规、尿常规
一级护理	空腹血糖测定
糖尿病饮食[每日总热量根据患儿体重计算，其中碳水化合物占 55%、脂肪占 30%、蛋白质占 15%]❶	肝功能
	血脂分析
	血尿素氮、肌酐测定
	葡萄糖耐量试验❷
病重通知	血 C 肽测定❸
每餐前 30min、睡前测血糖	血糖化血红蛋白（HbA₁c）测定❹

续表

长 期 医 嘱		临 时 医 嘱
正规胰岛素 　（RI）　4U 中效胰岛素 　（NPH）　8U	ih qd(早餐 前 30min)	血胰岛细胞抗体（ICA）测定
		血胰岛素自身抗体（IAA）测定
		血谷氨酸脱羧酶抗体（GAD）测定
		血 FT_3、FT_4、TSH、TG、TM 测定
RI　3U NPH　5U	ih qd(晚餐前 15～30min)	血皮质醇测定
		24h 尿微球蛋白质测定
		眼底检查（必要时）

❶ 糖尿病患儿热量供给计算：食物的热量要适合患儿的年龄、生长发育和日常活动需要，年幼儿宜稍偏高。

每日总热量(kcal)＝1000＋(年龄－1)×(80～100)

热量分配：碳水化合物 50%～55%，脂肪 30%，蛋白质 15%～20%。其中早餐占 1/4，午餐及晚餐各占 1/4，餐间两次点心各占 1/8。

食物的成分和比例：饮食中能源的分配为碳水化合物 50%～55%，脂肪 30%、蛋白质 15%～20%。蛋白质成分在 3 岁以下儿童应稍多，其中一半以上应为动物蛋白，因其含有必需的氨基酸。禽、鱼类、各种瘦肉类为较理想的动物蛋白质来源。碳水化合物则以含纤维素高的，如糙米或玉米等粗粮为主，因为它们造成的血糖波动远较精制的白米、面粉或土豆等制品为小，蔗糖等精制糖应该避免。脂肪应以含多价不饱和脂肪酸的植物油为主。蔬菜选用含糖较少的蔬菜。每日进食应定时，饮食量在一段时间内应固定不变。

❷ 本试验用于空腹血糖正常或正常高限、餐后血糖高于正常而尿糖偶尔阳性的患儿。试验方法：试验当日自 0 时起禁食；清晨口服葡萄糖 (1.75g/kg)，最大量不超过 75g，每克加水 2.5ml，于 3～5min 内服完；口服前 (0min) 及口服后 60min、120min、180min 分别测血糖。结果：正常人 0min 血糖＜6.7mmol/L，口服葡萄糖后 60min、120min 血糖分别低于 10.0mmol/L、7.8mmol/L；糖尿病患儿 120min 血糖值＞11mmol/L。试验前应避免剧烈运动、精神紧张，停服氢氯噻嗪、水杨酸等影响糖代谢的药物。

❸ 胰岛 B 细胞分泌胰岛素入血后，很快在肝、肾等组织内被

胰岛素酶灭活，迅速消炎，其半寿期仅 4.8min。C 肽与胰岛素系从胰岛素原分裂而成的等分子肽类，不被肝脏酶灭能，半衰期为 10～11min，故其血中浓度可更好地反映胰岛 B 细胞储备功能。C 肽测定还有不受外来胰岛素影响的优点。血清 C 肽正常参考值为 (0.56±0.29)nmol/L。

❹ 血红蛋白在红细胞内与血中葡萄糖或磷酸化葡萄糖呈非酶化结合，形成糖化血红蛋白 (HbA₁c)，其量与血糖浓度呈正相关。正常人 HbA₁c<7%，治疗良好的糖尿病患儿应<9%，如>12%则表示血糖控制不理想。因此，HbA₁c 可作为患儿近期病情是否得到满意控制的指标，可反映出近 3 个月内的血糖水平。

注：1. 儿童 1 型糖尿病是终身的内分泌代谢性疾病。其治疗是综合性的，包括胰岛素治疗、饮食管理、运动及精神心理治疗。其治疗目的是：消除高血糖引起的临床症状；积极预防并及时纠正酮症酸中毒；纠正代谢紊乱，力求病情稳定；使患儿获得正常生长发育，保证其正常的生活活动；预防并早期诊断并发症。

2. 饮食管理 糖尿病的饮食管理是进行计划饮食而不是限制饮食，其目的是维持正常血糖和保持理想体重。

3. 胰岛素治疗 胰岛素是治疗能否成功的关键。胰岛素的种类、剂量、注射方法都与疗效有关。

(1) 胰岛素制剂 目前的胰岛素制剂有正规胰岛素 (RI)、中效珠蛋白胰岛素 (NPH)、长效鱼精蛋白锌胰岛素 (PZI) (表 13-1)。

表 13-1 胰岛素的种类和作用时间

胰岛素种类	开始作用时间/h	作用最强时间/h	作用最长时间/h
短效 RI	0.5	3～4	6～8
中效 NPH	1.5～2	4～12	18～24
长效 PZI	3～4	14～20	24～36

(2) 胰岛素治疗方案 胰岛素婴儿需要量偏小，年长儿需要量大。新诊断的患儿，轻症者胰岛素一般用量为每日 0.5～1.0U/kg，出现明显临床症状及酮症酸中毒恢复期开始治疗时胰岛素需要量往往大于 1U/kg。NPH 和 RI 按 2:1 或 3:1 混合使用，RI 与 PZI 则

按3∶1或4∶1混合使用。每日皮下注射2次：早餐前30min，2/3总量；晚餐前30min，1/3总量。应用混合胰岛素时应先抽取RI再抽取NPH或PZI，每次尽量采用同一型号的注射器。皮下注射部位应选择大腿、上臂和腹壁等位置，按顺序轮番注射，1个月内不要在同一部位注射2次，两针间距2.0cm，以防日久局部皮肤组织萎缩，影响疗效。

（3）胰岛素剂量的调整　早餐前注射的胰岛素可提供早餐和午餐后的胰岛素水平，晚餐前注射的胰岛素可提供晚餐后及次日晨的胰岛素水平。应根据用药日血糖或尿糖结果，调整次日的胰岛素用量，每2～3天调整剂量1次，直至尿糖不超过（＋＋）。

（4）胰岛素注射笔　胰岛素注射笔是普通注射器的改良品，用喷嘴压力和极细针头推进胰岛素注入皮下，可减少皮肤损伤和注射的精神压力。所用胰岛素为正规胰岛素和长效胰岛素或中效胰岛素，其成分和比例随笔芯的不同而不同。以普通注射器改良为胰岛素注射笔时，应减少胰岛素用量的15%～20%，并仔细监测血糖和尿糖，适时进行调整。

（5）胰岛素长期治疗过程中的注意事项

a. 胰岛素过量：胰岛素过量可致Somegyi现象。由于胰岛素过量，午夜至凌晨时发生低血糖，在反调节激素作用下使血糖升高，清晨出现高血糖，即出现低血糖-高血糖反应。如未及时诊断，因日间血糖增高而盲目增加胰岛素用量，可造成恶性循环。故对于尿量增加，同时有低血糖或一天内血糖波动较大，胰岛素用量每日大于1.5U/kg者，应怀疑Somegyi现象，可测午夜后1～3时的血糖以及时诊断。出现低血糖应及时纠正，轻者可口服葡萄糖或其他食品，严重时应静注10%葡萄糖或皮下注射胰高糖素0.5～1mg。

b. 胰岛素不足：胰岛素不足可致清晨现象。因晚间胰岛素不足，在清晨5～9时血糖和尿糖增高，可加大晚间注射剂量或将NPH注射时间稍向后移即可。

c. 胰岛素耐药：患儿在无酮症酸中毒的情况下，每日胰岛素用量＞2U/kg，仍不能使高血糖得到控制时，在排除Somegyi现象后，则为胰岛素耐药。可换用更纯的基因重组胰岛素。

4. 运动治疗　运动时肌肉对胰岛素的敏感性增高，从而增强葡萄糖的利用，有利于血糖的控制。运动的种类和剧烈程度应根据年龄和运动能力进行安排，有人主张1型糖尿病的学龄儿童每天都应参加1h以上的适当运动。运动时必须做好胰岛素用量和饮食调节，运动前减少胰岛素用量或加餐，固定每天的运动时间，避免发生运动后低血糖。

5. **宣教和管理** 由于小儿糖尿病病情不稳定，易于波动，且本病需要终生饮食控制和注射胰岛素，给患儿及其家庭带来种种精神烦恼，因此，医师、家长和患儿应密切配合。医务人员必须向患儿及家长详细介绍有关知识，帮助患儿树立信心，使其能坚持有规律的生活和治疗，同时加强管理制度，定期随访复查。出院后家长和患儿应遵守医师的安排，接受治疗，同时在家做好家庭记录，包括饮食、胰岛素注射次数和剂量、尿糖情况等。

6. **预防并发症** 定期检测甲状腺、肾上腺皮质功能以及早发现多种自身免疫性疾病。对病程超过5年或青春期发病病程超过2年均需做神经系统检查、尿微量蛋白测定及眼底检查，以早期发现糖尿病微血管继发损害所造成的肾功能不全、视网膜和心肌损害等并发症。

九、糖尿病酮症酸中毒

（以6岁20kg为例）

长期医嘱		临时医嘱	
儿科护理常规		血常规、尿常规	
一级护理		空腹血糖测定	
禁食		血生化全套	
病重通知		血气分析	
心电、血压、呼吸、血氧饱和度监测		心电图	
测血糖 q1h		NS 250ml 正规胰岛素(RI) 4U	iv gtt［1ml (0.1U)/ (kg·h)］
头孢唑林 0.5g NS 50ml	iv gtt bid	NS 250ml 10%NaCl 7ml	iv gtt(2ml/min)

注：1. 酮症酸中毒迄今仍然是儿童糖尿病急症死亡的主要原因。对糖尿病酮症酸中毒必须针对高血糖、脱水、酸中毒、电解质紊乱和可能并存的感染等情况制订综合治疗方案。密切观察病情变化、血气分析及血、尿液中糖和酮体的变化，随时采取相应措施，避免医源性损害。

2. 液体治疗　主要针对脱水、酸中毒和电解质紊乱进行治疗。

（1）纠正脱水　酮症酸中毒时脱水量约为 100ml/kg，一般均属等渗性脱水。因此，应遵循下列原则输液：输液开始的第 1h，按 20ml/kg（最大量 1000ml）快速静滴 0.85% 氯化钠溶液，以纠正血容量、改善血循环和肾功能；第 2~3h，按 10ml/kg 静滴 0.45% 氯化钠溶液。当血糖<17mmol/L（300mg/dl）后，改用含有 0.2% 氯化钠的 5% 葡萄糖液静滴。要求在开始的 12h 内至少补足累积损失量的一半，在此后的 24h 内，可视情况按 60~80ml/kg 静滴同样的溶液，以供给生理需要量和补充继续损失量。

（2）补钾　患儿开始输液前由于酸中毒、分解代谢和脱水的共同作用血清钾较高，但总的体钾储备可能被耗竭。随着液体的输入，特别是应用胰岛素后，血钾迅速降低。因此，患儿开始排尿后应立即在输入液体中加入氯化钾溶液，一般按每日 2~3mmol/kg（150~225mg/kg）补给，输入浓度不得>40mmol/L（0.3g/dl），并应定时监测心电图或血钾浓度。

（3）纠正酸中毒　酮症酸中毒主要是由于酮体和乳酸堆积所致，补充水分和胰岛素可以矫正酸中毒。为了避免发生脑细胞酸中毒和高钠血症，酮症酸中毒患儿不宜常规使用碳酸氢钠溶液，仅在 pH<7.1、HCO_3^-<12mmol/L 时，可按 2mmol/kg 给予 1.4% 碳酸氢钠溶液静滴，先用半量，当血 pH≥7.2 时即停用，以避免酸中毒纠正过快引起碱中毒但脑内仍为酸中毒，从而加重脑水肿。需补充的 $NaHCO_3$（mmol/L）=[12－所测 $NaHCO_3$（mmol/L）]×0.6×体重（kg）。

3. 胰岛素治疗　糖尿病酮症酸中毒多采用小剂量胰岛素静脉滴注治疗。首先静推正规胰岛素 0.1U/kg，然后将正规胰岛素 25U 加入等渗盐水 250ml 中，按每小时 0.1U/kg 自另一静脉通道缓慢匀速输入。输入 1~2h 后，复查血糖以调整输入量。当血糖<17mmol/L

时，应将输入液体换成含 0.2% 氯化钠的 5% 葡萄糖液，并停止静滴胰岛素，改为正规胰岛素皮下注射，每次 0.25～0.5U/kg，每 4～6h 1 次，直至患儿开始进食、血糖稳定为止。

4. 控制感染　酮症酸中毒常并发感染，需在急救的同时采用有效抗生素治疗。

5. 酮症酸中毒处理不当，可引起脑水肿、低血糖、低血钾、碱中毒、心功能或肾功能衰竭等，因此，在整个治疗过程中必须严密观察，仔细监测生命体征、电解质、血糖和酸碱平衡状态，随时调整治疗计划，以避免因处理不妥而加重病情，出现合并症，如脑水肿或脑疝等。

第十四章 寄生虫疾病

一、蛔虫病

（以 6 岁 20kg 为例）

长 期 医 嘱	临 时 医 嘱
儿科护理常规	血常规＋嗜酸性粒细胞计数
二级护理	尿常规、粪常规
普食	粪集卵法找虫卵
	阿苯达唑（肠虫清）　400mg po qn❶
	或 甲苯达唑（安乐士）　200mg po qn❷
	或 噻嘧啶（基质）　150mg po qn❸
	或 左旋咪唑　30mg po qn❹
	或 枸橼酸哌哔嗪（驱蛔灵）　1.5g po bid❺

❶ 为广谱杀虫药，每片 200mg，2 岁以上儿童 1 次顿服 400mg（2 片），治愈率可达 96%。本品副作用轻微，少数有口干、乏力、头晕、头痛、食欲减退、恶心、腹痛、腹胀等，一般可自行缓解，2 岁以内小儿慎用。

❷ 200mg 一次顿服，或每次 100mg，每天 2 次，连续 3 天。虫卵阴转率为 90%～100%，未治愈者可于 3 周后重复第 2 疗程。本品副作用轻微，少数可有头晕、头痛、上腹不适，无需特殊处理。有时可出现蛔虫游走和吐蛔虫现象，与本药作用缓慢有关，应引起注意。

❸ 为广谱驱虫药，每片 300mg，基质 100mg。剂量为基质 5～10mg/kg，睡前 1 次顿服，虫卵阴转率 90% 以上。连服 2 天，可提高疗效。本品副作用轻而短，偶有恶心、呕吐、腹痛、腹胀、谷草转氨酶升高，急性肝炎、肾炎、严重心脏病者慎用。

❹ 口服吸收快，由肠道排泄，无蓄积中毒作用。本药还能调

节机体免疫功能，增强抗感染能力。剂量为 1.5～2.0mg/kg，睡前 1 次顿服或晨起空腹顿服，必要时可于 1 周后重复 1 次。其副作用较轻，主要为胃肠道反应，可有头晕、头痛，个别可引起精神反应和过敏反应。

❺ 剂量为 150mg/(kg·d)，每天最大剂量不超过 3g，分 2 次服用，连服 2 天。严重感染者，1 周后应重复治疗。本品毒性小，但过量则出现短暂的恶心、呕吐、腹痛、眩晕或荨麻疹，甚至发生震颤、共济失调等，肝肾功能不良和癫痫患儿慎用。肠梗阻时，最好不用，以免引起虫体骚动。

注：1. 并发症的治疗如下。

a. 胆道蛔虫病：主要治疗原则是镇痛、解痉、驱蛔和控制感染。维生素 K_3 4～8mg 肌内注射，每天 3 次，有松弛平滑肌的作用，有助于蛔虫退出胆道；或 10% 硫酸镁 5～10ml，每天 3 次口服。当内科治疗无效时可手术治疗。

b. 蛔虫性肠梗阻：不完全性梗阻可先用内科治疗，给予胃肠减压或低压饱和盐水灌肠，禁食、纠正水、电解质紊乱和酸碱失衡，解痉止痛。腹痛缓解后可行驱虫治疗。完全性肠梗阻应及时进行外科手术治疗。

c. 蛔虫性阑尾炎或腹膜炎：一旦确诊，应及早手术治疗。

2. 蛔虫感染多无明显临床症状，体弱患儿出现症状较多，以蛔虫成虫危害大，主要与机械损伤、变态反应和夺取营养有关。

3. 近年来，由于生活及卫生条件改善，蛔虫感染率已显著下降，尤其在一些大城市已很少见。

二、蛲虫病

（以 1 岁 10kg 为例）

长 期 医 嘱	临 时 医 嘱
儿科护理常规	血常规、尿常规、粪常规
二级护理	甲苯达唑　100mg po qn❶
普食	或 阿苯达唑　200mg po qn❷
	或 复方阿苯达唑（赛特斯）　1 片 po qn❸

❶ 100mg 顿服，治愈率为 90%～100%。

❷ 200mg 顿服，治愈率为 100%。

❸ 每片含阿苯达唑 67mg、噻嘧啶 83.3mg（基质）。治疗量 1 片顿服，治愈率为 100%。最好间隔 10 天左右重复治疗一次。

注：1. 蛲虫病的临床表现以夜间阴部和肛门附近瘙痒为特征。在肛周查到虫卵即可确诊。

2. 局部疗法　便后和睡前用温水洗肛门，再用 10% 的氧化锌软膏涂于肛周皮肤上，也可挤入肛门少许，以达到止痒和减少自身感染的目的。

3. 蛲虫病易互相传播，重复感染，故做好预防工作十分关键。治疗期间应充分清理环境，清洗衣物。

三、钩虫病

（以 6 岁 20kg 为例）

长 期 医 嘱	临 时 医 嘱
儿科护理常规	血常规＋嗜酸性粒细胞计数❶
二级护理	尿常规、粪常规
普食	粪饱和盐水漂浮法检查钩虫卵❷
	甲苯达唑　　100mg po bid❸
	或 阿苯达唑　　200mg po qn❹
	或 噻嘧啶　　200mg（基质）po qn❺

❶ 表现为低色素性小细胞性贫血，白细胞总数和嗜酸性粒细胞在感染初期增加，后期由于严重贫血而逐渐降低。

❷ 因钩虫卵相对密度小，在饱和盐水内漂浮于表面，检出率很高。

❸ 该药有显著抑制虫卵的作用，不分年龄，每次 100mg，每天 2 次，连服 3 天。本品不良反应轻微，少数人有短暂头晕、乏力和腹痛。但合并蛔虫感染的少数患儿可引起蛔虫游走，应加以注意，如有蛔虫合并感染，应与噻嘧啶合并使用。严重肝肾疾病者慎用。

❹ 该药为广谱驱虫药，单剂有效，儿童 200mg。哺乳期妇女忌用，副作用与甲苯哒唑相同。

❺ 该药使虫体产生痉挛性麻痹而被安全排出。常用剂量为10mg/kg（基质），每天1次，睡前顿服，疗程2～3天。其副作用为轻微消化道反应，急性肝炎、肾炎患儿暂缓给药。

注：1. 钩虫病的临床表现由感染钩蚴及成虫寄生引起。钩蚴主要引起皮疹、瘙痒等症状，幼虫移行至肺部可致咽痒、咳嗽，重者哮喘发作。成虫引起的症状主要表现为不同程度的贫血、胃肠道症状。重度感染者便血，常被误诊为消化性溃疡。

2. 钩虫病的治疗 一般分为驱除肠道中成虫的治疗和杀灭在组织中移行的早期幼虫的病原治疗，以及纠正贫血等的一般支持疗法，对贫血严重的患儿驱虫前应预先补充铁剂。

3. 钩虫幼虫引起的钩蚴性皮炎，钩蚴侵入皮肤后24h内大部分停留在局部，采用左旋咪唑涂肤剂，轻者每天涂擦2～3次，重症可连续涂擦2～3天。或用15％甲苯哒唑软膏或5％硫黄炉甘石洗剂。

四、绦虫病

（以6岁20kg为例）

长 期 医 嘱	临 时 医 嘱
儿科护理常规	血常规、尿常规
二级护理	粪常规＋粪检虫卵
普食	免疫学检查❺
槟榔、南瓜子合剂❶ 50g po qd	头颅CT检查❻
或 氯硝柳胺❷ 15g po bid	
或 吡喹酮❸ 200mg po qd	
或 阿苯达唑❹ 400mg po qd	

❶ 一般牛带绦虫首选槟榔、南瓜子合剂，该法疗效高，不良反应小。槟榔对绦虫头节及前段有瘫痪作用，南瓜子能使绦虫中、后段节片瘫痪，两者合用可使整个虫体变软、麻痹，随粪便排出体外。用法：早晨空腹口服南瓜子仁粉50～90g（如带皮南瓜子则需80～125g），2h后口服槟榔煎剂，生槟榔每岁2～3g，每天最大剂量不超过50g，加水10倍煎成40～60ml，半小时后再服50％硫酸

镁 60ml，一般在 3h 内即有完整虫体排出。槟榔有胃肠痉挛和剧烈腹痛的副作用，婴儿不宜应用，体弱者酌减。

❷ 氯硝柳胺能破坏绦虫的角质膜，麻痹神经和肌肉，可杀死头节及近段虫体，使之易被分解，故不易辨认。该药对虫卵无效。总剂量为 1.5～2.0g，分 2 次空腹服用，2 次之间间隔 1h，服后 2h 给予硫酸镁导泻，以便在节片被消化前全部从肠道清除，不使溃散的虫卵滞留肠道。服药时应将片剂嚼碎或压碎后吞服。其副作用轻微，偶有乏力、头晕、胸闷、胃及腹部不适。

❸ 吡喹酮治愈率可达 100%，无需禁食，不必用泻药，其副作用偶有头痛、眩晕、乏力等，可自行消失。

❹ 阿苯达唑每天 400mg，连用 3 天，治愈率可达 100%。本药作用较缓慢，通常不引起剧烈反应。

❺ 免疫金银染色（IGSS）是近 10 年来发展的高敏感性方法；酶联免疫印渍法（EITB）可识别特异抗原带，敏感性达 98%，特异性达 100%；间接荧光抗体试验（IFAT）、免疫酶染色试验（IEST）、补体结合试验、胶乳凝集试验、对流免疫电泳等多种方法也都用于囊虫病的免疫学诊断。各种方法均可检测患儿血液、脑脊液抗体。也可试用抗原检测。建议有条件者，多种方法、抗体、抗原检测联合应用，可提高阳性率。

❻ 头颅 CT 检查对脑囊虫病的诊断具有重要价值，可对定位、鉴定活动性病灶、脑脊液通道梗阻、考核疗效提供依据。

注：1. 牛带绦虫驱虫时的注意事项　有虫体排出时，最好温水坐浴，让虫体慢慢排出，不可用力拉扯，以免虫体前段和头节留在消化道内。用过的水应妥善处理，以免虫卵污染、扩散；应检查 24h 全部粪便，仔细淘洗检查有无头节。未找到头节并不一定表示治疗失败，可能驱虫药使头节变形而难以辨认，或头节当天未排出，如未见头节，则应继续随访，若 3～4 个月内未发现节片和虫卵则可视为治愈。

2. 猪带绦虫病的治疗　治疗药物同牛带绦虫病，但应注意，治前应明确诊断是否同时伴有囊尾蚴病，若使用吡喹酮或阿苯达唑治疗，更应注意因伴有囊尾蚴病而可能导致严重的药物不良反应，应住院治疗。一般首选南瓜子、槟榔。甲苯达唑能驱出完整虫体，无致囊虫病危险。氯硝柳胺（灭绦灵）对虫卵无效，一般不用。

3. **囊尾蚴病的治疗原则**　所有囊尾蚴病患儿均应住院治疗，密切观察服抗虫药后的病情变化，及时采取相应的治疗措施；对猪带绦虫病患儿，应先驱治绦虫；临床上癫痫发作频繁或颅内压增高者，应先做降颅压治疗，必要时需外科施开窗减压术后再行抗囊虫药物治疗；眼囊尾蚴病应手术治疗，不可采用杀虫治疗，因杀虫后引起的炎症反应会加重视力障碍，甚至失明。

4. 吡喹酮治疗皮肌型囊尾蚴病的总剂量为 120mg/kg，每天 3 次，分 4 天口服；脑囊尾蚴病患儿，总剂量 180mg/kg，每天 3 次，分 9 天口服。总有效率近 98％，杀虫迅速，效果良好。间歇 2～3 个月重复 1 次。此药副作用较为严重，多因虫体死后，炎症反应和水肿加重，出现原有症状加剧，颅内压明显增高，个别患儿治疗后因发生脑疝而死亡，故应高度警惕，必要时先降颅内压再行治疗。

5. **手术治疗**　眼囊尾蚴病应行手术摘除；脑囊尾蚴病，主要适用于脑实质内单发大型囊泡或多囊泡聚集产生占位效应；脑室、脑池内囊虫引起梗阻、脑积液、颅内压增高；椎管内囊虫引起脊髓压迫症。

6. **对症治疗**　对颅内压增高者，小儿可给予 20％甘露醇，每次 1～2g/kg，静脉推注地塞米松 5～10mg，每天 1 次，连续 3～7 天后再行病原治疗。对严重颅内压增高、视力下降明显，经上述治疗效果不佳者，可考虑双侧颞肌下减压术。对癫痫频发者，除降颅内压外，应选用地西泮、异戊巴比妥钠、苯妥英钠等药物。

附A 儿科常用临床检验正常值

一、小儿各年龄血液细胞参考值（均数）

测定项目	参考值							
	第1天	2~7天	2周	3月	6月	1~2岁	4~5岁	8~14岁
红细胞（×10^{12}/L）	5.7~6.4	5.2~5.7	4.2	3.9	4.2	4.3	4.4	4.5
有核红细胞	0.03~0.10	0.03~0.10	0	0	0	0	0	0
网织红细胞	0.03	—	0.003	0.015	0.005	0.005	0.005	—
红细胞平均直径/μm	8.0~8.6	—	7.7	7.3		7.1	7.2	—
血红蛋白/（g/L）	180~195	163~180	150	111	123	118	134	139
血细胞比容	0.53	—	0.43	0.34	0.37	0.37	0.40	0.41
红细胞平均体积（MCV）/fl	35	—	34	29	28	29	30	31
红细胞平均血红蛋白浓度（MCHC）	0.32		0.34	0.33	0.33	0.32	0.33	0.34
白细胞/（×10^9/L）	20	15	12	—	12	11	8	—
中性粒细胞	0.65	0.40	0.35	—	0.31	0.36	0.58	0.55~0.65
嗜酸与嗜碱粒细胞	0.03	0.05	0.04	—	0.03	0.02	0.02	0.02
淋巴细胞	0.20	0.40	0.55	—	0.60	0.56	0.34	0.30
单核细胞	0.07	0.12	0.06	—	0.06	0.06	0.06	0.06
未成熟白细胞	0.10	0.03	0	—	0	0	0	0
血小板（×10^9/L）	150~250			250	250~300			

二、尿检查正常参考值

测定项目	参考值
蛋白	
定性	阴性
定量	<40mg/24h
糖	
定性	阴性
定量	<2.8mmol/24h
比重	1.010～1.030
渗透压	婴儿 50～700mmol/L
	儿童 300～1400mmol/L
氢离子浓度	0.01～32μmol/L(平均 1.0μmol/L)
沉渣	
白细胞	<5 个/HP
红细胞	<3 个/HP
管型	无或偶见
Addis 计数	
白细胞	<100 万/12h
红细胞	0～50 万/12h
管型	0～5000/12h
尿液化学检测	
尿胆原	<6.72μmol/24h
钠	95～310mmol/24h
钾	35～90mmol/24h
氯	80～270mmol/24h
钙	2.5～10mmol/24h
磷	16～48mmol/24h
镁	2.5～8.3mmol/24h
肌酸	0.08～2.06mmol/24h
肌酐	0.11～0.132mmol/(kg・24h)
尿素	166～580mmol/24h
淀粉酶	80～300U/h(somogyi 法)
17-羟类固醇	婴儿 1.4～2.8μmol/24h
	儿童 2.8～15.5μmol/24h
17-酮类固醇	<2 岁<3.5μmol/24h
	2～12 岁 3.5～21μmol/24h

三、小儿脑脊液正常参考值

测定项目	参考值
压力	新生儿 290~780Pa 儿童 690~1765Pa
细胞数 　红细胞	<2 周 675×10⁶/L >2 周 0~2×10⁶/L
白细胞(多为淋巴细胞)	婴儿 0~20×10⁶/L 儿童 0~10×10⁶/L
蛋白 　定性(Pandy 试验) 　定量	阴性 新生儿 200~1200mg/L 儿童<400mg/L
糖	婴儿 3.9~4.9mmol/L 儿童 2.8~4.4mmol/L
氯化物	婴儿 111~123mmol/L 儿童 118~128mmol/L

四、血液生化检验正常参考值

测定项目	参考值
总蛋白(P)	60~80g/L
白蛋白(P)	34~54g/L
球蛋白(P)	20~30g/L
蛋白电泳(S) 　白蛋白 　α_1 球蛋白 　α_2 球蛋白 　β 球蛋白 　γ 球蛋白	 0.55~0.61 0.04~0.05 0.06~0.09 0.09~0.12 0.15~0.20
纤维蛋白原(P)	2~4g/L

续表

测定项目	参考值
α_1-抗胰蛋白酶(S)	1.5～2.5
C反应蛋白(S)	68～1800μg/L
免疫球蛋白A(S)	140～2700mg/L
免疫球蛋白G(S)	5～16.5g/L
免疫球蛋白M(C)	500～2600mg/L
补体C_3(S)	600～1900mg/L
铜蓝蛋白(S)	0.2～0.4g/L
转铁蛋白(S)	2～4g/L
铁蛋白(S)	7～140μg/L
红细胞原卟啉	<0.89μmol/LRBC
葡萄糖(空腹B)	3.3～5.5mmol/L
胆固醇(P.S)	2.8～5.2mmol/L
甘油三酯(S)	0.23～1.24mmol/L
血气分析(A.B)	
氢离子浓度	35～50nmol/L
二氧化碳分压	4.7～6kPa
二氧化碳总含量	20～28mmol/L
氧分压	10.6～13.3kPa
氧饱和度	0.91～0.97mol/mol
	0.6～0.85(V)
标准重碳酸盐	20～24mmol/L
缓冲碱	45～52mmol/L
碱剩余	-4～+2mmol/L
	婴儿-7～-1mmol/L
二氧化碳结合力(P)	18～27mmol/L
阴离子间隙	7～16mmol/L
血清电解质、无机盐和微量元素(S)	
钠	135～145mmol/L
钾	3.5～4.5mmol/L

测定项目	参考值
氯	96～106mml/L
磷	1.3～1.8mmol/L
钙	2.2～2.7mmol/L
镁	0.7～1.0mmol/L
锌	10.7～22.9μmol/L
铜	12.6～23.6μmol/L
铅	＜1.45μmol/L
铁	9.0～28.6μmol/L
铁结合力	45～72μmol/L
尿素氮(B)	1.8～6.4mmol/L
肌酐(S)	44～133μmol/L
氨(B)	29～58μmol/L
总胆红质(S)	3.4～17.1μmol/L
直接胆红质(P)	0.50～3.4μmol/L
凝血酶时间(P)	15～20s
凝血酶原时间	12～14s
凝血酶原消耗时间(S)	＞35s
抗溶血性链球菌素O	—
血清酶	
脂肪酶	18～128U/L
淀粉酶	35～127U/L
γ-谷氨酰转肽酶	5～32U/L
谷丙转氨酶(赖氏)	＜30U/L
谷草转氨酶(赖氏)	＜40U/L
乳酸脱氢酶	60～250U/L
碱性磷酸酶(金氏)	106～213U/L
酸性磷酸酶(金氏)	7～28U/L
肌酸磷酸酶	5～130U/L

续表

测定项目	参考值
血清激素	
促肾上腺皮质激素	$25\sim100\mu g/L$
皮质醇(空腹 8am)	$138\sim635nmol/L$
	8pm 为 8am 值的 50%
C 肽(空腹)	$0.5\sim2\mu g/L$
胰岛素(空腹)	$7\sim24mU/L$
三碘甲状腺原氨酸(T_3)	$1.2\sim4.0nmol/L$
甲状腺素(T_4)	$90\sim194nmol/L$
促甲状腺激素(TSH)	$2\sim10mU/L$
抗利尿激素	(血渗透压正常时)$1\sim7ng/L$

　注：A—动脉血；B—全血；C—血清。

附 B 处方常用外文缩略词表

项目	中文意义	外文缩写	中文意义	外文缩写
给药次数	每日1次	qd	每晨1次	qm
	每日2次	bid	每晚1次	qn(on)
	每日3次	tid	隔日1次	qod
	每日4次	qid	每2天1次	q2d
	每日5次	quing id	每小时1次	qh
	每日6次	sex id	每半小时1次	q1/2h
	每周1次	qw	每4小时1次	q4h
	每2周1次	qiw	每6小时1次	q6h
	隔周1次	qow	每8小时1次	q8h
给药时间	上午	am	早餐及晚餐	m et n
	下午	pm	疼痛时	dol dur
	今晚	hn	早餐前	aj
	明晨	cm	早餐后	pj
	明晚	cn	中餐前	ap
	立即	st	中餐后	pp
	随意	a dlid	临睡前	hs
	饭前(晚餐前)	ac	用作1次	pd
	饭后(晚餐后)	pc	遵医嘱	md
	必要时(长期)	prn		
	需要时(临时)	sos		

续表

项目	中文意义	外文缩写	中文意义	外文缩写
给药途径及部位	口服	po	静脉滴注	iv gtt 或 iv drip
	内服	us imt	穴位注射	i adacum
	外用	us ent	一次顿服	pro dos
	灌肠	pr	餐间	ie
	吸入	inhal	顿服	ht
	鼻用	pro nar	肌内注射	im
	眼用	pro o	腰椎注射	iI
	耳用	pro aur	静脉注射	iv
	阴道用	pro vgain	腹腔注射	ia
	皮试	AST(et)	球结膜下注射	isc
	皮下注射	ih；H	胸腔注射	ip
	皮内注射	id		

参考文献

[1] 丁洁．实用儿科肾脏病学–最新实践进展．北京：北京大学医学出版社，2007.

[2] 陈宝树等主编．儿科临床医嘱手册．南京：江苏科学技术出版社，2007.

[3] 沈晓明，王卫平主编．儿科学．第7版．北京：人民卫生出版社，2007.

[4] 陈述宝主编．小儿内科疾病临床治疗与合理用药．北京：科学技术文献出版社，2007.

[5] 沈晓明主编．临床儿科学．北京：人民卫生出版社，2005.

[6] 黄绍良，陈述枚，何政贤主编．小儿内科学．北京：人民卫生出版社，2004.

[7] 中华医学会儿科学分会肾脏病学组．儿童常见肾脏疾病诊治循证指南（一）：激素敏感、复发/依赖肾病综合征诊治循证指南（试行）．中华儿科杂志，2009，47（3）：167-170.

[8] 中华医学会儿科学分会肾脏病学组．儿童常见肾脏疾病诊治循证指南（二）：紫癜性肾炎的诊治循证指南（试行）．中华儿科杂志，2009，47（12）：911-913.

[9] 中华医学会骨质疏松和骨矿盐疾病分会．骨软化症与佝偻病诊疗指南．中华全科医师杂志，2006，5（8）：464-465.

[10] 李秋平，封志纯．美国儿科学会最新新生儿黄疸诊疗指南．实用儿科临床杂志，2006，21（14）：958-960.

声　明

医学是一门不断发展的科学。由于新的研究成果的层出不穷，临床经验的不断积累，因此我们有必要了解诊疗技术，特别是用药的新变化。本书的作者和出版者根据他们可靠的科研成就提供了当今最新的医学资料。但由于人类存在着个体差异及医学的不断发展，人们对既往科研成果有新的认识并使之不断完善，因而本书的编者、出版者及任何参与本书出版的团体在此郑重声明：本书所提供的所有资料都是经过认真核对，并尽量采用疗效可靠的处方和疗法。但是疾病的个体化差异大，读者不能生搬硬套本书中的医嘱，而应根据具体情况制定合理的医嘱；因此对因使用本书资料而引起的任何医疗差错和事故不能负责。我们鼓励读者参照其他资料来证实本书资料的可靠性，例如，读者可核对将要使用的药物的说明书，以确认本书提供的资料是否准确，及本书推荐的药物剂量或禁忌证有无改变，对于新药或不经常使用的药物更应如此。